ZHONGYAO CHENGFEN FENXI
FANGFA YU JISHU

中药成分分析
方法与技术

张亚洲　著

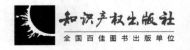

知识产权出版社
全国百佳图书出版单位

图书在版编目（CIP）数据

中药成分分析方法与技术/张亚洲著. —北京：知识产权出版社，2018.8（2019.7 重印）

ISBN 978 - 7 - 5130 - 5814 - 8

Ⅰ. ①中… Ⅱ. ①张… Ⅲ. ①中药化学成分—化学分析 Ⅳ. ①R284.1

中国版本图书馆 CIP 数据核字（2018）第 205059 号

内容提要

本书以民族药（壮药、苗药和瑶药）为主要研究内容，从中药材与中药制剂的相关含量、质量标准等分析技术，中药复方制剂的开发等方向进行了深入研究；同时也介绍了中药材主要化学成分的分离、代谢、质谱分析技术等内容，供我国医药企业和科研人员参考。

责任编辑：王玉茂	责任校对：谷　洋
装帧设计：韩建文	责任印制：孙婷婷

中药成分分析方法与技术

张亚洲　著

出版发行：	知识产权出版社有限责任公司	网　址：	http://www.ipph.cn
社　址：	北京市海淀区气象路 50 号院	邮　编：	100081
责编电话：	010 - 82000860 转 8541	责编邮箱：	wangyumao@cnipr.com
发行电话：	010 - 82000860 转 8101/8102	发行传真：	010 - 82000893/82005070/82000270
印　刷：	北京虎彩文化传播有限公司	经　销：	各大网上书店、新华书店及相关专业书店
开　本：	787mm × 1092mm　1/16	印　张：	14
版　次：	2018 年 8 月第 1 版	印　次：	2019 年 7 月第 2 次印刷
字　数：	270 千字	定　价：	60.00 元

ISBN 978 -7 -5130 -5814 -8

目　　录

第1章 绪 论

中药是指在中医理论指导下,用于预防、治疗、诊断疾病并具有康复与保健作用的物质。中药主要来源于天然药及其加工品,包括植物药、动物药、矿物药及部分化学、生物制品类药物。由于中药以植物药居多,故有"诸药以草为本"的说法。中药研究是一个复杂的过程,其研究领域也非常广泛,本书由著者在实际工作中的相关研究成果总结撰写而成,由于受相关研究经历所限,未充分涵盖中药与中药制剂等研究方法与技术在所难免。

本书主要内容主要包括民族药(壮药、苗药和瑶药);中药材与中药制剂的相关含量、质量标准等分析技术的各种检测项目;中药复方制剂的开发研究工作的相关内容;同时也包括中药材主要化学成分的分离研究;中药材主要活性化学成分的代谢研究、质谱分析技术等内容。

我国是个多民族国家,各民族在与疾病抗争、维系民族生存繁衍的过程中,以各自的生活环境、自然资源、民族文化、宗教信仰等为根基,创立了具有本民族特色的医药体系。我们少数民族使用的、以本民族传统医药理论和实践为指导的药物,称为民族药。民族药发源于少数民族地区,具有鲜明的地域性和民族传统。据初步统计,全国少数民族中近80%的民族有自己的药物,其中约有1/3少数民族有独立的民族医药体系。目前我国民族药已达3700多种,汉族和少数民族在内的传统医药是中华民族的共同财富。各民族医药在独立发展、保持本民族特色的基础上,彼此也相互借鉴,有着许多共同点,民族药之间联系最广泛的是在药物的使用方面。从历史上看,历代本草都不同程度地选择、吸收了少数民族地区的药物,如唐代《本草拾遗》中收载的"玳瑁",就是来自壮族民间用药。据不完全统计,历代本草中收载的民族地区药物有100多种。目前中医药常用的许多药材,如冬虫夏草、麝香、人参、天麻、三七、枸杞、大芸、甘草、麻黄、红花、儿茶、砂仁、血竭、紫胶虫、贝母等,大多产自少数民族地区。另外,少数民族也移植、应用了大量的汉族药物。民族药融通的最好例证就是药物的交叉使用。据报道,目前藏汉共用的药物有300多种;蒙汉共用的药物有400多种;维汉共用的药物有155种;佤汉共用的药物有80种。民族间通用同一种药物的情况非常普遍,如诃子有7个民族使用;天冬有18个民族使用;马鞭草有20个民族使用;鱼腥草有23个民族使用;车前则多达29个民族使用。局部地区亦如此,如新疆巴音郭楞蒙古自治州500种蒙药中,有70%药物与汉族药物相同;四川阿坝藏族羌族自治州常用藏药中，相同于汉族药物种数占 1/2；青海地区汉藏交叉的药物有 121 种。少数民族间的药物也相互沟通，如蒙药中约 10% 药物出自藏药。民族用药的交叉问题比较复杂，有的是药名相同，基原各异；有的则是基原相同，药用部位或功效却不同，如中医用刺猬皮，朝鲜族用刺猬胆；中医用蝙蝠的粪便，傣族则用其血。红花有活血通经、散瘀止痛的功效，而维吾尔族则用以止咳。白鲜皮能清热燥湿、祛风止痒，而宁夏回族自治区民间则用于治疗刀伤出血，并流传有"家有八股牛（白鲜皮之别名），刀伤不发愁"的说法。

中药材与民族药物作为中华民族各族人民长久历史的智慧结晶，对它们的开发研究也是当前研究的热点，符合我国医药发展的根本利益；对传统药物资源的开发利用在现阶段也是国家科学技术委员会、各级科研管理机构鼓励的研究方向。总体来说，科学研究应以服务社会为基本出发点，对民族药的开发研究应与时俱进，找到其精华加以利用和发扬，对不合时宜的地方应摒弃。

中药研究工作的进步离不开各种科学技术的推动，在不同时间段受到不同局限，充分说明了药物研究工作是一个不断进步的过程，但药物研究与其他技术开发不同之处在于药物对人体健康的影响决定了它的安全性是重中之重、有效性是利用的前提。

药物之所以能够治疗疾病，是由于各种药物本身具有若干特性和作用，前人将之称为药物的偏性。把药物与疗效有关的性质和性能统称为药性，它包括药物发挥疗效的物质基础和治疗过程中所体现出来的作用，它是药物性质与功能的高度概括。研究药性形成的机制及其运用规律的理论称为药性理论，其基本内容包括四气、五味、升降浮沉、归经、毒性、用药禁忌等。

（1）四气：寒热温凉四种不同的药性被称四性。它反映了药物对人体阴阳盛衰、寒热变化的作用倾向，是说明药物作用的主要理论依据之一。是由药物作用于人体所产生的不同反应和所获得的不同疗效总结出来的，它与所治疗疾病的性质是相对而言的。

（2）五味：五味是指药物有酸、苦、甘、辛、咸五种不同的味道，因而具有不同的治疗作用。五味的产生，首先是通过口尝，即用人的感觉器官辨别出来的，它是药物真实味道的反映。但其不仅是药物味道的真实反映，更重要的是对药物作用的高度概括。

（3）升降浮沉：升降浮沉是药物对人体作用的不同趋向性，是与疾病所表现的趋向性相对而言的。影响药物升降浮沉的因素主要与四气五味、药物质地轻重有密切关系，并受到炮制和配伍的影响。

（4）归经：归经是指药物对于机体某部分的选择性作用，即某药对某些脏腑经络有特殊的亲和作用，因而对这些部位的病变起着主要或特殊的治疗作用，药物的归经不同，其治疗作用也不同。归经指明了药物治病的适用范围，也就是药效所在，包含了药物定性、定位的概念。它与机体因素即脏腑经络生理特点，临床经验的积累，中医辨证理论体系的不断发展与完善及药物自身的特性密不可分。

（5）毒性：古代常常把毒药看作是一切药物的总称，药物毒性的含义较广，毒性是药物的偏性，又被认为是药物毒副作用大小的标志。现代一般认为毒性是指药物对机体所产生的不良影响及损害。包括急性毒性、亚急性毒性、亚慢性毒性、慢性毒性和特殊毒性如致癌、致突变、致畸胎、成瘾等。中药的副作用有别于毒性作用。副作用是指在常用剂量时出现与治疗需要无关的不适反应，一般比较轻微，对机体危害不大，停药后可自行消失。

(6) 用药禁忌：中药的用药禁忌主要包括配伍禁忌、证候禁忌、妊娠禁忌和服药的饮食禁忌四个方面。①配伍禁忌，是指某些药物合用会产生剧烈的毒副作用或降低和破坏药效，因而应该避免配合应用。②证候禁忌，由于药物的药性不同，其作用各有专长和一定的适应范围，因此，临床用药也就有所禁忌，称"证候禁忌"。如麻黄性味辛温，功能发汗解表、散风寒，又能宣肺平喘利尿，故只适宜于外感风寒表实无汗或肺气不宣的喘咳，而对表虚自汗及阴虚盗汗、肺肾虚喘则禁止使用。③妊娠用药禁忌，是指妇女妊娠期治疗用药的禁忌。某些药物具有损害胎元以致堕胎的副作用，所以应作为妊娠禁忌的药物。根据药物对于胎元损害程度的不同，一般可分为慎用与禁用两大类。凡禁用的药物绝对不能使用，慎用的药物可以根据病情的需要斟酌使用。④服药饮食禁忌，是指服药期间对某些食物的禁忌，简称食忌，也就是通常所说的忌口。一般应忌食生冷、油腻、腥膻、有刺激性的食物。此外，根据病情的不同，饮食禁忌也有区别。

总之，中药开发离不开中医药相关理论指导，中医药相关理论是中药开发研究工作中的指导思想。中药组方应遵循君、臣、佐、使的组方原则，还应符合传统的"十八反""十九畏"的范畴，对中药的性、味归经进行合理的辨析。一般认为中药的使用应以中国传统医药理论指导其采集、炮制、制剂，说明作用机理，从而指导临床药物的应用。但是，从神农尝百草始有中药来讲，中药的起源应早于中医理论的形成与发展，所以中药的使用以中医药理论为指导应具体分析和鉴别，对于历史上有较好经验借鉴的相关中医理论应总结发挥并遵循；不足之处同样也存在，因为中医理论在中国不仅只是医学的集大成著作，同时也是中国哲学文化的集大成著作，其理论在哲学上的正确性无须质疑，但是通过对中药使用的经验总结出来的中医理论，对于两者的相关性、正确性还应继续探索、发现与修正。

近年来，对药物代谢的研究主要集中在动力学角度研究药物的转化，药物与药物的相互作用或影响；对药物结构与代谢相关性（SMR）的研究；对可能形成的代谢活性产物的结构和种类及可能的代谢途径进行预测；对代谢产物的分离、分析、结构鉴定等。随着细胞生物学和分子生物学的发展，对药物在体内代谢产物及代谢机理的研究也已经有了长足的发展。通过对药物体内代谢产物和代谢机理的研究，还可以发现生物活性更高、更安全的新药。药物代谢在临床前及临床中的研究，首先，利用各种体外模型进行筛选，推测或明确药物代谢途径及参与代谢的相关酶系；其次，确定药物与药物间相互反应的发生，以及是否经过同一代谢酶或代谢途径。肝脏是药物在体内的主要代谢部位，也是体内的药酶（如 P450 酶）的主要存在场所，对药物的代谢主要是 Ⅰ 相反应，例如，氧化、还原、水解等反应，和 Ⅱ 相的结合反应，从而对药物进行解毒、活化、失活、降解。其中与药物代谢相关的 P450 酶主要有 CYP1A2、CYP3A4、CYP2D6、CYP2C9、CYP2C19、CYP2E1 等，这些酶参与了大部分药物的代谢过程。从保证临床用药的安全性及有效性来说，药物代谢过程直接影响到药物在体内的药效及毒性。通过对药物体内过程的了解，解决药物使用中的不利因素，如结构改造，使其增效、解毒，向有益的方向转化，也成为开发新药来源的一个有效途径。

高分辨质谱能够准确地测定物质的分子量，通过分子量可以准确预测分子的元素组成；多级质谱联用是通过对一级或上级质谱产生离子进一步裂解产生次级质谱，并对次级质谱进行质量分析的技术。依据实现方式，多级质谱可分为两类：一类是时间串联质谱（tandem in time），它是利用某些质量分析器能够储存离子的特性，在同一个质量分析器上，通过时间序贯实现多级质谱分析；另一类是空间串联质谱（tandem in space），它是利用多个质量分析器在空间上串联从而实现多级质谱的功能。质谱技术具有高灵敏度、高选择性、高稳定性及高通量的特点，特别适合于中药复杂成分及其代谢物的定性定量分析。高分辨多级质谱联用技术主要优势在于它既能准确预测物质的元素组成，还可以对物质结构在质谱仪的轰击下推测碎片离子的结构，从而进一步推测化合物分子结构。在中药活性成分代谢研究中，在药物生产与研究中经常面对复杂天然药物的多组分结构归属与鉴定，或者药物代谢产物以及药物杂质，或混合的微量成分分析等结构测定或含量测定等方面的挑战，传统的单一质谱功能已不能满足分析要求，利用串联质谱仪多级质谱的测定应对挑战，已经越来越发挥着重要的作用。

本书就以上内容进行了一定程度的研究和总结，对相关领域的方法和技术等应用可供高等医药院校中药相关专业人员参考，也可供中药研发与生产、检验的技术人员参考。

第2章　抗妇炎糜泡腾栓提取工艺的研究

第1节　抗妇炎糜泡腾栓的研究概况

1.1　抗妇炎糜泡腾栓的背景研究

阴道炎症（vaginitis）包括细菌性阴道炎（bacterial vaginitis）、滴虫阴道炎（trichomonas vaginitis）、霉菌性阴道炎，还有病毒性阴道炎、幼女性外阴阴道炎及老年性阴道炎等，是女性常见、多发的病症之一，发于女性不同年龄段，其发病原因也不同，大多是由于机体防御功能减弱，病原体侵入机体内或条件致病等原因引起的。

现在临床用于治疗阴道炎症的给药剂型有栓剂、软膏剂、洗液、胶囊剂、片剂、凝胶剂、泡腾片，还有全身用药达到局部抗炎功效的输液剂和片剂等。栓剂、软膏剂、洗液、胶囊剂、片剂为传统阴道给药剂型，使用时间较长，临床使用相对广泛，应用也较为成熟，也较为肯定，其主要优点为设备简单、工艺操作不复杂、生产成本低、患者顺应性较好等，但是胶囊、片剂存在药效发挥慢、释药不彻底和使用疗效差等问题；栓剂、软膏剂、洗液则是起效较快，疗效也较好，但存在患者顺应性差，使用不太方便，不利于包装，容易污染衣物等缺点。凝胶剂、泡腾片是现在开发阴道给药的重点剂型，已有很多上市的西药、中药品种，例如聚维酮碘凝胶、舒康凝胶剂、苦参碱阴道凝胶等；制霉菌素泡腾片、甲硝唑泡腾片、洁尔阴泡腾片、妇炎平泡腾片等。与传统栓剂相比，其具有以下优点，阴道凝胶剂更具超敏性、刺激性小、使用方便、吸收好等特点，产品使用过程中溶解彻底、无聚集的颗粒残留，药物与感染病灶部位接触充分，治疗效果显著。泡腾片在使用过程中遇体液快速崩解、均匀分散、无聚集的颗粒残留、有效避免了栓剂等溶解不彻底的弊病；此外，泡腾片在溶解过程中，利用气泡产生的推动力，使药物充分地分布于宫颈口和阴道中，并与感染病灶部位充分接触，从而达到更加有效的治疗效果，使治愈率和有效率显著提高，患者顺应性好，使用也比较方便，便于包装和储存。当然，其也存在以下问题：设备要求较高，工艺条件及贮存条件也较复杂及苛刻，成本相对有所提高。阴道泡腾栓则是一种利用泡腾系统发泡快速崩解及栓剂基质包裹酸碱系统，药物稳定性增强，方便贮存，可以显著提高药效，工艺条件相对简化，设备及生产条件要求不高的新剂型（见表2-1-1）。

表 2 - 1 - 1　各种剂型优缺点比较

剂型	缺点	优点
栓剂	使用较方便，易污染内裤，药物溶解不彻底，局部给药浓度过高，易造成抗药性，未婚女性不适用	工艺简单，生产成本低，患者顺应性较差
软膏剂	使用不方便，需多次给药，易污染内裤，药物溶解较差	比较简单，生产成本较低，患者顺应性差
洗液	携带使用不方便，需重复多次给药	比较简单，显效较快，患者顺应性差
凝胶剂	制备工艺较复杂，生产成本、生产条件要求较高	比较方便，药物溶解彻底，显效快，患者顺应性好
泡腾片	制备工艺较复杂，生产成本、生产条件要求高	方便，药物溶解彻底，显效快，患者顺应性好
泡腾栓	贮藏条件相对要求较高，要充分隔绝空气	相对简化，生产条件要求不高，使用方便，显效快

目前，治疗念珠菌性阴道炎的药物已从克霉唑类药物发展到氟康唑类。现在临床上常用治疗念珠菌引起的阴道炎可选用制霉菌素泡腾片、黛卫凝胶、达克宁栓、硝酸咪康唑栓、克林软膏、凯妮汀、双唑泰泡腾片等，还可以用克霉唑、替硝唑、咪康唑等的片剂、栓剂或乳膏剂等抗真菌药物联合治疗。

治疗老年性阴道炎则主要以激素替代疗法为主，可选用孚舒达栓、复方甲硝唑、康复特栓等。治疗滴虫性阴道炎用灭滴灵（甲硝唑）、氨苄西林或替硝唑等片剂、泡腾片剂、栓剂等，配合使用 3% 硼酸或稀醋酸、洁霉素液、洗剂 "洁尔阴" 或 "肤阴洁" 阴道内冲洗，效果更好。对于各种病毒引起的阴道炎症，宫颈糜烂等可选用重组人干扰素栓、安达芬栓、奥平栓、爱宝疗栓等。

对于各种原因引起菌群失调的患者，硝呋太尔阴道片治疗也是一个很好的选择。近年来更有学者提出微生态疗法，即通过恢复阴道的菌群失调而起治疗阴道炎的作用，例如，乳酸阴道胶囊是活肠链球菌制成的微生态制剂，可治疗细菌紊乱引起的阴道炎，各种抗生素治疗无效的阴道炎可以选用。

中医治疗阴道炎则是从整体出发，主治清利湿热、健脾化湿、补益肝肾、疏肝健脾，配以杀虫止痒；在内治的同时，结合外治法、内外合治，临床疗效良好，无明显不良反应。目前由于外治药物直接作用于患病部位，针对性强，而且药物吸收迅速，对机体内环境干扰少，起效快捷，是一种非创伤治疗方式，操作简单，有其独有的特点而为临床治疗阴道炎症提供了更多的选择。中药治疗细菌性阴道炎的药品有：妇炎平泡腾片、康妇灵栓、复方芙蓉泡腾片、复方沙棘子油栓、康复消炎栓、苦参碱阴道凝胶、舒康凝胶剂、洁尔阴泡腾片、妇炎平泡腾片等，这些中药都有清热解毒、燥湿杀虫、止痒止带的作用，对湿热引起的宫颈糜烂也有一定的疗效。

临床上应用传统药物甲硝唑已有几十年的历史，对其耐药的滴虫和细菌菌株呈现逐年上升的趋势，因此，聚维酮碘、咪康唑、益康唑多种类型的阴道制剂及中草药制剂的出现为治疗各种阴道疾病提供了更多的选择。作为医务工作者要以患者为中心，既要掌握各种药物的药理、药性，根据不同病情针对性地选择药物，又要替患者着想，使患者少花钱，真正做到合理用药，保证用药安全、有效、经济。该研究的处方是由传统中药结合贵州地方民族药，对妇科各种炎症经临床使用疗效确切，是一种具有较好开发前景的中药复方制剂，也是对中医药现代化的发展作出贡献的有效途径之一。

1.2　抗妇炎糜泡腾栓的研究内容

该研究从中药复方制剂出发，该方源自《普济方》，主要以苦参、蛇床子、黄柏等结合贵州苗族民间使用的苗药，经临床长期使用疗效确切，在传统妇科洗剂的基础上经过提取工艺的研究、制剂成型工艺的研究、质量标准的研究及初步稳定性研究而开发的一种现代制剂，著者按新药研发的相关要求进行了实验设计。

实验：①分别采用多个化学指标结合微生物学指标（细菌 MIC 值的测定）对该复方提取工艺研究进行评分比较，优化选择，使用了现代质量分析手段 HPLC 法、UV 法结合微生物学试验进行工艺优化。②在制剂成型研究时采用多种方法和指标对工艺进行筛选，以建立合理的制剂成型工艺。③进行质量标准研究，建立对制剂质量控制的合理方法。④对研究确定的提取工艺及制剂成型工艺进行中试生产研究，确定工艺生产的合理性和实用性。⑤对制备好的制剂按《中华人民共和国药典》（2015 版）（以下简称《中国药典》）二部附录 XIXC "药物稳定性试验指导原则" 和国家药品标准（试行）中相关要求进行试验。

在对该复方的提取工艺研究中，通过微生物学试验，证明了化学指标选取的正确性和合理性，对下一步制剂的质量控制提供了好的控制指标及方法。同时，通过对制剂成型工艺的研究，得出了稳定可行的工艺条件及质量合格的制剂，该工艺与工业上生产条件基本符合，易于工业化生产实施。对制剂的质量控制研究采用了多个化学指标同时控制产品质量的方式，使产品质量得到了更确切的保证。

第 2 节　抗妇炎糜泡腾栓提取工艺的研究

2.1　实验处方的来源及方解

该处方由苦参等 7 味药材组成。其中，苦参、蛇床子、黄柏等 5 味药材为《中国药典》收载品种；其他 2 味药材为 2003 年版贵州省中药材、民族药材质量标准收载品种。迄今为止，以上各类药的研究已有较多报道。例如苦参含苦参碱（matrine）、氧化苦参碱（oxymatrine）等 17 种生物碱，总生物碱含量为 1% ~ 2.5%，该类生物碱具有抗肿瘤、抗病毒、抗炎、调节免疫等作用，对中枢神经系统、心血管系统、生殖系统等方面有明显的药理作用；蛇床子含挥发油及香豆素类活性成分，其挥发油为止痒成分，香豆素类具有调节内分泌、抗骨质疏松、抗诱变、抗肿瘤、抗病毒、抗炎、抗菌、抗肝损伤、抗氧化等作用，目前临床上使用其治疗外科、妇科及皮肤等疾病；黄柏含总生物碱为 4.11% ~6.36%，具有广谱抗菌作用，如抗病原微生物，对多种球菌和杆菌均有抑制作用，对致病性皮肤真菌亦有不同程度的抑制作用，临床主治肠炎、菌痢、传染性黄疸型肝炎、妇女阴道滴虫症、风湿性关节炎及肺结核等；黄柏的主要活性成分为多种异喹啉类生物碱，该生物碱类有抗菌、杀虫、抗肿瘤、预防肝纤维化、增强免疫作用，临床上治疗多种炎症，特别是宫颈炎、宫颈糜烂，总有效率达94%；茯苓主要成分为黄酮类、皂苷类，临床上可治疗多种妇科炎症；芒硝主要成分为无机盐类，具有抗细菌、真菌、滴虫及收敛止血的药理作用。石榴皮的主要活性成分为鞣质类和生物碱类，具有抗菌、抗病毒、抗肿瘤、调血脂、凝集精液和体内抗生育作用，对生殖器疱疹病毒、淋球菌和白色念珠菌有明显的抑制和杀灭作用，而且基本上没有观察到副作用，因此在避孕、控制和治疗性传播疾病方面很有前景。以上各类药物的含量测定包括 EDTA 络合滴定法、分光光度法、薄层扫描法、HPLC 法等，其中，HPLC 法最常用，提取工艺也较为成熟。

2.2 药材来源及前处理研究

该研究中处方所选各味药，均经贵阳中医学院生药室董立莎教授采购，并按《中国药典》一部相关规定要求进行处理后，其鉴别、检查、鉴定均符合规定要求。为了在实验中保证提取、除杂、制剂成型工艺之间的可比性，研究所用药材均为同一批次药材，根据处方要求进行处理。苦参等药材进行含量测定前进行了水分测定。

2.2.1 水分测定

按《中国药典》附录ⅨH 水分测定法第一法（烘干法），结果如表 2 - 2 - 1 所示。

表 2 - 2 - 1 药材水分测定结果

样品	苦参	蛇床子	黄柏
药材粉末/g	9.17	5.78	7.27
第一次称重/g	8.43	5.22	6.56
第二次称重/g	8.39	5.20	6.53
含水量/%	8.31	10.03	10.18
规定限度为	<11.0%	<13.0%	<12.0%

根据《中国药典》相关药材水分项下规定要求，结果表明以上各药材水分含量合格。

2.2.2 药材处理

根据文献资料，苦参片打粉后使用，粉成最粗粉；蛇床子打成粗粉后使用；黄柏打粉后使用，粉成最粗粉，但允许带有少量较大颗粒或小块；茯苓打粉后使用，粉成最粗粉，但允许带有少量较大颗粒；黄柏药材切成丝状（宽 2 ~5mm、长 2 ~5cm）干后使用；芒硝打细粉后使用。按细粉要求，石榴皮打粉后使用，粉成最粗粉，但允许带有少量较大颗粒或小块。因考虑提取工艺中提取次数、提取时间、溶剂加入量对药材粒度的补偿作用，故药材打粉粒度仅做一般处理。

2.2.3　药材质量检查含量测定

1. 蛇床子药材含量测定方法按《中国药典》一部蛇床子药材含量测定项下方法。药典规定蛇床子药材以蛇床子素计，含蛇床子素不少于药材干重的 1.0%，该研究中使用蛇床子药材以蛇床子素计，含蛇床子素为药材干重的 1.92%，说明该批实验蛇床子药材符合药典要求。

2. 苦参药材含量测定：药材中的苦参碱与氧化苦参碱的 HPLC 法含量测定参照《中国药典》一部苦参药材项下苦参碱与氧化苦参碱的含量测定。药典规定苦参药材中含量以苦参碱、氧化苦参碱计，为不少于药材干重的 1.2%，该研究中使用苦参药材中含量以苦参碱、氧化苦参碱计，为药材干重的 3.5%，说明实验苦参药材符合药典要求。

3. 黄柏药材含量测定方法按《中国药典》一部黄柏药材含量测定项下方法，药典规定黄柏药材以盐酸小檗碱计，含盐酸小檗碱不少于药材干重的 3%，该研究中使用黄柏药材以盐酸小檗碱计，含盐酸小檗碱为药材干重的 5.63%，说明实验用黄柏药材符合药典要求。

4. 药材石榴皮的鞣质含量测定

（1）供试品溶液的配置：取药材提取物约 400mg，精密称定，置 250ml 棕色量瓶中，加水适量过夜，超声处理 10min，放冷，约 10min，用水稀释至刻度，摇匀，静置（使固体物沉淀），滤过，弃去初滤液 50ml，精密量取续滤液 20ml，置 100ml 棕色量瓶中，用水稀释至刻度，摇匀，即得。

（2）总酚含量测定：精密量取供试品溶液 2ml，置 25ml 棕色量瓶中，按照标准曲线的制备项下的方法，自"加入磷钼钨酸试液 1ml"起，加水 10ml，依法测定吸光度，从标准曲线中读出供试品溶液中没食子酸的量（mg），计算含量。

（3）不被吸附的多酚：精密量取供试品溶液 25ml，加至已盛有干酪素 0.6g 的 100ml 具塞锥形瓶中，密塞，置 30℃ 水浴中保温 1h，时时振摇，取出，放冷，摇匀，滤过，弃去初滤液，精密量取续滤液 2ml，置 25ml 棕色量瓶中，按照标准曲线的制备项下的方法，自"加入磷钼钨酸试液 1ml"起，加水 10ml，依法测定吸光度，从标准曲线中读出供试品溶液中没食子酸的量（mg），计算含量。

（4）按下式计算鞣质的含量：鞣质含量 = 总酚量 − 不被吸附的多酚量。

药典规定石榴皮药材以鞣质含量不少于药材干重的 10.0%，该研究用石榴皮药材的鞣质含量为药材干重的 13.04%，说明该批实验用石榴皮符合药典要求。按没食子酸含量测定方法考察中标准曲线计算鞣质含量，$C = 8.316A - 0.301$；$r = 0.9992$；线性范围：$0.996 \sim 9.960\mu g \cdot ml^{-1}$。

2.3　提取工艺中控制评价指标的选择

针对该处方工艺的考察，对提取工艺中具有代表性的多个成分作为多个指标进行评价。按照以上原则，选择综合评价指标为：①君药蛇床子中的主要药效成分蛇床子素的含量。②其他药中的主要药效成分总生物碱的含量。③微生物学的最低抑菌试验（MIC）为工艺评价的综合指标。

2.3.1 处方提取工艺初步探索方法确定

该处方提取考虑的因素有：①鞣质与生物碱容易产生沉淀，从而导致有效成分的丢失，影响药效的保留，考虑是否将含鞣质的药味石榴皮在提取中单煎处理；②提取溶剂选择水及不同浓度的醇作考察，由于处方中含有水溶性较差的蛇床子素和某些生物碱类，同时含有水溶性较好的皂苷、黄酮、鞣质等成分；③考虑是否采用醇水双提法来进行提取。

具体操作步骤如下：

（1）蛇床子单独提取挥发油，得挥发油、水提药液（浓缩得干膏）和蛇床子药渣。

（2）苦参、黄柏、茯苓、石榴皮和蛇床子提取挥发油后药渣：

Ⅰ：以上6味药用6倍水，回流提取3次，每次1h，滤液浓缩得干膏后，按处方量加挥发油、加芒硝制成样品Ⅰ（含生药1g·ml⁻¹）。

Ⅱ：以上6味药用6倍40%醇，回流提取3次，每次1h，滤液浓缩得干膏后，按处方量加挥发油、加芒硝制成样品Ⅱ（含生药1g·ml⁻¹）。

Ⅲ：以上6味药用6倍80%醇，回流提取3次，每次1h，滤液浓缩得干膏后，按处方量加挥发油、加芒硝制成样品Ⅲ（含生药1g·ml⁻¹）。

Ⅳ：以上6味药用6倍80%醇，回流提取3次，每次1h，药渣再用6倍水提取两次，每次1h，合并滤液浓缩得干膏后，按处方量加挥发油、加芒硝制成样品Ⅳ（含生药1g·ml⁻¹）。

Ⅴ：以上6味药除石榴皮外，用6倍80%醇，回流提取3次，每次1h，滤液浓缩得干膏后，按处方量加挥发油、加芒硝加石榴皮分提物（石榴皮加8倍，回流提取3次，每次1h，滤液浓缩得干膏）制成样品Ⅴ（含生药1g·ml⁻¹）。

2.3.2 蛇床子挥发油提取工艺研究

1. 吸水率考察

考虑因制剂需要，以后除杂困难而使干膏得率过高，仅将蛇床子打成粗粉提取挥发油，故称取粗粉各10g（3份），加水100ml浸泡，隔一定时间观察浸透心程度，浸泡约6h后，过滤，测得过滤水量，计算吸水率，结果表明，蛇床子粗粉吸水率约为自身重量的345%，并且粗粉密度小、体积较大，所以回流提取挥发油工艺中，确定加水量从10倍量开始考察，选定加水量12倍、14倍平行考察。

2. 加水量考察

称取蛇床子粗粉90g，加不同量水浸泡1h，以收油量为指标，回流蒸馏提取，结果如表2-2-2所示。

表2-2-2　蛇床子药粉挥发油提取加水量结果

时间/h	2	3	4	5	6	7	8	9	加水/倍
油量/ml	0.50	0.64	0.76	0.86	0.92	0.96	1.02	1.04	10
油量/ml	0.66	0.78	0.90	0.93	0.99	1.05	1.08	1.08	12
油量/ml	0.48	0.60	0.72	0.84	0.90	0.93	0.93	0.93	14

结果表明，称取蛇床子粗粉，加12倍水量、浸泡1h，回流提取挥发油量较高，当

提取时间为 6h 时，收油量达 0.99ml（已达总收油量的 92% 以上），考虑节省能源，确定提取时间为 6h。

3. 挥发油提取验证试验

称取蛇床子粗粉 90g，加 10 倍水量，浸泡 1h，回流 6h 提取挥发油，结果如表 2 - 2 - 3 所示。

表 2 - 2 - 3　挥发油提取验证试验

提取次数/次	1	2	3
油量/ml	0.98	0.97	0.97

由验证试验可知，蛇床子挥发油提取工艺基本稳定，确定蛇床子提取工艺为加 12 倍水量，浸泡 1h，回流提取 6h。

2.3.3　处方提取工艺初步探索

工艺 Ⅰ、Ⅱ、Ⅲ、Ⅳ、Ⅴ 的干膏得量及水分测定方法按《中国药典》一部附录Ⅸ H 水分测定法第一法（烘干法）。

干膏取打粉后粉末适量进行试验，结果如表 2 - 2 - 4 所示。

表 2 - 2 - 4　5 种工艺的干膏得量及水分测定

样品	Ⅰ	Ⅱ	Ⅲ	Ⅳ	Ⅴ
干膏得量/g	22.86	23.15	23.16	28.75	24.38
水分/%	9.3	7.8	7.9	7.0	6.3
干膏收率/%	20.33	20.93	20.91	26.21	23.90

结果表明，工艺 Ⅰ 所得干膏得率最低，其次为工艺 Ⅲ、Ⅱ，但三者得膏率未见显著差别，工艺 Ⅴ 分煎石榴皮中干膏得率为 23.90%，较工艺 Ⅰ、Ⅱ、Ⅲ 得膏率要高，工艺 Ⅳ 干膏得率最高。

工艺 Ⅰ、Ⅱ、Ⅲ、Ⅳ、Ⅴ 的抑菌试验：琼脂二倍稀释法，将 2 倍稀释的药液与培养基混合转入已消毒的平皿中，待凝固后，用多点接种仪将细菌接种于平皿表面，35℃ 培养 16 ~ 18h，以无菌生长的最低浓度为 MIC 值。细菌接种量为 10^4CFU/点，供试样品浓度含生药 2 ~ 1000mg·ml^{-1}。工艺 Ⅰ、Ⅱ、Ⅲ、Ⅳ、Ⅴ 的抑菌试验结果如表 2 - 2 - 5 所示。

表 2 - 2 - 5　5 个样品对 4 种株菌的 MIC 值　　　　单位：mg·ml^{-1}

样品	Ⅰ	Ⅱ	Ⅲ	Ⅳ	Ⅴ
金葡球菌 ACTT29213	125	31.3	31.3	15.7	15.7
粪肠球菌 ACTT29212	125	62.5	62.5	62.5	62.5
大肠埃希菌 ATCC25922	250	250	125	250	250
白色念珠菌 3856	250	250	62.5	62.5	250

从结果可见，所有样品均表现出对革兰氏阳性菌的抗菌活性略优于革兰氏阴性菌。在 5 个样品中，Ⅳ工艺品抗菌活性最好，Ⅲ工艺和Ⅴ工艺样品略逊于Ⅳ工艺样品，Ⅰ工艺和Ⅱ工艺样品抗菌活性相对较弱。

2.3.4　Ⅰ、Ⅱ、Ⅲ、Ⅳ、Ⅴ的工艺提取物中蛇床子素含量测定

供试品溶液的配制：精密称取复方工艺提取物样品约 20mg，置 10ml 量瓶中，加无水乙醇适量，超声 15min 溶解，放冷后，用无水乙醇稀释至刻度，摇匀，0.45μm 微孔滤膜过滤，取续滤液即得。分别精密吸取对照品溶液和供试品溶液各 10μl，注入 HPLC 仪，计算即得（见图 2 - 2 - 1 和图 2 - 2 - 2）。

线性回归方程：$C = 2.64 \times 10^{-4} A - 0.00213$；$r = 0.9999$；线性范围：$0.0279 \sim 0.8928 \mu g \cdot ml^{-1}$。

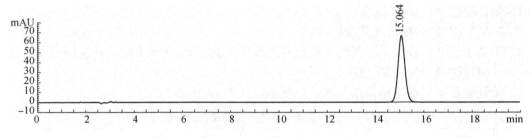

图 2 - 2 - 1　蛇床子素对照品 HPLC 图谱

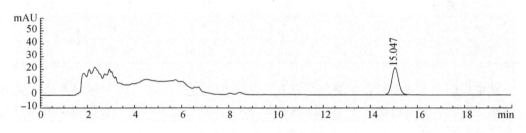

图 2 - 2 - 2　提取物样品蛇床子素测定 HPLC 图谱

样品含量测定：对工艺Ⅰ、Ⅱ、Ⅲ、Ⅳ、Ⅴ的蛇床子素含量测定结果如表 2 - 2 - 6 所示。

表 2 - 2 - 6　5 种工艺的蛇床子素含量测定

编号	样品峰	对照峰	含量/mg	蛇床子素转移率/%
工艺Ⅰ	126.8	1701.3	39.16	12.23
	141.3	1706.8		
工艺Ⅱ	755.0	1701.3	215.2	67.19
	770.7	1706.8		
工艺Ⅲ	903.6	1701.3	273.2	85.51
	919.7	1706.8		

编号	样品峰	对照峰	含量/mg	蛇床子素转移率/%
工艺Ⅳ	834.0	1701.3	280.0	87.44
	831.6	1706.8		
工艺Ⅴ	1166.1	1701.3	285.2	89.01
	1173.6	1706.8		

结果可知，在提取工艺Ⅴ中，蛇床子素提取转移率最高为89.01%（注：含量是指相当15g蛇床子药材在复方中提取后含有的总蛇床子素）。

2.3.5　总生物碱测定方法学考察及结果

样品溶液的配制：称取各供试样品约20mg，移至10ml量瓶中，用适量冷水浸3h，时时振摇，超声处理20min，冷却后，用水稀释至刻度，摇匀，滤过，精密量取续滤液1ml移至50ml的具塞三角瓶中，分别加入pH为7.6缓冲盐的0.0125%溴麝香草酚兰溶液10ml，再精密加入氯仿10ml后，振摇2min，倾入50ml的分液漏斗中，放置1h后，分出氯仿层，然后分别在412nm处测定吸收值A，以不加样的氯仿萃取液为随行空白。取氯仿溶液后，在412nm处测定吸收值A。

标准曲线的制定：$C = 13.423A - 0.357$；$r = 0.9993$；线性范围：$1.984 \sim 9.92\mu g \cdot ml^{-1}$。

工艺Ⅰ、Ⅱ、Ⅲ、Ⅳ、Ⅴ的总生物碱测定结果如表2-2-7所示。

表 2-2-7　5 种工艺的总生物碱测定

编号	样品吸收值	含量/g（以苦参碱计）	总生物碱提取率/%
工艺Ⅰ	0.432	0.5077	58.48
工艺Ⅱ	0.478	0.5820	67.04
工艺Ⅲ	0.675	0.7783	89.66
工艺Ⅳ	0.640	0.8052	92.75
工艺Ⅴ	0.808	0.8681	100.00

注：含量/g（以苦参碱计）：指按一个处方量投料提取，除芒硝外，均为相当于一个处方量药材共提取生物碱的量；石榴皮分提后也除外。

2.3.6　处方提取工艺初步探索结果

通过对初步探索的5种提取工艺Ⅰ、Ⅱ、Ⅲ、Ⅳ、Ⅴ的考察，得出的抑菌效果结果是醇提大于水提，高浓度醇（80%）优于低浓度醇（40%）；蛇床子素提取转移率也是醇提显著大于水提，且高浓度醇（80%）优于低浓度醇（40%）的转移率，石榴皮鞣质分提结果使蛇床子素提取率有所提高（从85.51%提高到89.01%）；总生物碱考察结果也是醇提显著大于水提，且高浓度醇（80%）提显著优于低浓度醇（40%）提（从67.04%提高到89.66%），石榴皮鞣质分提结果也使总生物碱提取率有明显提高（从89.66%提高到100%）。在工艺Ⅳ中，醇水双提的结果证明，用 80%醇提后，再加水提取两次，对蛇床子素、总生物碱的提取都有增加，抑菌药效也有增进作用。

2.4 工艺考察评价指标的选定与工艺路线的确定

综合各种原因考虑，石榴皮为含鞣质的药物，其主要功效作用为抗淋球菌（抑菌筛选时淋球菌株较难分离）；现已证实鞣质与生物碱合提会使两者结合后沉淀而被除去，该处方初步提取工艺筛选也说明了这一问题的正确性，而生物碱作为该方中的主要功效成分。在下一步提取工作中，将对石榴皮单独考察提取工艺；而其他处方药味（蛇床子提油后药渣、苦参、黄柏、茯苓）确定考虑合提工艺考察。蛇床子为君药，而且蛇床子素又为有效成分之一，含量测定方法为成熟、稳定的 HPLC 法，以此为评价工艺优劣的指标之一，权重系数定为 0.4；总生物碱在处方中起主要功效作用，并且现在该方比较确切的大类成分，作为间接控制的一个指标，权重系数也定为 0.4；最低抑菌试验结果为体外药效学评价，对提取工艺研究具有较好参考的评价指标之一，对其权重系数也定为 0.2，作为综合评价的指标。

综合评分 =（40/最高总生物碱含量）× 总生物碱含量 +（40/最高蛇床子素含量）×
蛇床子素含量 +（20 抑菌结果）

注：最低抑菌试验最好者为 30，较好者为 20，较不好者则为 10。

2.4.1 提取工艺条件进一步筛选

石榴皮正交试验：因考虑工艺提取中石榴皮主要成分鞣质类具有抗淋球菌的作用，石榴皮与其他含生物碱的药材合提会使鞣质与生物碱结合沉淀，导致处方对抗淋球菌的功效减弱，同时为了总生物碱提取完全，该工艺对石榴皮单独用水回流提取进行了工艺研究。

影响水回流提取的主要因素有加水量、提取时间、提取次数。在上述 3 个因素中，各取 3 个水平进行 $L_9（3^4）$ 正交试验。选用鞣质提取含量作为提取工艺的评价指标，结果如表 2 - 2 - 8 所示。

表 2 - 2 - 8 石榴皮提取正交试验因素水平表

试验	加水量/倍	煎煮时间/h	煎煮次数/次
1	8	0.5	1
2	10	1.0	2
3	12	1.5	3

石榴皮吸水率考察：称取石榴皮粗粉各 10g（3 份），加水 80ml 浸泡，隔一定时间观察浸透程度，浸泡约 4h 后，过滤，测得过滤水量，计算吸水率，结果表明，石榴皮药材吸水率约为自身重量的 260%。

提取干膏的水分测定：按《中国药典》一部附录ⅨH 水分测定法第一法（烘干法）。取药材粉末适量，精密称定，铺放至干燥恒重的扁形称量瓶中，厚度不超过 5mm，在 100 ~ 105℃烘箱中干燥 5h 后，盖好瓶盖移至干燥器中，冷却 30min，精密称重后，继续干燥 1h，再依上法冷却 30min，两次称重差异不超过 5mg 为止，计算水分含量如表 2-2-9 所示。

表 2-2-9　石榴皮正交工艺样品的水分测定结果

编号	皿重/g	放样品后/g	第一次称重/g	第二次称重/g	含水量/%
1	18.5027	21.7473	21.5409	21.5408	6.4
2	18.1094	21.1176	20.9008	20.9004	7.2
3	19.6440	22.3235	22.1098	22.1096	8.0
4	18.6197	21.6014	21.3707	21.3708	7.7
5	20.8430	23.7961	23.5547	23.5545	8.2
6	18.9991	22.0090	21.7823	21.7822	7.5
7	20.7401	23.5945	23.3698	23.3698	7.9
8	22.4497	25.2220	25.0094	25.0091	7.7
9	22.1460	25.1565	24.9300	24.9297	7.5

各提取工艺下干膏样品的水分测定结果表明，不同提取工艺下样品水分相差不大，浓缩液在烘箱中 60℃ 烘干，干膏量得率之间具有可比性。

2.4.2　总鞣质的测定方法研究及石榴皮提取物样品中总鞣质含量测定

总鞣质测定方法学研究按《中国药典》一部附录 57 页下 X B 法鞣质含量测定法项下。

（1）标准曲线的绘制：分别在 760nm 波长下测定吸收值 A，以溶液浓度 C 对吸收值 A 进行线性回归，得线性回归方程：$C = 8.316A - 0.301$；$r = 0.9992$；线性范围：9.960 ~ 0.996μg·ml^{-1}。

（2）供试品溶液的配制：取工艺提取物约 20mg，精密称定，置 100ml 棕色量瓶中，加水适量，放置 30min，时时振摇，超声处理 10min，放冷，用水稀释至刻度，摇匀，即得。

（3）总酚测定：精密量取供试品溶液 2ml，置 25ml 棕色量瓶中，按照标准曲线的制备项下的方法，自"加入磷钼钨酸试液 1ml"起，加水 10ml，依法测定吸光度，从标准曲线中读出供试品溶液中没食子酸的量，计算，即得。

（4）不被吸附的多酚：精密量取供试品溶液 25ml，加至已盛有干酪素 0.6g 的 100ml 具塞锥形瓶中，密塞，置 30℃ 水浴中保温 1h，时时振摇，取出，放冷，摇匀，滤过，弃去初滤液，精密量取续滤液 2ml，置 25ml 棕色量瓶中，按照标准曲线的制备项下的方法，自"加入磷钼钨酸试液 1ml"起，加水 10ml，依法测定吸光度，从标准曲线中读出供试品溶液中没食子酸的量，计算即得（鞣质的含量：鞣质含量 = 总酚量－不被吸附的多酚量）。

石榴皮正交试验样品的总鞣质含量测定结果如表2－2－10所示。

表2－2－10　石榴皮提取正交试验结果

序号	因素				评价指标
	A	B	C	D（空白）	鞣质总量/%
1	1	1	1	1	4.79
2	1	2	2	2	8.03
3	1	3	3	3	9.46
4	2	1	2	3	9.05
5	2	2	3	1	10.99
6	2	3	1	2	5.72
7	3	1	3	2	10.28
8	3	2	1	3	6.24
9	3	3	2	1	10.03
I_j	22.28	24.12	16.75	25.81	—
II_j	25.76	25.26	27.10	24.03	—
III_j	26.55	25.21	30.74	24.76	—
R_j	4.28	1.15	13.99	1.78	—
SS	30.967	2.319	316.092	4.804	—

石榴皮正交试验方差分析结果如表2－2－11所示。

表2－2－11　石榴皮正交试验方差分析

来源	SS	自由度	MS	F值	P	显著性
A	30.967	2	15.484	6.45	—	—
B	2.319	2	1.160	0.48	—	—
C	316.092	2	158.064	65.80	<0.05	显著
误差 e	4.804	2	—	—	—	—

石榴皮提取工艺正交实验的数据分析及结果表明，以鞣质提取总量百分比计（相当原药材的质量百分比）。

（1）比较各因素极差R值的大小得出对总鞣质提取收率的影响由大到小顺序是$C>A>B$，即提取次数＞加水量＞提取时间。

（2）方差分析结果表明，回流提取时间对总鞣质提取收率无显著性影响，在考虑节约工时、能耗时，提取时间选择B1，即0.5h；加水量对总鞣质提取收率也无显著性影响，但考虑试验 3 中加水量（6、4、4）倍，提取 1.5h，提取 3 次，得总鞣质3.7858g，但是当加水量为 8 倍、6 倍、6 倍，提取 1h，提取 3 次，得总鞣质 4.3975g，前者为后者的 86.0%，差别较大，为充分利用药用资源提高总鞣质提取收率，加水量考虑选择 A2；提取次数对总鞣质提取收率有显著性影响，应选择提取次数为 C3，因此可将提取工艺定为 $A_2B_1C_3$，即用（8、6、6）倍水，提取 0.5h，提取 3 次。

石榴皮提取工艺验证试验，3 次试验提取样品中鞣质含量平均值为 25.58%，*RSD* 值为 3.71%，干膏收率平均为 45.8%，*RSD* 值为 0.66%，石榴皮提取工艺验证试验说明，所筛选的提取工艺条件基本稳定。

2.4.3　处方中其他 5 味药不同浓度乙醇下的提取工艺优选

研究处方药味（蛇床子提油后药渣、苦参、黄柏、茯苓）合提工艺，对不同浓度乙醇的提取进行考察，选取 70%、80%、90% 乙醇进行提取考察。

实验方法：按处方量称取蛇床子提油后药渣，与苦参、黄柏、茯苓，分别加 70%、80%、90% 的 8 倍量乙醇，每次提取 1h，连续提取 3 次后，合并浓缩滤液，滤渣继续加 6 倍量水，每次提取 1h，连续提取 2 次，合并浓缩滤液，弃滤渣。合并两次浓缩滤液，在烘箱中 60℃烘干，得干膏，打粉备用。

不同浓度醇提取工艺所得干膏及水分的测定：按《中国药典》一部附录 IX H 水分测定法第一法（烘干法）。取提取物粉末适量，精密称定，铺放至干燥恒重的扁形称量瓶中，厚度不超过 5mm，放 100～105℃烘箱中干燥 5h，盖好瓶盖，移至干燥器中，冷却 30min，精密称重后，继续干燥 1h，依上法冷却 30min，两次称重差异不超过 5mg 为止。计算水分含量，结果如表 2-2-12 所示。

表 2-2-12　不同浓度醇提取工艺干膏水分测定

工艺	皿重/g	放样品后/g	第一次称重/g	第二次称重/g	含水量/%
70%醇提	22.7386	25.6188	25.4595	25.4593	5.5
80%醇提	21.2472	24.1127	23.9495	23.9494	5.7
90%醇提	20.0460	22.5997	22.4710	22.4707	5.1

不同浓度醇提取工艺下得干膏样品水分测定结果表明，不同醇提取工艺样品下样品水分相差不大，浓缩液在烘箱中 60℃烘干，干膏量得率之间没有可比性。

对不同浓度醇提取工艺考察的蛇床子素含量测定（方法同前蛇床子素含量测定方法学考察下方法），结果如表 2-2-13 所示。

表 2-2-13　不同浓度醇提取工艺考察的蛇床子素含量测定

工艺	样品量/mg	样品峰	对照峰	含量/%
70%醇提	21.7	1004.90	1674.87	1.23
		1013.37	1697.80	
	20.8	971.38	1674.87	1.25
		992.26	1697.80	

工艺	样品量/mg	样品峰	对照峰	含量/%
80%醇提	21.6	1042.62	1674.87	1.28
		1047.99	1697.80	
	20.1	994.11	1674.87	1.31
		992.75	1697.80	
90%醇提	21.6	1064.29	1674.87	1.31
		1073.95	1697.80	
	21.0	1034.95	1674.87	1.31
		1039.97	1697.80	

不同浓度醇提取工艺对蛇床子素的提取差别不显著，70%醇提取干膏蛇床子素的含量较低为1.24%，90%醇提取干膏的蛇床子素含量最高为1.31%，但70%醇提取干膏量为24.19g，90%醇提取干膏量为22.69g，其中，以80%醇提取蛇床子素为100%，则70%醇提取蛇床子素为99.54%，90%醇提取蛇床子素为98.57%。

对不同浓度醇提取工艺考察的总生物碱测定（以苦参碱计，方法同总生物碱测定方法学考察下方法），结果如表2-2-14所示。

表2-2-14 不同浓度醇提取工艺考察的总生物碱测定

工艺	称样量/g	吸收值	含量/%	干膏/g	总生物碱/g（以苦参碱计）
70%醇提	20.6	0.644	4.02	24.19	0.9778
	21.0	0.662	4.06	24.19	
80%醇提	20.9	0.673	4.15	23.28	0.9740
	20.1	0.658	4.22	23.28	
90%醇提	20.7	0.689	4.30	22.69	0.9682
	19.9	0.655	4.24	22.69	

不同浓度醇提取工艺对生物碱的提取差别不显著，70%醇提取干膏生物碱含量较低为4.04%，90%醇提取干膏的生物碱含量最高为4.27%，但70%醇提取干膏量为24.19g，90%醇提取干膏量为22.69g，其中以70%醇提取总生物碱为100%，则80%醇提取生物碱为99.6%，90%醇提取生物碱为99.0%。

考察不同浓度醇提取工艺的抑菌试验：琼脂二倍稀释法，将2倍稀释的药液与培养基混合转入已消毒的平皿中，待凝固后，用多点接种仪将细菌接种于平皿表面，35℃培养16～18h，以无菌生长的最低浓度为MIC值。细菌接种量为10^4CFU/点。供试

样品浓度范围为 $2\sim250\text{mg}\cdot\text{ml}^{-1}$。不同浓度醇提取工艺的抑菌试验结果如表 $2-2-15$ 所示。

表 2 - 2 - 15　3 个样品对 4 种株菌的 MIC 值　　　　单位：mg·ml⁻¹

菌株	1	2	3
金黄色葡萄球菌 ACTT29213	62.5	62.5	62.5
化脓性链球菌 06－50	7.9	7.9	7.9
大肠埃希菌 ATCC25922	80	80	125
白色念珠菌 3856	62.5	62.5	125

从结果来看，所有样品均表现为对化脓性链球菌抗菌作用最强，其次为金黄色葡萄球菌和白色念珠菌，对大肠埃希菌的抗菌作用略逊于金黄色葡萄球菌和白色念珠菌。在 3 个样品中，1 号和 2 号样品对革兰氏阴性菌的作用略优于 3 号样品。

通过对不同浓度醇提取工艺研究，3 个不同浓度醇提取以蛇床子素、总生物碱、抑菌试验结果为考察指标。①不同浓度醇提取工艺对蛇床子素的提取差别不显著，70% 提取干膏蛇床子素的含量较低为 1.24%，90% 提取干膏的蛇床子素含量最高为 1.31%，但 70% 提取干膏量为 24.19g，90% 提取干膏量为 22.69g，以 80% 醇提取蛇床子素为 100%，则 70% 醇提取蛇床子素为 99.54%，90% 醇提取蛇床子素为 98.57%。②不同浓度醇提取工艺对生物碱的提取差别不显著，70% 提取干膏生物碱含量较低为 4.04%，90% 提取干膏的生物碱含量最高为 4.27%，但 70% 提取干膏量为 24.19g，90% 提取干膏量为 22.69g，以 70% 醇提取总生物碱为 100%，则 80% 醇提取生物碱为 99.6%，90% 醇提取生物碱为 99.0%。

通过对 5 味药合提的 70%、80%、90% 浓度乙醇的考察，结果表明蛇床子提取率和总生物碱的提取收率差别总体不大，没有较为显著的差异，为节约生产成本考虑，该提取工艺选用 70% 乙醇为提取溶剂。

2.4.4　其他 5 味药的合提工艺研究

影响 70% 乙醇回流提取的主要因素有溶剂量、提取时间、提取次数。在上述 3 个因素中，各取 3 个水平进行 $L_9(3^4)$ 正交试验。选用蛇床子素含量、总生物碱含量和抑菌试验结果作为提取工艺的评价指标。

综合评分 =（40/最高总生物碱含量）× 总生物碱含量 +
（40/最高蛇床子素含量）× 蛇床子素含量 +（20 抑菌结果）

注：20 抑菌结果，单株最低抑菌试验最好者为 30，较好者为 20，较不好者则为 10；4 株菌综合评定总分后除以 4，得到最高分数的试验评定为 20 分，其他作相应处理。

1. 处方中 5 味药合提的吸醇率考察

按处方量称取提取 5 味药（蛇床子为提油后药渣）共 46g（分 3 份），加 70% 醇 276ml 浸泡，隔一定时间观察浸透程度，浸泡约 7h 后，过滤，测得过滤醇量，计算吸醇率，结果表明，5 味药合提时药材吸醇率约为自身重量的 196%。

2. 5 味药合提正交试验

影响回流提取的主要因素有加入溶剂量、提取时间、提取次数。在上述 3 个因素中，各取 3 个水平进行 $L_9(3^4)$ 正交试验，如表 2 - 2 - 16 所示。选用蛇床子素、总生物碱含量及抑菌试验为提取工艺的评价指标。

表 2 - 2 - 16　5 味药合提的影响因素正交试验表

水平	加醇量/倍	煎煮时间/h	煎煮次数/次
1	6	0.5	1
2	8	1.0	2
3	10	1.5	3

按处方量称取蛇床子提油后药渣，与苦参、黄柏、茯苓，按照正交表中各试验号下的要求进行回流提取，分别用 6 倍量的水提取 2 次，每次 1h，浓缩、干燥，可得不同工艺下的干膏，打粉备用。

3. 蛇床子素含量测定

参照蛇床子素含量测定方法学考察下方法，结果如表 2 - 2 - 17 所示。

表 2 - 2 - 17　5 味药回流提取正交试验中的蛇床子素含量测定

编号	称样量/mg	样品峰	对照峰	含量/%	干膏/g	转移率/%
1	21.5	942.59	1650.29	1.19	20.11	71.6
		946.39	1661.52			
	20.9	939.60	1684.51			
		946.0	1701.10			
2	22.0	1090.61	1650.29	1.33	22.62	90.5
		1090.58	1661.52			
	20.5	1029.52	1684.51			
		1041.14	1701.10			
3	20.5	1054.87	1650.29	1.39	22.99	95.6
		1059.50	1661.52			
	21.0	1095.64	1684.51			
		1110.86	1701.10			

续表

编号	称样量/mg	样品峰	对照峰	含量/%	干膏/g	转移率/%
4	20.3	955.27	1650.29	1.35	22.81	92.0
		970.33	1661.52			
	21.6	1152.72	1684.51			
		1160.33	1701.10			
5	21.0	1074.01	1650.29	1.35	24.73	100
		1074.18	1661.52			
	20.5	1037.64	1684.51			
		1014.86	1701.10			
6	21.5	1001.62	1696.66	1.20	21.88	79.0
		1003.71				
	21.4	943.18	1673.58			
		954.24				
7	20.7	996.85	1696.66	1.27	23.65	89.9
		1004.40				
	21.2	1004.91	1673.58			
		1006.20				
8	21.6	950.49	1696.66	1.13	22.17	75.1
		948.56				
	21.3	877.28	1673.58			
		886.68				
9	20.0	979.03	1696.66	1.27	23.06	87.9
		986.79				
	21.5	1001.89	1673.58			
		1011.11				

在正交试验中，以试验 5 提取蛇床子素转移率为最高，其次为试验 3，提取蛇床子素转移率最低为试验 1。含量是指相当 15g 蛇床子药材在复方中提取后含有的总蛇床子素。

4. 总生物碱测定（以苦参碱计）

参照总生物碱测定方法考察下方法，结果如表2-2-18所示。

表2-2-18　5味药回流提取正交试验的总生物碱测定

编号	称样量/mg	吸收值	含量/%	生物碱/g（以苦参碱计）	提取率/%
1	19.6	0.587	3.87	0.7773	79.16
	21.6	0.653			
2	21.5	0.658	3.91	0.8845	90.08
	20.4	0.616			
3	20.2	0.596	3.84	0.8823	89.85
	21.4	0.647			
4	19.5	0.596	3.99	0.9107	92.75
	22.1	0.696			
5	21.0	0.656	3.97	0.9819	100
	20.5	0.625			
6	20.5	0.614	3.85	0.8432	85.88
	21.6	0.648			
7	21.4	0.672	3.90	0.9213	93.83
	20.6	0.601			
8	19.5	0.545	3.65	0.8100	82.49
	20.8	0.607			
9	19.5	0.570	3.92	0.9029	91.96
	21.9	0.694			

在正交试验中，以试验5提取总生物碱转移率为最高，其次为试验7，提取总生物碱转移率最低为试验1。

5. 抑菌试验

琼脂二倍稀释法，将对倍稀释的药液与培养基混合到已消毒的平皿中，待凝固后，用多点接种仪将细菌接种于平皿表面，在35℃培养16~18h，以无菌生长的最低浓度为MIC值。细菌接种量为10^4CFU/点。供试样品浓度为2~250mg·ml^{-1}。9个样品工艺的抑菌试验结果可见，所有样品均表现出对化脓性链球菌和白色念珠菌的抗菌活性优于金黄色葡萄球菌和大肠埃希菌。在9个样品中，3号样品抗菌活性最好，2号和4号样品略逊于3号样品，其他样品抗菌活性相对更弱。

6. 5味药合提的正交试验结果

选用蛇床子素、总生物碱含量及抑菌试验为提取工艺的评价指标进行正交试验，结果如表2-2-19所示。

表2-2-19 5味药合提工艺正交试验结果

序号	因素				评价指标			
	A	B	C	D（空白）	蛇床子素%	总生物碱%	抑菌评价	综合评价
1	1	1	1	1	71.6	79.16	20	73.63
2	1	2	2	2	90.5	90.08	27.5	90.56
3	1	3	3	3	95.6	89.85	30	94.18
4	2	1	2	3	92.0	92.75	27.5	92.23
5	2	2	3	1	100	100	25	96.67
6	2	3	1	2	79.0	85.88	20	79.28
7	3	1	3	2	89.9	93.83	20	86.82
8	3	2	1	3	75.1	82.49	20	76.37
9	3	3	2	1	87.9	91.96	20	85.27
I_j	257.7	253.5	225.7	259.5				
II_j	271	265.6	270.4	259.4				
III_j	252.9	262.5	285.5	262.7				
R_j	18.1	12.1	59.8	3.3				
SS	527.54	237.02	5802.14	21.14				
I_j	259.09	265.74	247.53	271.12				
II_j	278.63	272.57	274.79	269.79				
III_j	268.28	267.69	283.68	265.09				
R_j	19.54	6.83	36.15	6.03				
SS	573.39	74.27	2128.16	60.22				
I_j	258.37	252.68	229.28	255.57				
II_j	268.18	263.60	268.06	256.66				
III_j	248.46	258.73	277.67	262.78				
R_j	19.72	10.92	48.39	7.21				
SS	583.32	179.57	3937.83	90.63				

（1）对5味药合提正交试验方差数据分析以蛇床子素提取总量（相当处方中蛇床子原药材15g的量）考虑，如表2-2-20所示。

表 2-2-20　蛇床子素提取方差分析结果

来源	SS	自由度	MS	F 值	P	显著性
A	527.54	2	263.77	24.95	<0.05	显著
B	237.02	2	118.51	11.21	—	—
C	5802.14	2	1290.07	274.46	<0.05	显著
误差 e	21.14	2	—	—	—	—

对蛇床子素提取影响大小是提取次数 > 提取加入溶剂量 > 提取时间，方差分析结果显示，提取次数和提取加入溶剂量对蛇床子素提取转移率有显著性的影响，结合直观分析，提取加入溶剂量是第二水平效果最好，提取次数是第三水平效果最好。而提取时间对蛇床子素提取转移率没有显著性的影响，直观分析表明，第二水平提取较好。故综合以上分析提取以蛇床子素的转移率为指标，则提取最佳工艺应定为 $A_2B_2C_3$。

（2）以总生物碱提取量（相当处方中含苦参原药材 20g 的量）考虑，如表 2-2-21 所示。

表 2-2-21　总生物碱方差分析结果

来源	SS	自由度	MS	F 值	P	显著性
A	573.39	2	286.70	9.52	—	—
B	74.27	2	37.13	1.23	—	—
C	2128.16	2	1064.48	35.35	<0.05	显著
误差 e	60.22	2	—	—	—	—

对总生物碱提取影响大小是提取次数 > 提取加入溶剂量 > 提取时间，方差分析结果显示提取次数对总生物碱提取转移率有显著性的影响，结合直观分析，提取次数是选择第三水平效果最好。而提取时间和提取加入溶剂量对总生物碱提取转移率没有显著性的影响，直观分析表明，以第二水平提取较好。故综合以上分析提取以总生物碱的转移率为指标，则提取最佳工艺应定为 $A_2B_2C_3$。

（3）提取工艺的确定，如表 2-2-22 所示。

表 2-2-22　方差分析结果

来源	SS	自由度	MS	F 值	P	显著性
A	583.32	2	291.66	6.44	—	—
B	179.57	2	89.78	1.98	—	—
C	3937.83	2	1968.92	43.45	<0.05	显著
误差 e	90.63	2	—	—	—	—

对提取影响大小是提取次数 > 提取加入溶剂量 > 提取时间，方差分析显示，提取

次数对提取结果有显著性影响，结合直观分析应是，提取次数是选择第三水平效果最好。而提取时间、加入溶剂量则对提取结果无显著性影响。直观分析说明加入溶剂量经综合评分后，第二水平提取效果最好。直观分析说明提取时间综合评分后，第二水平提取效果最好。

综合统计方差分析及直观分析，得出提取工艺条件：$A_2B_2C_3$，即用 8 倍量 70% 的乙醇提取 3 次，每次 1h 后，再用 6 倍量的水提取 2 次，每次提取 1h。

以上 5 味药合提工艺的验证试验结果表明，所筛选的提取工艺条件基本稳定。

2.4.5　70% 醇合提后的水提工艺考察

根据 5 味药合提筛选得到的最佳提取工艺 $A_2B_2C_3$，即用 8 倍量 70% 的乙醇提取 3 次，每次 1h 后，再用 6 倍量的水提取 1 次或 2 次，每次提取 0.5h 或 1h。得滤液浓缩，置烘箱中 60℃ 干燥，得干膏，打粉备用。

1. 蛇床子素含量测定

参照蛇床子素含量测定方法学考察下方法，结果如表 2 - 2 - 23 所示。

表 2 - 2 - 23　水提取考察的蛇床子素含量测定

编号	称样量/mg	样品峰	对照峰	含量/%	干膏/g	提取量/g
1	20.4	906.33	1656.96	1.16	26.58	0.3075
		911.18				
	20.3	893.55	1686.35			
		906.62				
2	21.8	995.92	1656.96	1.20	25.59	0.3060
		1003.64				
	21.5	990.23	1686.35			
		988.96				
3	21.3	968.47	1686.35	1.20	25.23	0.3029
		981.66				
	22.7	1042.67	1656.96			
		1067.76				
4	20.7	966.69	1686.35	1.21	25.30	0.3063
		966.51				
	20.0	924.20	1656.96			
		929.46				

水提结果考察表明，提取蛇床子素转移率 4 次试验之间差别不显著。含量是指相当 15g 蛇床子药材在复方中提取后含有的总蛇床子素。

2. 水提取考察的总生物碱含量测定

参照总生物碱测定方法学考察下方法，结果如表2-2-24所示。

表2-2-24 水提取考察的总生物碱含量测定

编号	称样量/mg	吸收值	含量/%	生物碱/g（以苦参碱计）
1	21.4	0.583	3.52	0.9345
	22.3	0.615		
2	21.8	0.616	3.64	0.9312
	22.2	0.630		
3	21.1	0.607	3.67	0.9257
	21.0	0.597		
4	20.8	0.592	3.68	0.9305
	22.5	0.648		

水提结果考察表明，提取总生物碱转移率4次试验之间差别不显著。

3. 抑菌试验

琼脂二倍稀释法，将2倍稀释的药液与培养基混合转入已消毒的平皿中，待凝固后，用多点接种仪将细菌接种于平皿表面，在35℃下培养16～18h，以无菌生长的最低浓度为MIC值。细菌接种量为10^4CFU/点。供试样品浓度含生药2～250mg·ml^{-1}。4个工艺样品的抑菌试验可见，所有样品均表现出对化脓性链球菌和金黄色葡萄球菌的抗菌活性优于大肠埃希菌和白色念珠菌，其中4号样品抗菌活性较好。

2.4.6 除杂工艺研究

1. 根据该处方工艺的特殊性，研究除杂的主要内容有

①对石榴皮进行单独提取工艺考察。

②在5味药合提工艺中，70%醇提取醇滤液的除杂工艺考察。

③对70%醇提取后水提两次的水滤液的除杂工艺考察。

2. 自然静置除杂研究

石榴皮的静置除杂：对石榴皮提取工艺的自然除杂研究工艺和提取物是否需要粉碎试验，以干膏收率、鞣质含量为指标进行研究。

石榴皮除杂研究工艺 Ⅰ：以石榴皮提取工艺进行提取，称取打粉后石榴皮药材40g，用8倍、6倍、6倍水，提取0.5h，提取3次，过滤后，进行静置18h，含沉淀部分用滤纸抽滤处理，再进行浓缩，置60℃烘箱中干燥，得干膏，打粉备用。

石榴皮除杂研究工艺 Ⅱ：以石榴皮提取工艺进行提取，称取打粉后石榴皮药材40g，用8倍、6倍、6倍水，提取0.5h，提取3次，过滤后，进行静置12h，含沉淀部分用滤纸抽滤处理，再进行浓缩，置60℃烘箱中干燥，得干膏，打粉备用。

石榴皮除杂研究工艺 Ⅲ：以石榴皮提取工艺进行提取，称取仅切成小块的石榴皮药材40g，用8倍、6倍、6倍水，提取0.5h，提取3次，过滤后，再进行浓缩，置

60℃烘箱中干燥，得干膏，打粉备用。

鞣质含量测定，按鞣质测定方法学进行鞣质含量测定，试验数据及结果如表2-2-25和表2-2-26所示。提取总鞣质%指40克石榴皮药材中提取的得到总鞣质为药材重量百分比。

表2-2-25 石榴皮提取工艺自然静置除杂干膏收率

样品号	干膏量/g	水分/%	干膏收率/%
Ⅰ	19.04	7.2	45.4
Ⅱ	18.43	6.7	43.9
Ⅲ	17.64	7.0	42.0

不同除杂工艺处理后，3个样品所得干膏收率差别不显著。

表2-2-26 石榴皮提取工艺自然静置除杂试验鞣质含量

编号	称样量/mg	吸收值 A2	吸收值 A1	鞣质含量/%	平均含量/%	总鞣质/%
Ⅰ	20.3	0.436	0.922	24.89	25.27	12.03
	22.4	0.467	1.020	25.66		
Ⅱ	21.2	0.424	0.976	27.07	27.21	12.54
	22.2	0.349	0.933	27.35		
Ⅲ	22.1	0.511	0.998	22.91	21.70	9.57
	20.9	0.495	0.907	20.49		

对石榴皮药材进行提取工艺的静置除杂研究结果。

石榴皮提取工艺的自然除杂考察研究及考虑提取物是否需要粉碎进行试验结果说明，自然静置在石榴皮除杂工艺中未有较大量的干膏量降低。采用石榴皮切小块处理进行提取，干膏量有所降低，但是提取得到的总鞣质含量却有较大量下降。因此提取时药材还是应打粉后提取较合理。同时证明，石榴皮采用自然静置的方法进行除杂处理，效果并不显著，也可以说明石榴皮提取后不溶性物理性杂质含量存在不高。

5味药合提的提取工艺的自然除杂考察研究，以干膏收率、总生物碱含量及蛇床子素含量为指标进行考察。

5味药合提除杂研究工艺Ⅰ：以5味药合提确定的提取工艺进行提取，按一个处方量称取各味药材量，用8倍量70%的乙醇提取3次，每次1h，再用6倍量的水提取2次，每次提取1h。初步得到滤液进行静置12h，含沉淀部分用滤纸抽滤处理，再进行浓缩，置60℃烘箱中干燥，得干膏，打粉备用。

5味药合提除杂研究工艺Ⅱ：以5味药合提确定的提取工艺进行提取，按一个处方量称取各味药材量，用8倍量70%的乙醇提取3次，每次1h，再用6倍量的水提取2

次，每次提取 1h。初步得到滤液进行静置 24h，含沉淀部分用滤纸抽滤处理，再进行浓缩，置烘箱中 60℃ 干燥，得干膏，打粉备用。

5 味药合提除杂研究工艺Ⅲ：以 5 味药合提确定的提取工艺进行提取，按一个处方量称取各味药材量，用 8 倍量 70% 的乙醇提取 3 次，每次 1h，再用 6 倍量的水提取 2 次，每次提取 1h。初步得到滤液进行静置 6h，含沉淀部分用滤纸抽滤处理，再进行浓缩，置烘箱中 60℃ 干燥，得干膏，打粉备用。结果如表 2-2-27 所示。

表 2-2-27　五味药提取工艺自然静置除杂试验

样品	干膏量/g	水分/%	干膏收率/%
Ⅰ	21.61	5.2	22.4
Ⅱ	21.88	4.7	22.7
Ⅲ	22.71	4.8	23.1

不同自然静置除杂工艺处理后，3 种样品所得干膏收率差别不显著。

5 味药合提自然静置除杂工艺的干膏进行蛇床子素含量测定，以一个处方量中含蛇床子药材 15g 计。参照蛇床子素含量测定方法学。结果不同除杂工艺的处理后，3 种样品工艺提取蛇床素转移以自然静置 6h（Ⅲ）为 100% 计，自然静置 12h（Ⅰ）则为 94.5%，自然静置 24h（Ⅱ）则为 97.8%。

5 味药合提工艺自然静置除杂试验总生物碱提取结果，以处方量含苦参碱 20g 计，参照总生物碱含量测定方法学考察确定方法进行。结果表明，不同除杂工艺处理后，3 种样品提取总生物碱以自然静置 6h 为 100% 计，自然静置 12h 则为 98.4%，自然静置 24h 则为 97.7%。

通过自然静置对处方中的 5 味药提取工艺考察，显示采用自然静置除杂时，有效成分指标（蛇床子素含量及总生物碱含量）未见明显影响，工艺除杂也未显示较好的效果，收膏率未有明显降低。

3. 离心除杂工艺研究

对石榴皮离心除杂工艺研究：石榴皮提取工艺的离心除杂工艺考察研究，以干膏收率、鞣质含量为指标进行考察。

石榴皮离心除杂研究工艺Ⅰ：以石榴皮提取工艺进行提取，称取打粉后石榴皮药材 40g，用 8 倍、6 倍、6 倍水，提取 0.5h，提取 3 次，过滤处理后，用 TDL-5-ACEN-TRIFUGE 型低速离心机对滤液进行离心处理（转速：4200 r·min^{-1}；时间：10min）后，浸出上清液进行浓缩，置烘箱中 60℃ 干燥，得干膏，打粉备用。

石榴皮离心除杂研究工艺Ⅱ：以石榴皮提取工艺进行提取，称取打粉后石榴皮药材 40g，用 8 倍、6 倍、6 倍水，提取 0.5h，提取 3 次，过滤处理后，再进行浓缩，置烘箱中 60℃ 干燥，得干膏，打粉备用。

按鞣质测定方法学考察确定的方法进行鞣质含量测定，结果表明，经离心除杂工艺处理后，Ⅰ、Ⅱ工艺所得干膏收率差别不显著。即离心除杂对石榴皮提取工艺处理后，未见明显的除杂效果，离心除杂工艺对石榴皮提取工艺干膏收率影响不大；离心除杂在对石榴皮提取工艺中未有较大的干膏量收率降低。提取得到的总鞣质含量也未有较大量下降。试验证明，石榴皮采用离心工艺的方法进行除杂处理，效果并不显著，也说明石榴皮提取后不溶性物理性杂质含量存在不高的情况。

对 5 味药合提的提取工艺的离心除杂研究，以干膏收率、总生物碱含量及蛇床子素含量为指标进行考察。

5 味药合提离心除杂研究工艺Ⅰ：以 5 味药合提的提取确定工艺进行提取，按一个处方量称取各味药材量，用 8 倍量 70% 的乙醇提取 3 次，每次 1h，再用 6 倍量的水提取 2 次，每次提取 1h。初步得到醇滤液、水滤液，分别用离心机进行离心处理，浸出上清液再进行浓缩，置烘箱中 60℃ 干燥，得干膏，打粉备用。

5 味药合提离心除杂研究工艺Ⅱ：以 5 味药合提确定的提取工艺进行提取，按一个处方量称取各味药材量，用 8 倍量 70% 的乙醇提取 3 次，每次 1h，再用 6 倍量的水提取 2 次，每次提取 1h。得到滤液，再进行浓缩，置烘箱中 60℃ 干燥，得干膏，打粉备用。结果如表 2 - 2 - 28 所示。

表 2 - 2 - 28　5 味药提取工艺离心除杂的试验

样品	干膏量/g	水分/%	干膏收率/%
Ⅰ	22.63	4.8	23.4
Ⅱ	26.21	4.2	27.3

离心除杂工艺处理后，Ⅰ、Ⅱ所得干膏收率差别有较明显的差异。5 味药合提离心除杂工艺试验与未离心处理工艺固型物收率有较明显的差异（离心后为未离心收率的 85.8%）。

5 味药合提离心除杂工艺的干膏蛇床子素含量测定，以一个处方量中含蛇床子药材 15g 计。参照蛇床子素含量测定方法学考察确定方法进行。结果如表 2 - 2 - 29 所示。

表 2 - 2 - 29　离心除杂工艺的干膏蛇床子素含量测定

编号	称样量/mg	样品峰	对照峰	含量/%	干膏/g	蛇床子素/g
1	20.7	1050.67	1643.79	1.36	22.63	0.3068
		1059.61	1660.99			
	19.1	981.26	1643.79			
		997.33	1660.99			
2	22.0	991.96	1643.79	1.19	26.21	0.3117
		1001.48	1660.99			
	20.0	888.98	1643.79			
		904.88	1660.99			

在离心除杂工艺处理后，离心工艺提取蛇床子素为未离心工艺提取的蛇床子素的98.4%，说明离心工艺对提取蛇床子素未有明显的影响。

5味药合提工艺离心除杂试验总生物碱提取结果，以一个处方量含苦参碱20g计。参照总生物碱含量测定方法学考察确定方法进行。结果如表2-2-30所示。

表2-2-30 离心除杂试验总生物碱提取结果

编号	称样量/mg	吸收值	含量/%	干膏/g	生物碱/g（以苦参碱计）
1	18.3	0.543	3.82	22.63	0.8651
	18.7	0.564			
2	20.0	0.573	3.69	26.21	0.9679
	20.3	0.589			

离心除杂工艺处理后，Ⅰ离心工艺后提取总生物碱为未离心工艺提取的总生物碱89.4%。说明处方中5味药合提经离心处理后，对总生物碱的提取保留有较明显的影响，使总生物碱含量有显著性的降低，可能由于离心快速沉淀，使杂质吸附一定生物碱一同沉淀而除去。

通过离心工艺对处方中5味药提取工艺考察，说明采用离心除杂时，有效成分指标（总生物碱含量）有明显降低，而除杂对收膏率未有较好的效果，收膏率未有明显降低。

4. 板框压滤除杂工艺的研究

对石榴皮提取工艺的板框压滤除杂试验研究，以干膏收率、鞣质含量为指标进行考察。

以石榴皮提取工艺进行提取，称取打粉后石榴皮药材160g，使用8倍、6倍、6倍水，提取0.5h，提取3次，初步得到滤液后，用板框压滤机进行压滤后（滤布选用400目），取相当于40g的石榴皮进行浓缩，置烘箱中60℃干燥，干膏打粉备用。按照鞣质测定方法学考察确定的方法进行鞣质含量测定，提取总鞣质指为40克石榴皮药材中提取得到的总鞣质为药材重量的百分比，试验数据及结果如表2-2-31和表2-2-32所示。

表2-2-31 石榴皮提取工艺板框压滤除杂试验结果

样品	干膏量/g	水分/%	干膏收率/%
Ⅰ	20.16	6.5	47.1
Ⅱ	19.61	6.2	46.0

经板框压滤除杂工艺处理后，所得干膏收率与未经处理的工艺样品差别不明显。即板框压滤除杂对石榴皮提取工艺处理后，未有明显的除杂效果，板框压滤除杂工艺对石榴皮提取工艺干膏收率影响不大。

表 2 - 2 - 32　石榴皮提取工艺的板框压滤除杂试验鞣质含量结果

编号	称样量/mg	吸收值 A2	吸收值 A1	鞣质含量/%	平均含量/%	提取总鞣质/%
I	20.0	0.290	0.766	24.74	24.79	12.49
	22.1	0.325	0.853	24.84		
II	21.3	0.282	0.812	25.87	25.51	12.51
	20.0	0.284	0.768	25.16		

　　石榴皮提取工艺的板框压滤除杂工艺研究试验结果说明，板框压滤对石榴皮提取工艺的干膏量收率降低。提取得到的总鞣质含量也未有较大量下降。同时证明，石榴皮采用板框压滤方法进行除杂处理，效果并不显著，也说明石榴皮提取后不溶性杂质含量存在不高的情况。

　　5 味药合提的板框压滤除杂试验研究，以干膏收率、总生物碱含量及蛇床子素含量为指标进行考察。

　　以 5 味药合提的确定工艺进行提取，按两个处方量称取各味药材量，用 8 倍量 70% 的乙醇提取 3 次，每次 1h 后，再用 6 倍量的水提取 2 次，每次提取 1h。初步得到滤液，进行板框压滤机压滤后（滤布选用 400 目），取一个处方量溶液再进行浓缩，置烘箱中 60℃干燥，得干膏，打粉备用。结果如表 2 - 2 - 33 所示。

表 2 - 2 - 33　5 味药提取工艺板框压滤除杂试验结果

样品	干膏量/g	水分/%	干膏收率/%
I	24.39	5.5	25.0
II	26.21	4.2	27.3

　　板框压滤除杂工艺处理后，所得干膏收率有较小的差异。即处方中 5 味药合提板框压滤除杂工艺试验与未处理工艺固型物收率差异较小（板框压滤处理后为未板框压滤处理收率的 91.8%）。

　　5 味药合提板框压滤除杂工艺的干膏进行蛇床子素含量测定，以一个处方量中含蛇床子药材 15g 计。按蛇床子素含量测定方法学考察确定方法进行，结果如表 2 - 2 - 34 所示。

表 2 - 2 - 34　板框压滤除杂工艺的干膏进行蛇床子素含量测定

编号	称样量/mg	样品峰	对照峰	含量/%	干膏/g	蛇床子素/g
1	20.7	1007.75	1657.59	1.29	24.39	0.3151
		1014.34	1648.17			

编号	称样量/mg	样品峰	对照峰	含量/%	干膏/g	蛇床子素/g
2	20.0	992.21	1654.26	1.29	24.39	0.3151
		982.09	1669.05			

板框压滤除杂工艺处理后，提取以一个处方量计算共提取蛇床子素为0.3039g，与未经板框压滤工艺处理共提取蛇床子素为0.3117g，前者为后者含量的101.08%。即经板框压滤工艺处理对蛇床子素提取收率未有较大影响。

5味药合提工艺板框压滤除杂试验总生物碱提取结果，以一个处方量含苦参20g计，按总生物碱含量测定方法学考察确定方法进行，结果如表2-2-35所示。

表2-2-35　板框压滤除杂试验总生物碱提取结果

编号	称样量/mg	吸收值	含量/%	干膏/g	生物碱/g（以苦参碱计）
1	20.1	0.600	3.82	24.39	0.9310
	19.7	0.585			

板框压滤除杂工艺处理后，提取总生物碱为未板框压滤工艺提取的总生物碱96.2%。说明处方中5味药合提经板框压滤处理后，对总生物碱的提取工艺未有较明显的影响。

通过板框压滤对处方中的5味药提取工艺考察，说明采用板框压滤除杂时，有效成分指标（蛇床子素含量及总生物碱含量）未见明显影响，而除杂也未有较好的效果，收膏率未有明显降低。

5. 对提取工艺采取的物理性除杂研究总结

通过自然静置、离心及板框压滤对提取工艺进行除杂研究说明，以上3种方法除杂对工艺收膏率未有明显改善，且对考察指标未有明显降低。说明在对石榴皮提取及5味药合提工艺提取时，其滤过处理已基本达到除去物理性杂质的目的。

2.4.7　对提取工艺不同干燥方法的考察

1. 不同温度干燥考察

石榴皮提取工艺的真空减压干燥（40℃）处理与常压干燥（60℃）考察研究。

工艺Ⅰ以石榴皮提取工艺进行提取，称取打粉后石榴皮药材40g，用8倍、6倍、6倍水，提取0.5h，提取3次，初步得到滤液后，取溶液进行浓缩，在真空干燥箱中40℃干燥，得干膏，打粉备用。

工艺Ⅱ以石榴皮提取工艺进行提取，称取打粉后石榴皮药材40g，用8倍、6倍、6倍水，提取0.5h，提取3次，初步得到滤液后，取溶液进行浓缩，在干燥箱中鼓风60℃干燥，得干膏，打粉备用，结果如表2-2-36所示。

表 2 - 2 - 36 石榴皮提取工艺不同干燥条件试验结果对比

样品	干膏量/g	水分/%	干膏收率/%
Ⅰ	21.55	9.7	48.6
Ⅱ	19.61	6.2	46.0

经真空减压干燥工艺处理后，工艺所得干膏收率与未经处理的工艺样品差别不显著。即真空减压干燥对石榴皮提取工艺处理后，收率未有明显的差别。

不同温度石榴皮提取试验，鞣质含量测定结果如表 2 - 2 - 37 所示。

表 2 - 2 - 37 鞣质含量测定结果

样品	称样量/mg	吸收值 A2	吸收值 A1	鞣质含量/%	平均含量/%	提取总鞣质/%
Ⅰ	23.5	0.283	0.826	24.02	24.35	13.12
	21.3	0.294	0.802	24.68		
Ⅱ	21.3	0.282	0.812	25.87	25.51	12.51
	20.0	0.284	0.768	25.16		

石榴皮提取工艺经真空减压干燥（40℃）考察研究试验结果说明，经真空减压干燥（40℃）对石榴皮提取工艺中总鞣质含量变化影响较小。

2.5 味药提取工艺的不同干燥方法考察研究

5 味药合提不同干燥方法得干膏收率，结果如表 2 - 2 - 38 所示。

工艺Ⅰ以 5 味药合提的确定工艺进行提取，按一个处方量称取各味药材量，用 8 倍量 70%的乙醇提取 3 次，每次 1h，再用 6 倍量的水提取 2 次，每次提取 1h。初步得到滤液，滤液再进行浓缩后，在真空干燥箱中 40℃干燥，得干膏，打粉备用。

工艺Ⅱ以 5 味药合提的提取确定工艺进行提取，按一个处方量称取各味药材量，用 8 倍量 70%的乙醇提取 3 次，每次 1h，再用 6 倍量的水提取 2 次，每次提取 1h。初步得到滤液，滤液再进行浓缩，置烘箱中 60℃鼓风干燥，得干膏，打粉备用。

表 2 - 2 - 38 5 味药提取工艺经不同干燥试验干膏收率结果

样品	干膏量/g	水分/%	干膏收率/%
Ⅰ	25.44	7.6	25.6
Ⅱ	26.21	4.2	27.3

经真空减压干燥（40℃）与常压干燥（60℃）处理后，所得干膏收率有极小的差异。即处方中 5 味药合提经真空减压干燥（40℃）与常压干燥（60℃）处理，固形物收率没有较明显的影响。

5 味药合提板框压滤除杂工艺的干膏进行蛇床子素含量测定，以一个处方量中含蛇床子药材 15g 计，按蛇床子素含量测定方法学考察确定方法进行。经真空减压干燥（40℃）与常压干燥（60℃）处理后，提取以一个处方量计算共提取蛇床子素为

0.3039g，与常压干燥（60℃）处理共提取蛇床子素为0.3117g比较，前者为后者含量的97.50%。即经真空减压干燥（40℃）工艺处理对蛇床子素保留率未有较大影响。

5味药合提工艺离心除杂试验总生物碱提取结果以一个处方量含苦参20g计，按总生物碱含量测定方法学考察确定方法进行。经真空减压干燥（40℃）提取总生物碱与常压干燥（60℃）处理后比较，真空减压干燥（40℃）提取总生物碱为常压干燥（60℃）提取总生物碱的96.1%，说明处方中5味药合经真空减压干燥（40℃）对总生物碱的提取工艺未有较明显的影响。

2.4.8 提取工艺的中试研究

根据以上研究确定的提取工艺进行中试研究试验。

根据5味药合提工艺筛选得到的最佳提取工艺，浓缩，干燥，得干膏，打粉备用。

中试试验结果：由于中试提取工艺于制剂质量研究的含量测定考察后进行，该次通过蛇床子素、盐酸小檗碱、苦参碱与氧化苦参碱含量测定评价中试工艺。

3批中间体中蛇床子素与盐酸小檗碱的含量测定见制剂质量标准的研究的含量测定项下。

3批中间体中蛇床子及黄柏药材的含量测定，第一批使用蛇床子药材中蛇床子素含量为2.433%，水分含量9.87%，黄柏药材中含盐酸小檗碱为5.63%，水分含量10.18%；第二批、第三批使用蛇床子药材中蛇床子素含量（未除去水分时）为2.345%，黄柏药材中含盐酸小檗碱含量（未除去水分时）为5.243%，结果如表2-2-39所示。

表2-2-39 黄柏、蛇床子药材含量的测定结果

列号	提取物量/g（按单处方量计）	蛇床子素含量/%	盐酸小檗碱含量/%	蛇床子素取转移/%	盐酸小檗碱转移/%
1	19.5	1.571	3.036	94.9	78.7
2	19.8	1.509	2.988	89.5	75.2
3	19.7	1.443	2.927	81.2	73.4

3批中间体中苦参碱和氧化苦参碱的含量测定。3批中间体中苦参药材的含量测定：中试提取用苦参药材（未除去水分）含氧化苦参碱、苦参碱共为3.204%，结果如表2-2-40所示。

表2-2-40 苦参药材含量测定结果

列号	提取物量/g（按单处方量计）	苦参碱含量+氧化苦参碱含量/%	苦参碱+氧化苦参碱提取转移率/%
1	19.5	3.186	96.9
2	19.8	2.816	87.0
3	19.7	2.828	86.9

通过中试试验结果得出3批次提取化学指标（蛇床子素、盐酸小檗碱、苦参碱与氧化苦参碱）均有较好的提取转移率，中试试验较为成功，从而证实了提取工艺筛选

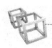

（化学指标结合药效学）的正确性及一致性。

由于石榴皮在处方中用量较小，其提取工艺中试在实验室放大进行，实验证实其与小试研究有较好的重复性。

2.4.9　提取工艺的研究小结

（1）根据文献确定了在对该复方提取的研究中，由于芒硝为固体，临床使用为加入滤液后，直接使用，考虑提取过程中的溶解、过滤及吸附等作用，确定芒硝应在制剂成型时加入应用较好。

本章采用多个化学指标（通过文献资料证实该复方提取在临床中治疗妇科炎症的主要药效活性成分为蛇床子素、生物碱类）结合微生物学［体外最低抑菌试验（MIC）］试验评价提取工艺的优劣。通过对复方提取进行初步考察后，确定了处方的提取思路，采取石榴皮与 5 味药分开提取的工艺进行该复方的提取研究。然后通过单因素考察及正交试验考察确定了石榴皮提取工艺及 5 味药合提的提取工艺。

最后确定处方最佳提取工艺为：石榴皮药材单独进行提取，其最佳提取工艺为用 8 倍、6 倍、6 倍水，提取 0.5h，提取 3 次，浓缩、干燥，得干膏，打粉备用。该研究认为，由于蛇床子挥发油对妇科炎症有确切的特殊作用与功效，确定蛇床子药材提取挥发油后（蛇床子药材加入 10 倍量水，提取收集挥发油 6h）过滤，滤渣（注：滤液加入 5 味药合提滤液中一同处理）再与处方中除芒硝、石榴皮后的药材共同提取，最后 5 味药的最佳提取工艺为用 8 倍量 70% 的乙醇提取 3 次，每次 1h，再用 6 倍量的水提取 2 次，每次提取 1h。得滤液，再进行浓缩合并后，置烘箱中 60℃ 干燥，得干膏，打粉备用。

（2）通过对以上确定提取工艺进行物理除杂（采用了自然静置、离心和板框过滤 400 目处理），对石榴皮提取工艺自然静置除杂，及离心除杂、板框压滤除杂研究，对试验除杂均未有较好的效果，物理除杂各种方法试验结果表明，对提取固形物收率未有明显减少，说明石榴皮提取工艺中，物理性杂质不是主要杂质原因。

通过对处方中 5 味药合提工艺采用自然静置除杂及离心除杂、板框压滤除杂研究，对试验除杂也未达到较好的效果，物理除杂各种方法试验结果表明，对提取固形物收率离心除杂效果较好，但对总生物碱有明显减少，同时也说明处方中 5 味药提取工艺，物理性杂质同样不为主要杂质。

在提取工艺的研究中，进行滤过方式处理对控制滤液中物理性杂质已能达到较好的效果。在中试及生产中应就具体的条件考虑使用。以尽可能在可工业生产的同时保证在制剂成型时投入的干膏量不影响制剂工艺（保证制剂最大载药量为临床有效使用剂量）。

（3）在对提取滤液进行干燥工艺考察，经真空减压干燥（40℃）与常压干燥（60℃）对石榴皮及处方中 5 味药提取工艺各考察化学指标（总鞣质含量、总生物碱、蛇床子素含量）未有明显影响和变化。由于生产的特殊性，干燥方式多样性，在中试及生产时应具体考虑后，进行适当调节，尽量使干燥工艺简便、可行为宜，可以根据具体生产条件进行选择。

参考文献

［1］廖冰洁．阴道炎发病原因分析［J］．检验医学与临床，2006，3（4）：166.

［2］余太春，等．中西医结合治疗霉菌性阴道炎［J］．中医药管理杂志，2006，14（6）：58.

［3］侯俊．阴道炎的对证用药［J］．首都医药，1999，6（10）：60.

［4］王莉，等．早孕期念珠菌性阴道炎的发病情况调查［J］．首都医科大学学报，2004，25（1）：120.

［5］程群，等．妇安泡腾片治疗念珠菌阴道炎临床研究［J］．湖北中医杂志，2005，27（7）：34.

［6］张石革，等．细菌性阴道炎与抗菌药［J］．中国药房，2004，15（7）：448.

第3章 抗妇炎糜泡腾栓的制剂成型
与质量标准的研究

第1节 中药复方研究概况

近年来，传统天然药物和植物药日益受到人们的重视。国外医药学者与药物制造商纷纷致力于从植物药中寻找新药，试图开辟药物研制的新途径。中医药以其独特的理论和确切的疗效生存发展至今，并且保持了强大的生命力，足见其中有着深刻的科学内涵。中药产业不仅在世界发展较快，而且在我国也是增长较快的产业之一，目前它已成为我国一项具有较强发展优势和广阔市场前景的潜在的战略性产业。

21世纪的中国是中西医药结合的现代医药学，应是以中医药理论为指导，认真结合现代科学技术，进行创新性试验设计，走自主知识产权研究之路。现代中药的研发是一项系统工程，它涉及中医药理论和研究方法的现代化，药材资源标准化，生产工艺质控化，疗效评价科学化和评审标准合理化。在诸多因素方面，关键是思路的创新，而创新的关键是树立正确的学风。

中药复方指在辨证审因决定治法之后，选择合适的药物，酌定用量，按照组成原则，妥善配伍而成的一组药物。中药复方是中医用药的主要形式，也是中医治法治则在组方用药上的具体应用，显示了传统医药防病治病的特色。中药复方的优点是可以根据患者情况灵活调整用药，可以根据不同的症状，通过多个药物靶点进行治疗，也可从整体上进行全面调节。用现代科学方法研究与发展中药，毫无疑问应着眼于中药复方。一种复方不是随意几味药混合在一起。而是因其组方严谨，始才疗效卓著。近年来，随着疾病模式的转变，越来越多的人开始认识中医药，世界各地涌出了对中药复方研究的热潮。中药配伍的特点是物质组分复杂、多变和整体性强，因此，单一或少量组分的分析结果很难表征复方整体的功效性质；毕竟中药复方是混合物。如桂枝汤具有多种双相调节功效：对发热者具有退热作用，对低温虚寒者具有温经作用；既能治疗便秘又能治疗泄泻；既能使低血压升至正常，又能使高血压降至正常水平；既能发汗又能止汗。现在的研究虽然认为是通过对丘脑、神经、消化道、机体整体功能等环节的调理。从整体上呈现的治疗效应，而不是单一有效的成分来发挥作用。不知道究竟有多少成分起作用，也不知道通过哪些体内系统调节机体。这使得分析结果、建造模型及检测指标等无从下手；这也是唯成分论者在进行拆方、提取、分离中至今未找到有效单体的原因。在中药及其复方研究中应该遵循"一个主线，两个原则，三

37

大有利于"的路线。一个主线就是在研究中始终坚持中医药基本理论，离开了这个主线就等于偏离了方向，从而任何研究也都失去了其根基，成为无水之源。两个基本原则是：贯彻"有所为，有所不为"的原则，"有所为"就是让世界认可，让世人接受。"有所不为"一定要坚持中医药的特色，不然失去了特色，就失去了优势。越是民族的，越是世界的。"有所为"也指现代自然科学发展所带来的新技术、新方法要运用到中药复方研究中；同时，也要贯彻"有所不为"的原则，没有必要非走西医西药的提取、分离、合成之道路。没必要非要用有效成分、有效单体来解释复方的功效及其作用机理。"三个有利于"就是有利于中医药现代化的进行；有利于中药复方研究的开展；有利于医学临床疗效的提高和患者服药的方便。相信对中药复方的研究一定能带动中医药现代化的发展。为中医药走向现代化，走向世界创造良好的环境。让世界人民认识、理解和接受中医药。为了推动中医药理论发展，阐明中药复方防治疾病的原理及其现代客观依据，将复方的方解、功效、主治与现代科学知识和技术联系起来，建立相应的客观指标，探索一套以中医药理论为指导，又能用一定的科学手段来测定的新理论、新方法，既能最大限度地将方剂的药效物质提取出来，以保持原方特有的疗效，又有利于国际交流。我们相信上述的思路或许对中药复方（方剂）的研究会起到一定的作用。

目前在复方研究中要解决的突出问题是建立与其功效关联的特异性生物指标。中药复方的研究应避开单纯追求成分的新与旧，应关心成分的活性与整个复方功效的关联性。新的化合物有可能只是生物代谢过程产生的，与复方功效并无关系，甚至可能是药物副作用的根源所在。简单的化合物较易于合成，又有好的活性。当然，中药复方研究已经发展到了天然药或西药的轨道。但作为对中药复方的本质认识，应清楚中药复方是一个巨大系统，要遵循其本身的研究方法，中药复方中每种成分的产生都可能有一定的生物活性，包括简单的烷烃、脂肪酸等在内。但其成分的活性是否对复方的宏观功效有贡献，其贡献是直接作用还是间接作用，强度如何，关联系数多大等，都应该一一进行确证。现代的中药复方研究不能因为已知成分在分子水平的模型上找到了靶点而侥幸，该靶点能否从侧面与功效关联呢？终究到底，在提倡系统研究的基础上，选择具有特异性的生物指标，才能做到有的放矢。

中药复方是在东方哲学思想影响下产生的医学文化，它不同于西方的"原子论""还原论"思想。如果用西医药的研究思路对中医药进行研究，就会产生一贯而论，造成机械研究。中药复方的研究要有自己的标准，要突出特色。著者认为目前对中药复方的研究应该在广泛继承中医药理论的基础上，突出疗效，以疗效作为定位原则，用不断发展的现代化学、现代生物学等手段从不同途径、不同层次进行研究，不断丰富中药复方的现代科技标准，从而增加其被接受与被承认的程度。

由于中药复方从组成到功效都贯穿着系统论的思想，因此，中药复方的研究可在系统论指导下进行，处方选择应依据：第一，临床疗效确切；第二，临床疗效可以得到药理模型和指标较好的体现；第三，选择药味较少且单味药有一定结构及药理研究基础，涉及的药材品种比较明确；第四，用于防治常见病、多发病及疑难病，体现中医用药特色；第五，最好是经方或确有中医药理论根据的验方或家传秘方。选定处方后，应在考察经典医著的基础上确定处方药材的种属，要求药材质量稳定可靠，并确定汤剂制备工艺，然后按照制订的标准工艺制成标准汤剂，用现代药理学研究方法正确表达标准汤剂的药效。在化学成分与药效相结合的谱效关系研究中，中药的药效一般不是来自单一的活性化学成分，测定任何一种活性成分都不能说明其内在质量。在制剂研究中，根据药理及化学成分研究结果，采用最佳组合的成分（成分群）及其配比，研制合理剂型，进行规范的临床试验。

中药复方的研究应从传统思路的条条框框中走出来，利用新方法和技术，将中药复方多组分、多靶点、多途径的作用特点与现代生物技术相结合，以中药复方研究为纽带建立起中西医、医学与药学、临床与基础等多学科之间的跨学科协作关系，通过多学科的联合攻关，不仅可以丰富现代医学对疾病发病机制中整体与局部之间关系的认识，而且将进一步深化对传统中医辨证治疗理论的理解，使中医药学理论的丰富内涵在实践中弘扬光大。

本书以中医药理论为指导，采用现代研究方法及新技术，按照新颁布的《药品注册管理办法》中 6 类新药的要求，并参照《中药新药研究的技术要求》《新药审批办法》，按照国际认可的标准规范如《药品非临床安全性研究质量管理规范》（GLP）等有关文件资料进行临床前研究。

第 2 节　剂型的选择和辅料的选用

2.1　剂型选择

该中药复方为妇科临床用药。由于洗剂的流动性，药物在使用后无保留，以致大量药液在阴道内保留时间短，致使疗效相对降低；同时洗剂使用也不方便，容易弄脏衣物，不易保存等。为改善传统洗剂的不利因素，结合目前最新研究动态，选择合适的剂型。中药泡腾片是近年发展起来的中药新剂型，这种制剂特别适用于儿童、老年人和不能吞服固体制剂的患者，又因以溶液剂形式服用，药物起效迅速，生物利用度高，携带方便。

泡腾片除泡腾系统与赋形剂外，还含有其他赋形剂如制粒剂（黏合剂和润湿剂）、稀释剂、矫味剂、甜味剂、润滑剂、着色剂及消泡剂等，这些赋形剂在制剂成型方面也起到重要的作用，这些赋形剂大多是水溶性的或是经过配伍后可在水中溶解的，以满足泡腾溶液澄清、透明的要求。由于泡腾系统辅料种类多、用量大，故原料药在处方中所占的比例不应过高，随着中药化学研究的不断深入，改剂型产品应当根据所用药物性质的不同，在保证疗效的前提下使工艺更适合新剂型的要求。

该中药复方研究为妇科外用药，是从传统洗剂而制备成合适的固体制剂，根据泡腾系统的作用，综合考虑药品及在储存中存在的问题，因使用泡腾系统后，贮存条件相对要求苛刻，而制剂载药量也将会减小，所以必须使该中药复方干膏量达到剂型的要求；而栓剂为妇科阴道常用药，由于其基质的特殊性质，其在对妇科病的治疗中发挥着独特的作用。该研究为充分发挥泡腾系统在妇科外用药中的优势，泡腾系统遇水后，能充分发泡而使药物弥散至病灶的各个部位，达到全面治疗的效果；考虑到泡腾系统在贮存中质量变化问题，同时作为传统剂型的栓剂基质则能有封闭的泡腾系统及药物相互之间的作用，从而保证泡腾系统和药物的质量，有利于制剂质量的稳定性，综上所述，著者对该复方采用泡腾栓剂，并对其进行制剂泡腾栓剂的研究开发。

2.2　基质辅料与泡腾系统的组成

1. 基质

栓剂的常用基质为半合成的脂肪甘油酯、可可豆脂、聚氧乙烯硬脂酸酯、氢化植物油、甘油明胶、聚乙二醇类或其他适宜的基质。根据物理性质，通常将其分成 3 类：

第一，脂溶性基质或亲脂性基质：常用可可豆脂、植物油、氢化脂肪酸酯（如棕榈仁油、棉子油），另外，由高分子量的棕榈酸、硬脂酸与甘油酯合成的化合物也可作为脂溶性栓剂基质（如甘油硬脂酸酯）。

第二，水溶性基质：主要有甘油明胶和聚乙二醇类。

第三，混合基质：系指油脂性和水溶性或亲水性材料的混合物，这样的材料可能是化学或物理的混合物。

2. 泡腾酸碱系统的组成

泡腾系统由酸液和碱液组成。酸源主要包括柠檬酸、酒石酸、富马酸及苹果酸等有机酸；碱源主要包括碳酸氢钠、碳酸氢钾、碳酸钠及碳酸钾、碳酸钙等。

该中药复方泡腾栓的泡腾系统具体的条件则根据试验要求进行选择。由于阴道泡腾栓主要用于女性生殖器的杀菌抗炎，恢复阴道黏膜的正常状态以及避孕。在制备阴道栓剂时，最常用的基质是不同分子量的聚乙二醇混合物，这类基质中需要加入表面活性剂。许多阴道栓剂和其他阴道剂型的 pH 常调节到酸性约为 4.5，与阴道正常 4.0 相似，这样的酸性环境不利于病原体生长，却有利于阴道中正常酸性杆菌繁殖，所以酸碱系统应同时兼顾对制剂 pH 的要求。

第 3 节　剂量的确定

3.1　剂量的初步确定研究

该中药复方为传统洗液使用，传统洗液由于不能长期保留，而临床用药量大，所以选用固体制剂来开发处方，因固体制剂可持续作用，相对用量较小，所以在制剂研究前，就如何确定该复方提取物的量，进行了剂量确定研究。由于为妇科炎症外用药，而妇科炎症临床中常见为细菌性、真菌性等。根据此原则，决定进行如下研究，初步确定制剂中投入提取物量。

3.2　方法设计

先确定提取物样品对多种不同细菌的抑菌、杀菌及杀滴虫范围，然后确定更小的浓度差，进一步确定确切浓度的 MIC、MBC 及杀滴虫值。综合抑菌、杀菌及杀滴虫试验结果，找出较合适的抑菌、杀菌及杀滴虫浓度，参考成型工艺要求，来确定复方提取物投量来成型。

3.2.1　供试药品的配制

无菌操作条件下进行配液，配液浓度含生药量为 $0.5\text{mg}\cdot\text{ml}^{-1}$ 使用。

3.2.2　方法与结果

1. 最低抑菌浓度（MIC）试验

试验操作：用灭菌蒸馏水稀释抗妇炎糜中间体试药后，分别加入营养琼脂培养基、巧克力色血琼脂培养基及沙保氏琼脂培养基内混匀，使各试药在培养基内的终浓度（ $\text{mg}\cdot\text{ml}^{-1}$ ）分别为 150、120、100、80、60、50、40、30、20、10、5、2、1，倾注平板。另将药物加入肺支原体液体培养基内，使药物在培养基内的终浓度（ $\text{mg}\cdot\text{ml}^{-1}$ ）分别为 5、1、0.1、0.05、0.025、0.0125、0.00625。

用无菌生理盐水稀释各菌成 1 亿/ml 的菌液，用接种环取一环菌液分别接种于含不同浓度试药的培养基上以及不含试药（空白对照）的培养基上（每一浓度均设 3 个平行培养基）。

金黄色葡萄球菌、大肠埃希菌、白色念珠菌置普通培养箱内，乙型溶血性链球菌、粪肠球菌、淋病奈瑟菌、阴道加德纳菌置 CO_2 培养箱内，37℃培养 24h 后观察结果。

支原体接种于含不同浓度试药的支原体液体培养基以及不含试药的支原体液体培养基内，置普通培养箱内 37℃培养 24～72h 后观察结果。

观察培养基上各菌的生长情况，判断试药对该菌种的抑菌作用。以完全无菌生长的试药最高稀释度，作为该试药的最低抑菌浓度，结果如表 3-3-1 和表 3-3-2 所示。

表3-3-1　抗妇炎糜中间体浸膏对细菌及真菌的最低抑菌浓度（MIC）试验结果

菌　株	药物稀释度/$\text{mg}\cdot\text{ml}^{-1}$													
	150	120	100	80	60	50	40	30	20	10	5	2	1	空白对照
金黄色葡萄球菌	—	—	—	—	—	—	—	—	—	—	+	+	+	+	20
大肠埃希菌	—	—	—	—	—	—	+	+	+	+	+	+	+	+	30
乙型溶血性链球菌	—	—	—	—	—	—	—	—	—	—	—	—	+	+	20
粪肠球菌	—	—	—	—	+	+	+	+	+	+	+	+	+	+	80
淋病奈瑟菌	—	—	—	—	—	—	—	—	—	—	—	—	+	+	2
阴道加德纳菌	—	—	—	—	—	—	—	—	—	+	+	+	+	+	20
白色念珠菌	—	—	—	—	—	—	+	+	+	+	+	+	+	+	50

注：+：有菌生长，—：无菌生长，以上为 3 次结果均值。

表3-3-2　抗妇炎糜中间体浸膏对支原体的最低抑菌浓度（MIC）试验结果

菌　株	药物稀释度/$\text{mg}\cdot\text{ml}^{-1}$							
	5	1	0.1	0.05	0.025	0.0125	0.00625	空白对照
支原体	—	—	+	+	+	+	+	+	1

注：+：有菌生长，—：无菌生长，以上为 3 次结果均值。

2. 最低杀菌浓度（MBC）试验

取 MIC 试验中无菌生长的接种细菌处琼脂或支原体液体培养基，接种于不含试药的相应培养基。

金黄色葡萄球菌、大肠埃希菌、白色念珠菌置普通培养箱内，乙型溶血性链球菌、粪肠球菌、淋病奈瑟菌、阴道加德纳菌置 CO_2 培养箱内，37℃培养24h 后观察结果。支原体置普通培养箱内，培养72h 后观察结果。

观察各菌的生长情况，判断试药对该菌种的杀菌作用。以完全无菌生长的试药最高稀释度，作为该试药的最低杀菌浓度，结果如表3-3-3和表3-3-4所示。

表3-3-3 抗妇炎糜中间体对细菌及真菌的最低杀菌浓度（MBC）试验结果

菌　株	药物稀释度/mg·ml^{-1}												
	150	120	100	80	60	50	40	30	20	10	5	2	MB
金黄色葡萄球菌	—	—	—	＋	＋	＋	＋	＋	＋				100
大肠埃希菌	＋	＋	＋	＋	＋	＋	＋	＋	＋				＞150
乙型溶血性链球菌	—	—	—	—	—	—	—	—	＋				50
粪肠球菌	＋	＋	＋	＋									＞150
淋病奈瑟菌	—	—	—	—	—	—	—	—	—	—	—	—	2
阴道加德纳菌	—	—	—	—	—	—	＋	＋	＋				50
白色念珠菌	—	—	—	—	—	—	—	—	—	—	—	—	50

注： ＋：有菌生长，—：无菌生长，以上为3次结果均值。

表3-3-4 抗妇炎糜中间体对支原体的最低抑菌浓度（MBC）试验结果

菌　株	药物稀释度/mg·ml^{-1}		
	5	1	MBC
支原体	—	—	1

注： ＋：有菌生长，—：无菌生长，以上为3次结果均值。

3. 体外杀灭阴道毛滴虫试验——最低致死浓度（MLC）试验

实验方法（采用微孔板法）：取已纯化的阴道毛滴虫在37℃培养箱中培养24～48h（对数生长期），用血球计数板计数，调整其浓度为 $6\times10^4\sim7\times10^4$ ml^{-1}。在第一竖排96孔板（costar）A 孔加50μl 试药和50μl 灭菌超纯水，倍比稀释为11个浓度，即每孔浓度为 0.125、0.0625、0.03125、0.056、0.0078、0.0039、0.00185、0.000925、0.000463、0.000232、0.000116。再加150μl 的含虫悬液，使每孔含有10000个滴虫。并设阴性对照组。37℃培养箱中培养48h 后在40倍倒置显微镜下观察试验结果。

观察方法：在空白组生长良好的情况下（即滴虫数量增加，可见分裂相），再观察其他孔，以未见活动的滴虫为此株滴虫的 MLC，实验平行重复3次。

实验结果：48h 后观察空白组滴虫活动正常，分裂相多见。观察96孔板中其他各孔的滴虫生长情况，以没有活动的滴虫为该药物的 MLC。抗妇炎糜中间体试药对阴道毛滴虫虫株的最低致死浓度为 $3.9 \sim 7.8\,mg \cdot ml^{-1}$，实验结果如表 3 - 3 - 5 所示。

表 3 - 3 - 5　抗妇炎糜中间体浸膏对阴道滴虫的体外抑制作用

药　物	药物稀释倍数										
	1:4	1:8	1:16	1:32	1:64	1:128	1:256	1:512	1:1024	1:2048	1:4096
抗妇炎糜浸膏	—	—	—	—	—	—	+	++	+++	+++	++++ ($0.5g \cdot ml^{-1}$)
阴性对照组	++++	++++	++++	++++	++++	++++	++++	++++	++++	++++	++++ （不加药）

注：++++：阴道毛滴虫数量增加，可见分裂相；+++：50% ~ 100% 活动滴虫；++：10% ~ 50% 活动滴虫；+：<10% 活动的滴虫；—：没有活动的滴虫。

4. 微生物学试验结论

抑菌作用：体外抗菌作用显示有较强的抑菌与杀菌作用。对金黄色葡萄球菌的 MIC 为含生药 $20\,mg \cdot ml^{-1}$，MBC 为含生药 $100\,mg \cdot ml^{-1}$，对大肠埃希菌的 MIC 为含生药 $30\,mg \cdot ml^{-1}$，MBC 为含生药 $150\,mg \cdot ml^{-1}$；对乙型溶血性链球菌的 MIC 为含生药 $20\,mg \cdot ml^{-1}$，MBC 为含生药 $50\,mg \cdot ml^{-1}$；对粪肠球菌的 MIC 为含生药 $80\,mg \cdot ml^{-1}$，MBC 为含生药 $150\,mg \cdot ml^{-1}$；对淋病奈瑟菌的 MIC 为含生药 $2\,mg \cdot ml^{-1}$，MBC 为含生药 $2\,mg \cdot ml^{-1}$；对阴道加德纳菌的 MIC 为含生药 $20\,mg \cdot ml^{-1}$，MBC 为含生药 $50\,mg \cdot ml^{-1}$；对白色念珠菌的 MIC 为含生药 $50\,mg \cdot ml^{-1}$，MBC 为含生药 $50\,mg \cdot ml^{-1}$；对支原体的 MIC 为含生药 $1\,mg \cdot ml^{-1}$，MBC 为含生药 $1\,mg \cdot ml^{-1}$。

杀灭阴道滴虫作用：对阴道毛滴虫虫株的最低致死浓度为含生药 $3.9 \sim 7.8\,mg \cdot ml^{-1}$。

通过以上抑菌、杀菌及杀阴道滴虫试验结果可知，选择药物浓度为含生药 $100\,mg \cdot ml^{-1}$，均高于以上 MBC 值浓度；由于本品开发为泡腾栓，药物在体内溶解后要保持一定的时间发挥作用，而在生理条件下，随着时间的延长，异物性刺激的存在，分泌物也会增加，将会稀释药液，当分泌物过多，约大于 5ml 后，将会流出体外，所以将药液稀释后体积定为 5ml，则每粒栓剂含药量应为 500mg 生药。该阶段试验提供样品为小试样品，考虑中试产品与小试样品存在的差异，有效成分提取转移率会降低，以中试产品相当于小试样品 80% 转移率计，则中试投入提取物量应为 625mg 生药/每粒。

一个处方量的药材提取后可得到约 27g 浸膏干粉。如果中试投入提取物量为 625mg 生药每粒，即取浸膏干粉为 166mg，在此条件下为发挥作用的剂量，考虑生产中药材来源的不同，加上折算系数 0.7 后，则最后投入提取物量应为 893mg/粒。

3.3　制剂成型工艺

3.3.1　PEG 基质考察和酸碱系统的选择

《中国药典》中栓剂应作如下常规检查有重量差异及融变时限；结合以上阴道栓剂的特点还应考察：外观、硬度、pH（未加入提取物成型之前暂不考虑 pH，因药物本身为酸性，为控制 pH 酸性，也可以对酸碱系统进行适当调整而达到要求）、药液黏度等。所以在制备工艺研究时，选用上述评价指标来评价。

制法：最常用工业化生产栓剂的方法是模制法。

基质的选用方法：将 PEG1000、2000、4000 按不同的比例称重，然后在 60℃ 左右水浴中融化，搅拌混匀后，注模，冷却后，取出得空白栓剂，观察外观及融变时间，结果如表 3 – 3 – 6（a）（b）所示。

表 3 – 3 – 6（a）　外观及融变时间

PEG2000/%	PEG4000/%	外观	平均粒重/g	融变时间/min
100	—	光滑完整透明鱼雷型栓	1.28	41
90	10	光滑完整透明鱼雷型栓	1.42	47
80	20	光滑完整透明鱼雷型栓	1.20	48
—	100	光滑完整透明鱼雷型栓	1.28	—

表 3 – 3 – 6（b）　外观及融变时间

EG1000/%	PEG2000/%	PEG4000/%	外观	平均粒重/g	融变时间/min
90	10	—	光滑完整透明鱼雷型栓	1.27	25
80	20	—	光滑完整透明鱼雷型栓	1.23	29
70	30	—	光滑完整透明鱼雷型栓	1.22	47
95	—	5	光滑完整透明鱼雷型栓	1.27	40
90	—	10	光滑完整透明鱼雷型栓	1.27	36
85	—	15	光滑完整透明鱼雷型栓	1.27	38

结果表明，用以上基质组合进行栓剂制备，基本上可以满足栓剂融变时限的要求；但对加入药物后引起融变时限的必变则因加入药物的量而有不同的变化。总的来说，随着提取物量的增大，融变时间将会延长。

3.3.2　柠檬酸与碳酸氢钠的用量考察

最常用的酸源：柠檬酸、酒石酸；最常用的二氧化碳源：碳酸氢钠（$NaHCO_3$）、碳酸钠（Na_2CO_3）及碳酸氢钾（$KHCO_3$）。

方法：按不同的比例称取柠檬酸和碳酸氢钠后，混合均匀后，将其投入放有 2ml 水的具塞刻度试管中（使用前应先放入 37℃ 水浴中 5min 以上），记录发泡量。

最大发泡量测定：取 25ml 具塞刻度试管 10 支，各精密加入水 2ml，置 37±1℃ 水浴中 5min 后，各管中分别投入供试品 1 粒，密塞，20min 内观察最大发泡量的体积，平均发泡量体积不应少于 6ml，且少于 4ml 的不得超过 2 粒。

结果说明：柠檬酸与碳酸氢钠重量比为 2∶1 时，发泡量最大，速度也最快；待加入栓剂中是否会改变，有待进一步考察。

3.3.3 不同比例及用量的柠檬酸与碳酸氢钠成型后考察

制法：先取 PEG4000 10g，于 60～65℃水浴加热溶化后，加入柠檬酸，再加入碳酸氢钠搅拌混合均匀后倾入栓模，冷却后取出即得，结果如表 3-3-7 所示。

表 3-3-7 不同比例及用量的柠檬酸与碳酸氢钠成型后考察

处方	1	2	3	4	5	6
柠檬酸/g	1.2	1.4	1.5	1.6	1.8	2
NaHCO$_3$/g	1.8	1.6	1.5	1.4	1.2	1
PEG4000/g	10	10	10	10	10	10
比例	2:3	7:8	1:1	8:7	3:2	2:1
粒重/g	1.29	1.30	1.30	1.28	1.27	1.25
外观	光滑均一白色					
最大发泡量/ml	9.7	17	14	11.3	9.0	6.8
发泡速度	慢	快	快	快	快	快

结果分析：泡腾系统与基质在成型后，当柠檬酸与碳酸氢钠比例为 7:8 时，发泡量为最大；且随着柠檬酸比例在增大，起泡速度加快。

柠檬酸与碳酸氢钠成型后用量的考察结果如表 3-3-8 所示。

表 3-3-8 柠檬酸与碳酸氢钠成型后用量考察

处方	1	2	3	4	5
柠檬酸/g	2.1	1.75	1.4	1.05	0.7
NaHCO$_3$/g	2.4	2.0	1.6	1.20	0.8
PEG4000/g	8.5	9.25	10	10.75	11.5
比例	7:8				
粒重/g	—	1.26	1.26	1.28	1.24
外观	光滑均一白色				
最大发泡量/ml	—	17.4	12.9	8.5	3.6
发泡速度	快	快	快	快	快

结果分析：柠檬酸与碳酸氢钠比例为 7:8 时，加入栓剂中的重量，应满足柠檬酸不低于 0.105g 每粒，碳酸氢钠应不低于 0.120g/粒（此时提取物量未知，具体加入待提取物投入后确定制剂装量）。

由于柠檬酸-碳酸氢钠的制剂与酒石酸-碳酸氢钠的制剂相比，易于吸湿，不利于保存，且吸湿后发泡量明显减少。

45

3.4 制剂成型工艺的研究

3.4.1 不同比例及用量的酒石酸与碳酸氢钠成型后考察

制法：取 PEG4000 10g，于 60～65℃水浴加热溶化后，加入酒石酸，混合搅拌均匀，再加入碳酸氢钠搅拌混合均匀后倾入栓模，冷却后取出即得，结果如表3-3-9所示。

表3-3-9　不同比例及用量酒石酸与碳酸氢钠成型后考察

处方	1	2	3	4	5	6
柠檬酸/g	1.2	1.3	1.4	1.5	1.6	1.7
NaHCO$_3$/g	1.8	1.7	1.6	1.5	1.4	1.3
PEG4000/g	10	10	10	10	10	10
比例	2:3	3:4	7:8	1:1	8:7	4:3
粒重/g	1.45	1.48	1.47	1.50	1.48	1.45
外观	光滑均一白色					
最大发泡量/ml	6.0	9.3	11.3	12.4	10.8	10.6
发泡速度	慢	快	快	快	快	快

结果：通过柠檬酸与酒石酸为酸源制得栓剂观察，酒石酸制剂在常温下外观保持较好，没有变化且硬度合适；而柠檬酸制剂常温下放置外表有黏连、软化，虽发泡效果优于酒石酸，但考虑制剂本身稳定性及对贮存条件的适应性，选择酒石酸为酸源较合适。

3.4.2 酒石酸与碳酸氢钠在制剂处方中的用量考察

取 PEG4000 10g，于 60～65℃水浴加热溶化后，加入酒石酸，混合搅拌均匀，再加入碳酸氢钠搅拌混合均匀后倾入栓模，冷却后取出即得，结果如表3-3-10所示。

表3-3-10　酒石酸与碳酸氢钠在制剂处方中用量考察

处方	1	2	3	4	5
柠檬酸/g	2.1	1.8	1.5	1.2	0.9
NaHCO$_3$/g	2.1	1.8	1.5	1.2	0.9
PEG4000/g	10.5	11	11.5	11.8	12.0
比例	1:1				
粒重/g	1.48	1.45	1.39	1.45	1.40
外观	光滑均一白色				
最大发泡量/ml	18.3	14.8	12.4	7.5	4.5
发泡速度	快	快	快	快	快

对酸碱泡腾系统进行最佳比例的优选，确定酒石酸与碳酸氢钠最佳发泡比例为1:1

较优；用量达到发泡量要求则是要求酸碱系统达到总量 0.24g 以上为佳。大于 0.48g 以上则难于成型，酒石酸与碳酸氢钠均应不低于 0.12g/粒 。对制剂 pH 的处理，待制剂工艺成型确定后，再适当调整酸碱用量。当制剂可以有适当调整空间时，可以适当加大酸碱系统的量，增大发泡总量。

3.4.3 制剂发泡后体积的确定

将制得泡腾栓剂投入放有不同量水的具塞刻度试管中（使用前应先放入 37℃ 水浴中 5min 以上），记录发泡后体积（ml），结果如表 3-3-11 所示。

表 3-3-11 制剂发泡后体积确定

试验	1	2	3	4	5
加水量/ml	1.0	0.8	0.7	0.6	0.5
崩解时间/h	1	2.5	3	—	—
崩解后体积/ml	2.0	1.90	1.65	—	—

最后栓剂能在最低 0.7ml 的水中溶解，溶解后体积为 1.7ml（具体栓剂粒重有待进一步确定，现使用栓剂每粒为 1.45g）。

3.4.4 最佳酸碱系统投入量考察

因使用栓模为实验室使用与工业大生产有所不同，生产用栓模根据需要剂量可调大小定制，故对本泡腾栓制剂成型时，拟考察出最佳酸碱系统投入量，结果如表 3-3-12 所示。

表 3-3-12 最佳酸碱系统投入量考察

处方	1	2	3	4	5
柠檬酸/g	1.2	1.2	1.25	1.5	1.75
$NaHCO_3$/g	1.2	1.2	1.25	1.5	1.75
PEG4000/g	9.0	9.5	9.0	8.5	9.0
粒重/g	1.30	1.35	1.30	1.37	1.38
外观	硬度较好、光滑鱼雷型栓				
重量差异	合格				
最大发泡量/ml	5.6	8.2	9.5	11.3	12.0
发泡速度	快	快	快	快	快
发泡持续时间/min	—	—	40	49	42
pH 值	—	—	4.71	4.75	4.67

当酒石酸与碳酸氢钠比例为 1:1 时，试验用栓模可投为酸碱的最大量约为 0.36g。

3.4.5 对制剂处方的 pH 值考察

将一粒泡腾栓剂放入 2ml 水中，待完全崩解后，将体积定容至 10ml 中，用 pH 计测定（pH 计使用前用校正液校正，且对蒸馏水的 pH 值测定为 6.99），结果如表 3 – 3 – 13 所示。

表 3 – 3 – 13　对制剂处方的 pH 值考察

试验	1	2	3	4	5	6	7	8
酒石酸/g	0.125	0.15	0.18	0.20	0.24	0.28	—	—
NaHCO₃/g	0.125	0.15	0.18	0.20	0.24	0.28	—	—
混合药粉/g	—	—	—	—	—	—	0.15	0.24
pH 值	4.27	4.47	4.52	4.56	4.58	4.56	4.83	4.65

结果表明：由于试验用栓模能以每粒约 150mg 投料，而制剂要求每粒栓剂含药约为 240mg 每粒。则实际模具应以处方量 1.6 倍量进行，结果如表 3 – 3 – 14 所示。

表 3 – 3 – 14　实际模具的考察

试验	1	2	3
酒石酸/g	0.20	0.24	0.28
NaHCO₃/g	0.20	0.24	0.28
混合药粉/g	0.24	0.24	0.24
PEG4000/g	1.44	1.36	1.44
pH 值	4.60	4.54	4.58

以上结果得出：提取物药粉在投料范围中使用时，其 pH 在 4 ~ 5，而酸碱系统在使用范围内时，其 pH 也在 4 ~ 5。而制剂处方量使用其 pH 也在 4 ~ 5。因阴道泡腾栓为阴道制剂，其 pH 要求使用范围为弱酸性，尽量接近其生理 pH 4.0，认为其制剂 pH 范围在 3.5 ~ 5.5 合适。本制剂使用处方能满足以上对 pH 的要求。

3.4.6　为改变制剂的顺应性，进行处方调整：

方法：加入 1% 冰片；通过考察加入 0.5% 吐温 – 80 使用，根据以上研究，该泡腾栓制剂处方暂定为：

PEG 4000	8.5g;	酒石酸	1.5g
碳酸氢钠	1.5g;	混合药粉	1.5g
吐温 – 80	0.5%g;	冰片	1%

改变用聚乙烯塑料栓模考察，结果如表 3 – 3 – 15 所示。

表 3 – 3 – 15　用聚乙烯塑料栓模考察

处方	1	2	3	4
酒石酸/g	1.75	1.5	1.25	1.0
NaHCO₃/g	1.75	1.5	1.25	1.0

续表

处方	1	2	3	4
PEG4000/g	8.0	8.5	9.0	9.5
混合药粉	1.5	1.5	1.5	1.5
粒重/g	2.033	2.070	2.038	1.958
外观	硬度较好、淡棕色光滑鸭嘴型栓			
重量差异	合格			
含药量/mg	234.5	238.8	235	226
最大发泡量/ml	20.5	15.0	6.0	4.0
发泡速度	快	快	快	快
发泡持续时间/min	75	83	97	132
pH 值	4.60	4.61	4.63	4.79

结果：调整剂量时，因使用栓模形状的差异、大小的差异，虽然加入酸碱系统的总量足够大，处方3、4发泡量却不及以前栓模制备栓剂。可能的原因是：第一，加入试验的用水2ml太少，不够充分迅速的起泡。第二，栓体积较大，接触表面未成比例增加，相对酸碱系统深度降低。第三，制剂的形状有一定的影响。

3.5　中试成型工艺研究

根据以上考察最后决定中试泡腾栓制剂处方为：

PEG4000　　　　　8.5g；

酒石酸　　　　　2.5g；　　　碳酸氢钠　　2.5g

混合药粉　　　　2.5g；　　　吐温 - 80　　0.5%g

冰片　　　　　　1%

制备工艺：用 60 ~ 65℃ 条件下，将 PEG4000 溶化后，加入吐温 - 80，再加入混合药粉，充分搅拌均匀后，再依次加入酒石酸，碳酸氢钠搅拌均匀，再最后加入冰片，搅拌均匀后，趁热倾入栓模中成型，冷却后，即得。

3 批制剂的检查结果如表 3 - 3 - 16 所示。

表 3 - 3 - 16　《中国药典》相关制剂规定的检验结果

批号	20071001	20071002	20071003
粒重/g	1.786	1.761	1.825
外观	硬度较好、淡棕色光滑鸭嘴型栓		
重量差异	合格		
含药量/mg	240.42	237.10	245.67
最大发泡量/ml	26.8	9.3	18.3

批号	20071001	20071002	20071003
发泡速度	快		
发泡持续时间/min	均于 2ml 的 37℃水中，60min 内全部崩解		
pH 值	4.70	4.74	4.59

依《中国药典》相关要求进行相关制剂规定的检验，以上 3 批泡腾栓样品均符合相关要求。

在制剂成型研究时，同时也确定了制剂的含量测定方法及其相应的方法学研究，均符合相关要求。

3.6 制剂工艺小结

（1）通过对该阶段的 KMYM 泡腾栓的制备工艺研究，由于本研究复方为临床使用方，为洗液使用，在制剂制备过程中首要问题就是如何确定其投入提取物剂量；在通过微生物学的试验研究，对体外进行了 MIC、MBC 及杀阴道滴虫试验，确定了制剂使用提取物剂量，对于剂量是否仍需要调整，待临床及药理试验研究工作后再确定。

（2）本研究利用妇科阴道用药常用剂型栓剂结合泡腾制剂的酸碱系统，制备成 KMYM 泡腾栓，该制剂有以下优点：

1）使用酸碱系统遇水能快速崩解，而泡腾产生的气体（其最大发泡量认为应 <30ml 较合适，发泡量过大容易引起不适及药液随气体一同排出），使药物能充分分布于病灶部位，快速发挥药效。

2）由于阴道制剂有其特殊的 pH 值生理要求，酸碱系统能有效地给予调节，使其容易实现。

3）由于采用了栓剂用基质来成型，其基质对酸碱系统有包合保护的作用，利于制剂的稳定性及贮存运输。

（3）本部分进行了大量的基质筛选工作，由于本泡腾栓崩解与传统栓剂要求不同并不依靠水溶性基质的溶解作用。对不同比例及分子量的聚乙二醇（水溶性基质有利于泡腾系统与体液的接触）进行了筛选由于传统栓剂遇高温时易溶化，必须冷藏保存，而本泡腾栓则可利用高熔点的基质使制剂在高于 40℃时并不软化或溶解，使制剂易于保存等因素考虑，选择使用高熔点的基质进行该制剂的制备。

（4）在本部分成型工艺初，由于条件所限，实验室用栓模与生产中使用栓模有较大不同，其实验室制备与工业生产制备也存在较大的差异，所以有些工艺条件无法合理控制。但我们及时根据生产条件进行了适当调整，结果表明，该制备工艺在生产中是切实可行的。

（5）阴道的特殊生理环境，对阴道泡腾栓的发泡量处理有以下问题：体液分泌液未必能完全等同于水的作用来使泡腾系统泡腾；体液分泌液的量需要多大？其制剂在阴道内发泡效果如何保证？仍有待临床使用中的反馈；在病理状况下，分泌液会增加，是有利于泡腾栓的泡腾；对于体液不能完全崩解的情况下，使用时，患者可浸水后马上置入病灶使用。

（6）该泡腾栓制剂制备工艺简易可行，易于工业生产的实施，其生产条件可控，普通栓剂设备及工艺流程即可进行。

（7）目前工业生产中栓模模具可以根据要求定做，其制备成型工艺的调控范围比较大，根据临床需要还可以作相应的调整。

第 4 节　抗妇炎糜泡腾栓质量标准的研究

4.1　抗妇炎糜泡腾栓质量标准研究内容

4.1.1　对抗妇炎糜泡腾栓含量测定的方法学研究

由于复方制剂的要求，对其质量控制中，其药效作用为组成方中各药味的综合作用效果，为使质量控制的合理性，该研究综合方中药材的药理作用及主要化学成分相关的研究，选用多个化学指标含量测定来控制制剂质量，对于药材来源的参差不齐，能够较好地监控指示制剂的内在质量。由于处方中苦参、蛇床子为君药，黄柏为臣药（其中小檗碱药效作用明确），选用苦参（参照《中国药典》）含量测定的指标，即苦参碱、氧化苦参碱的总含量作为制剂含量测定指标；选用蛇床子及黄柏（参照《中国药典》）含量测定的指标，即蛇床子素及盐酸小檗碱的含量作为制剂含量测定指标。

1. 盐酸小檗碱与蛇床子素 HPLC 法含量测定的方法学研究

参考《中国药典》一部关于黄柏药材中的盐酸小檗碱的含量测定。

（1）样品溶液的配制

精密称取提取物混合样品约 80mg（含适量约 0.5g 的辅料），至 25ml 量瓶中，加入适量流动相（无水乙醇、甲醇），超声 30min 后，放冷，稀释至刻度。0.45μm 微孔滤膜过滤后，取续滤液 10μl，进样，结果：通过比较不同的提取溶剂提取，以流动相为溶剂对小檗碱及蛇床子素的提取效果均较好，且流动相为药典规定，对蛇床子素的溶解效果也与药典方法的无水乙醇溶剂相符合。故对该泡腾栓样品处理用流动相为溶剂。即乙腈：0.1% 磷酸溶液（每 100ml 含 0.1g 十二烷基磺酸钠）（52：48）。辅料的阴性样品，黄柏阴性样品，蛇床子阴性样品均无干扰，如图 3 - 4 - 1 ~ 图 3 - 4 - 5 所示。

（2）对样品超声时间的考察

精密称取混合样品约 80mg（加入适量约 0.5g 辅料），至 25ml 量瓶中，加入适量流动相，分别超声处理 10min、20min、30min 后，放冷，稀释至刻度。0.45μm 微孔滤膜过滤后，取续滤液 10μl，进样，结果：对样品的超声时间考察，超声 10min、20min、30min 对小檗碱及蛇床子素样品中的溶出均未有较大的改变，对样品的超声时间选择以 20min 为宜。

（3）线性关系考察

盐酸小檗碱的线性回归方程：$C = 0.47735 A - 1.0875$；$r = 0.99999$；线性范围：$0.05665 \sim 1.133\,\mu g \cdot ml^{-1}$。

蛇床子素线性回归方程：$C = 0.29325 A + 0.53632$；$r = 0.99997$；线性范围：

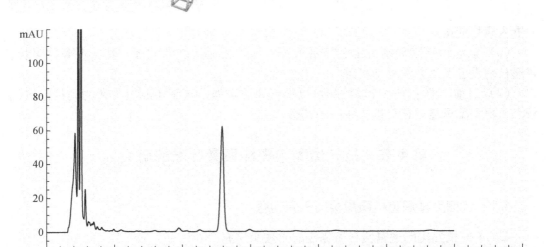

图 3 - 4 - 1　蛇床子阴性样品 HPLC 图

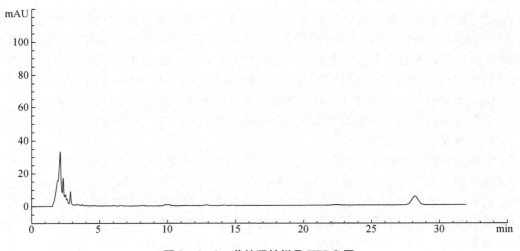

图 3 - 4 - 2　黄柏阴性样品 HPLC 图

$0.0198 \sim 0.396 \mu g \cdot ml^{-1}$。

（4）精密度试验

精密吸取蛇床子素对照品溶液（$39.6 \mu g \cdot ml^{-1}$）1ml，与盐酸小檗碱对照品溶液（$56.6 \mu g \cdot ml^{-1}$）各 1ml 混合均匀后，即得。测定：取上配溶液，精密吸取上配混合对照品溶液 10μl，重复进样 6 次，计算，结果表明，小檗碱、蛇床子素含量测定的精密度考察结果，仪器精密度好，符合要求。

（5）重复性试验

精密称取提取物混合样品约 80mg，平行 6 份，置 25ml 量瓶中，用流动相适量，超声 20min 溶解，放冷后，用流动相稀释至刻度，摇匀，滤过（过 $0.45 \mu m$ 微孔滤膜），即得。精密吸取 5μl 进样注入液相色谱仪。计算结果，小檗碱、蛇床子素含量测定的重复性试验表明，小檗碱的重复性 $RSD = 0.41\%$，$n = 6$；蛇床子素的重复性 $RSD =$

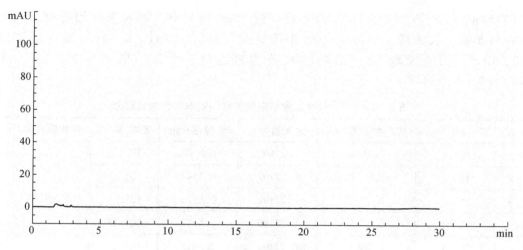

图 3 - 4 - 3　制剂辅料阴性样品 HPLC 图

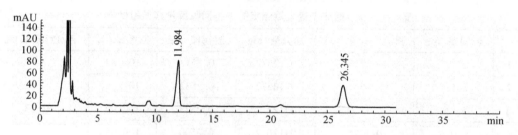

图 3 - 4 - 4　制剂中盐酸小檗碱与蛇床子素的含量测定样品 HPLC 图

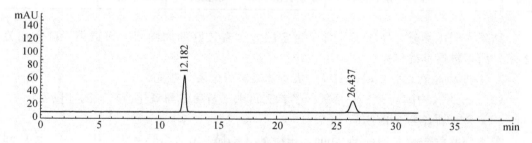

图 3 - 4 - 5　盐酸小檗碱与蛇床子素的对照品 HPLC 图

0.65%，$n=6$，样品处理方法的重复性试验结果好，符合要求，试验结果可靠。

（6）样品溶液的稳定性试验

取超声时间 20min 的样品，在 0h、1h、2h、3h、4h 分别进样，比较样品溶液峰面积的变化，结果，样品在 8h 基本保持稳定，所以样品配制后可以在 8h 内测定结果较好。

（7）加样回收率试验

称取上面重复性试验样品（含量小檗碱 0.2634%，$RSD=0.35\%$；蛇床子素 0.1220%，$RSD=0.44\%$，$n=3$）6 份样品约为 100mg，精密加入其样品含量 100% 的小檗碱对照品溶液（45.32μg·ml^{-1}）2.4ml、蛇床子素对照品溶液

53

（15.84μg·ml⁻¹）3.20ml，平行6份，置25ml量瓶中，加入流动相适量，超声20min溶解，放冷后，用流动相稀释至刻度，摇匀，滤过，0.45μm微孔滤膜过滤，即得。精密吸取10μl进样注入液相色谱仪。计算结果如表3-4-1和表3-4-2所示。

表3-4-1　小檗碱含量测定的加样回收率考察试验数据

n	称样量/mg	样品中含量/mg	加入量/mg	测得值/mg	回收率/%	平均回收率/%
1	101.9	0.2684	0.27192	0.5502	103.63	
2	101.7	0.2679	0.27192	0.5447	101.81	
3	99.9	0.2631	0.27192	0.5378	101.01	101.78
4	100.4	0.2645	0.27192	0.5397	101.23	
5	101.1	0.2663	0.27192	0.5415	101.21	

表3-4-2　蛇床子素含量测定的加样回收率考察试验数据

n	称样量/mg	样品中含量/mg	加入量/mg	测得值/mg	回收率/%	平均回收率/%
1	101.9	0.1243	0.12672	0.2513	100.20	
2	101.7	0.1241	0.12672	0.2532	101.88	
3	99.9	0.1219	0.12672	0.2523	102.90	101.13
4	100.4	0.1225	0.12672	0.2500	100.64	
5	101.1	0.1233	0.12672	0.2501	100.03	

结果表明小檗碱、蛇床子素含量测定的方法有较好的加样回收率结果，符合相关要求，所得数据准确可靠。

2. 苦参碱与氧化苦参碱的HPLC法含量测定的方法学研究

（1）参照《中国药典》一部关于苦参药材项下苦参碱与氧化苦参碱的含量测定

（2）对照品溶液的配制

精密称取苦参碱对照品9.05mg，用溶剂（乙腈∶无水乙醇=80∶20）溶解至10ml容量瓶中，定容至刻度，精密取2ml，至25ml容量瓶中稀释至刻度，即得，苦参碱浓度72.4μg·ml⁻¹，取10μl进样注入液相色谱仪。

精密称取氧化苦参碱对照品9.23mg，用溶剂（乙腈∶无水乙醇=80∶20）溶解至10ml容量瓶中，稀释至刻度，精密取1ml，至10ml容量瓶中稀释至刻度，即得，氧化苦参碱浓度0.0923mg·ml⁻¹，取10μl进样注入液相色谱仪。

（3）超声溶剂的选取

参照《中国药典》一部关于苦参药材项下苦参碱与氧化苦参碱的含量测定，药材选取三氯甲烷为溶剂。因为本品为泡腾栓剂，辅料占量较大，且为复方，样品中苦参碱与氧化苦参碱含量相对较低。对样品的取样量较大。样品中的辅料在不同溶剂中的溶解情况（以1g样品中比例计，溶剂量为20ml）如表3-4-3所示。

表 3 - 4 - 3　辅料在不同溶剂中的溶解情况

溶剂	三氯甲烷	氯仿加 1ml 氨水	乙醇	乙醇加 1ml 氨水
酒石酸	不溶	溶	溶	溶
NaHCO$_3$	不溶	部分未溶	不溶	部分未溶
PEG4000	溶澄清	溶澄清	溶澄清	溶澄清
泡腾栓样品	絮状不溶物	絮状不溶物	较好溶解	较好溶解

因泡腾栓样品中 PEG4000 占有量较大溶于三氯甲烷，加入氨水后酒石酸、碳酸氢钠也会略有溶解，会改变溶液体积，影响定量测定。所以应选择定容至一定的量瓶中稀释至刻度。

（4）供试品溶液的制备

参照《中国药典》一部关于苦参药材项下苦参碱与氧化苦参碱的含量测定，将制得的泡腾栓成品取 10 粒称重（平均粒重 1.316g）后切碎，取样约 0.8g，精密称重至 25ml 量瓶中，加浓氨试液 0.5ml，再加入三氯甲烷约 20ml，超声处理（时间待考察），放冷后，用三氯甲烷稀释至刻度，摇匀，滤过，精密量取续滤液 5ml，通过中性氧化铝柱（100～200 目，5g，内径 1cm），依次以三氯甲烷 20ml、三氯甲烷∶甲醇（7∶3）20ml 洗脱，收集洗脱液后回收溶剂至干，残渣加无水乙醇适量使溶解，并转移至 10ml 量瓶中，加无水乙醇稀释至刻度，摇匀，0.45μm 微孔滤膜过滤，即得。精密吸取 10μl 进样注入液相色谱仪。

（5）超声溶剂的选择

精密称取样品约 0.8g，精密称重至 25ml 量瓶中，分别加下面各溶剂，超声处理 20min，放冷后，用溶剂稀释至刻度，摇匀，滤过，精密量取续滤液 10ml，通过中性氧化铝柱（100～200 目，5g，内径 1cm），依次以三氯甲烷 20ml、三氯甲烷∶甲醇（7∶3）20ml 洗脱，收集洗脱液后回收溶剂至干，残渣加无水乙醇适量使溶解，并转移至 10ml 量瓶中，加无水乙醇稀释至刻度，摇匀，0.45μm 微孔滤膜过滤，即得。精密吸取 10μl 进样注入液相色谱仪，结果如表 3 - 4 - 4 所示。

表 3 - 4 - 4　样品选用不同的溶剂制备情况

溶剂	样品溶液
三氯甲烷加 0.5ml 氨水	样品中有絮状不溶物，过滤困难，影响刻度稀释，过滤后得到续滤液仅 10ml
无水乙醇加 1ml 水	较好
三氯甲烷加 1ml 氨水	样品中有絮状不溶物，过滤困难，影响刻度稀释，过滤后得到续滤液仅 10ml
无水乙醇加 1ml 氨水	较好

对泡腾栓的样品制备溶剂选取无水乙醇加水 1ml、无水乙醇加氨水 1ml 优于三氯甲烷加氨水 0.5ml、三氯甲烷加氨水 1ml。

通过对超声时间的考察结果得出，用溶剂为无水乙醇加水 1ml 处理样品时，超声时间对苦参碱、氧化苦参碱在样品中的溶出无显著的影响。用溶剂为无水乙醇加氨水 1ml 处理样品时，超声时间对苦参碱、氧化苦参碱在样品中的溶出也无显著的影响。

最后确定选择以无水乙醇加氨水 1ml 超声处理 10min 为泡腾栓样品的提取溶剂及超声时间。

（6）苦参碱与氧化苦参碱的 HPLC 法含量测定的方法学考察

精密称取样品约 0.8g，精密称重至 25ml 量瓶中，以无水乙醇加氨水 1ml 超声处理 10min 放冷后，用无水乙醇稀释至刻度，摇匀，滤过，精密量取续滤液 5ml，通过中性氧化铝柱（100 ~ 200 目，5g，内径 1cm），依次以三氯甲烷 20ml、三氯甲烷：甲醇（7：3）20ml 洗脱，收集洗脱液后回收溶剂至干，残渣加无水乙醇适量使溶解，并转移至 10ml 量瓶中，加无水乙醇稀释至刻度，摇匀，0.45μm 微孔滤膜过滤，即得。精密吸取 20μl 进样注入液相色谱仪。辅料的阴性样品，苦参的阴性样品均无干扰，结果如图 3 - 4 - 6 所示。

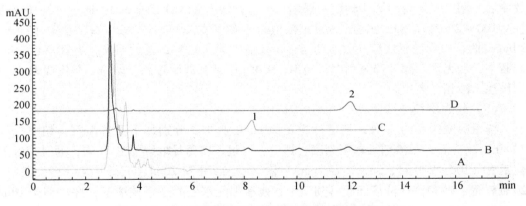

图 3 - 4 - 6　苦参碱与氧化苦参碱的含量测定 HPLC 图

注：A 为阴性及辅料，B 为样品，C 为苦参碱对照品，D 为氧化苦参碱对照品。

1）线性关系考察

a. 苦参碱的线性回归方程：$C = 1.803 \times 10^{-3} A + 0.001112$；$r = 0.99997$；线性范围：$0.0362 \sim 0.724 \mu g \cdot ml^{-1}$。

b. 氧化苦参碱的线性回归方程：$C = 1.885 \times 10^{-3} A + 0.002755$；$r = 0.99997$；线性范围：$0.0923 \mu g \sim 1.846 \mu g \cdot ml^{-1}$。

2）精密度试验

精密吸取苦参碱对照品溶液（$72.4 \mu g \cdot ml^{-1}$）1ml，与氧化苦参碱对照品溶液（$92.3 \mu g \cdot ml^{-1}$）各 1ml 混合均匀后，即得。取配制溶液，精密吸取对照品溶液 20μl，重复进样 6 次，计算结果表明：苦参碱、氧化苦参碱含量测定的精密度考察结果，仪器精密度好，符合要求。

3）重复性试验

精密称取同一工艺下同批泡腾栓样品（切成粉末）约 0.8g，平行 6 份，置 25ml 量瓶中，先加氨水 1ml，加无水乙醇适量，超声 10min 溶解，放冷后，用无水乙醇稀释至刻度，摇匀，滤过，精密量取续滤液 5ml，通过中性氧化铝柱（100～200 目，5g，内径 1cm），依次以三氯甲烷 20ml、三氯甲烷：甲醇（7:3）20ml 洗脱，收集洗脱液后回收溶剂至干，残渣加无水乙醇适量使溶解，并转移至 10ml 量瓶中，加无水乙醇稀释至刻度，摇匀，过 0.45μm 微孔滤膜，即得。精密吸取 20μl 进样注入液相色谱仪。计算结果，苦参碱、氧化苦参碱含量测定的重复性试验表明，苦参碱的重复性 RSD = 2.86%，$n = 6$；氧化苦参碱的重复性 RSD = 2.29%，$n = 6$，样品处理方法的重复性试验结果好，符合要求，试验结果可靠。

4）稳定性试验

精密吸取同一供试品溶液，分别在不同时间（0h、1h、2h、3h、4h、8h）测定，记录试验数据，结果表明，样品溶液在 8h 基本保持稳定，所以样品配制后最好在 8h 内测定结果较好。

5）加样回收率试验

溶液的配制：称取重复性试验样品（含量苦参碱 0.0476%，RSD = 0.85%；氧化苦参碱 0.190%，RSD = 1.09%，$n = 3$）6 份样品约 380mg，精密加入其样品含量 100% 的苦参碱对照品溶液（72.4μg·ml^{-1}）2.5ml、氧化苦参碱对照品溶液（92.3μg·ml^{-1}）0.8ml，平行 6 份，置 25ml 量瓶中，先加氨水 1ml，加无水乙醇适量，超声 10min 溶解，放冷后，用无水乙醇稀释至刻度，摇匀，滤过，精密量取续滤液 5ml，通过中性氧化铝柱（100～200 目，5g，内径 1cm），依次以三氯甲烷 20ml、三氯甲烷：甲醇（7:3）20ml 洗脱，收集洗脱液后回收溶剂至干，残渣加无水乙醇适量使溶解，并转移至 10ml 量瓶中，加无水乙醇稀释至刻度，摇匀，0.45μm 微孔滤膜过滤，即得。精密吸取 20μl 进样注入液相色谱仪。计算结果如表 3－4－5 和表 3－4－6 所示。

表 3－4－5 苦参碱含量测定的加样回收率考察试验数据

n	称样量/mg	样品中含量/mg	加入量/mg	测得值/mg	回收率/%	平均回收率/%
1	373.5	0.1778	0.181	0.3524	96.45	
2	391.7	0.1864	0.181	0.3735	103.35	
3	393.1	0.1871	0.181	0.3735	102.99	99.16
4	382.9	0.1823	0.181	0.3614	98.96	
5	374.6	0.1783	0.181	0.3542	97.16	
6	380.8	0.1813	0.181	0.3551	96.03	

表3-4-6　氧化苦参碱含量测定的加样回收率考察试验数据

n	称样量/mg	样品中含量/mg	加入量/mg	测得值/mg	回收率/%	平均回收率/%
1	373.5	0.7097	0.7384	1.4594	101.54	
2	391.7	0.7442	0.7384	1.4901	101.01	
3	393.1	0.7469	0.7384	1.5156	104.10	101.27
4	382.9	0.7275	0.7384	1.4655	99.94	
5	374.6	0.7117	0.7384	1.4339	97.80	
6	380.8	0.7235	0.7384	1.4859	103.24	

结果表明，苦参碱、氧化苦参碱含量测定的方法有较好的加样回收率结果，符合相关要求，所得数据准确可靠。

4.1.2　抗妇炎糜泡腾栓制剂的鉴别试验

通过文献资料及初步试验研究得出，本抗妇炎糜泡腾栓由于为栓剂，其剂型要求基质及泡腾系统均占有处方的较大比例，由于芒硝、茯苓、石榴皮及黄柏4味药材在处方中占的比例较小或有鉴别特征性的化学成分含量较低，以上均在制剂鉴别中特征性不明显。故选用黄柏药材中的小檗碱，蛇床子药材中的蛇床子素，苦参药材中的苦参碱和氧化苦参碱作为定性的鉴别特征进行其制剂的薄层（TLC）鉴别。

1. 抗妇炎糜泡腾栓制剂中苦参的鉴别

参照《中国药典》一部苦参药材项下苦参碱与氧化苦参碱的鉴别。

TLC方法：吸取上述液各10μl，分别点于同一硅胶G薄层板上，以展开剂三氯甲烷—甲醇—浓氨水（5:0.6:0.3）10℃下放置，分取下层溶液。展开，取出晾干后，喷以显色剂（碘化铋钾试液见《中国药典》附录试液项下配制），结果如图3-4-7a所示（参照《中国药典》一部关于蛇床子药材项下蛇床子素的鉴别）。

样品溶液的制备：取2~3粒制剂切碎后，置20ml水中，超声处理5min，滤过，滤渣加入20ml无水乙醇超声10min后，滤过，续滤液蒸干后，残渣用无水乙醇5ml溶解，作为供试品溶液。

蛇床子药材的样品制备：称取蛇床子药材细粉0.3g，加无水乙醇5ml，超声处理5min，放置滤过，取上清液，作为药材供试品溶液。

阴性样品的制备：称取无蛇床子的阴性提取物样品0.2g，加无水乙醇5ml，超声处理5min，放置滤过，取上清液，作为阴性供试品溶液（蛇床子素对照品浓度约1.0mg·ml^{-1}）。

TLC方法：吸取上述液各10μl，分别点于同一硅胶G薄层板上，以展开剂甲苯-乙酸乙酯-正己烷（3:3:2）展开，取出晾干，置紫外灯365nm、300nm下观察，结果如图3-4-7b所示。

2. 抗妇炎糜泡腾栓制剂中黄柏的鉴别

参照《中国药典》一部关于黄柏药材项下盐酸小檗碱的鉴别。

样品溶液的制备：取 2～3 粒制剂切碎后，用 20ml 甲醇，超声处理 10min，滤过，滤液蒸干后，残渣用甲醇 5ml 溶解，过滤后取续滤液作为供试品溶液。

黄柏药材的样品制备：称取黄柏药材细粉 0.1g，加甲醇 10ml，加热回流 30min，放置滤过，取滤液作为药材供试品溶液。

阴性样品的制备：称取无黄柏的阴性提取物样品 1.0g，加甲醇 10ml，超声处理 10min，放置滤过，蒸干滤液用三氯甲烷 10ml 溶解残渣，取上清液，作为阴性供试品溶液。盐酸小檗碱对照品浓度约 1.0mg·ml^{-1}。

TLC 方法：吸取上液各 10μl，分别点于同一硅胶 G 薄层板上，以展开剂乙酸乙酯：丙酮：甲酸：水（10:3:1:1）展开，取出晾干，置紫外灯 365 nm 下观察，结果如图 3-4-7c 所示。

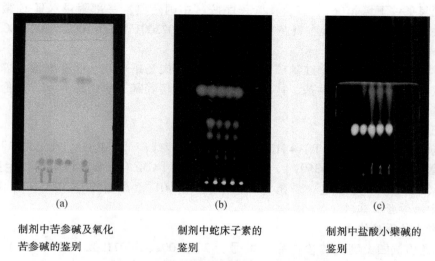

(a)	(b)	(c)
制剂中苦参碱及氧化苦参碱的鉴别	制剂中蛇床子素的鉴别	制剂中盐酸小檗碱的鉴别

图 3-4-7　抗妇炎糜泡腾栓制剂的 TLC 鉴别

4.1.3　抗妇炎糜泡腾栓制剂的重金属及砷盐的测定

抗妇炎糜泡腾栓制剂的重金属检查（方法见《中国药典》一部附录Ⅸ B 法 铅、镉、砷、汞、铜测定法），检测结果如表 3-4-7 所示。

表 3-4-7　抗妇炎糜泡腾栓制剂的重金属检查

批号	铅/ mg·kg^{-1}	镉/ mg·kg^{-1}	汞/ mg·kg^{-1}	砷/ mg·kg^{-1}	铜/ mg·kg^{-1}
20071001	1.2	0.029	0.077	0.24	3.4
20071002	2.3	0.059	0.034	0.16	2.1
20071003	1.3	0.029	0.046	0.25	5.1

经检验 3 批送检抗妇炎糜泡腾栓样品（批号为 20071001、20071002、20071003），按中国药典检验后，重金属及砷盐均符合相关要求。

4.1.4 抗妇炎糜泡腾栓制剂的微生物学试验

微生物限度检查方法见《中国药典》一部附录ⅧC微生物限度检查法。

1. 细菌、霉菌和酵母菌计数

按规定取供试品10g，加pH7.0无菌氯化钠-蛋白胨缓冲液至100ml混匀，为1∶10供试液。取供试液1ml分注5皿，每皿0.2ml，计细菌数；每皿0.5ml计霉菌和酵母菌数，按《中国药典》一部附录ⅩⅢC微生物限度检查法项下平皿法检查。

2. 控制菌检查

铜绿假单孢菌按《中国药典》一部附录ⅩⅢC微生物限度检查法项下相应检查法检查；金黄色葡萄球菌检查采用500ml营养肉汤培养基增菌，按《中国药典》一部附录ⅩⅢC微生物限度检查法项下相应检查法检查；梭菌检查采用500ml庖肉培养基增菌，在厌氧条件下培养96h，其余检验程序按《中国药典》一部附录ⅩⅢC微生物限度检查法项下相应检查法检查（待检药品批号为20071001、20071002、20071003）。

3. 培养基

营养琼脂培养基、玫瑰红钠琼脂培养基、营养肉汤培养基、胆盐乳糖培养基、溴化十六烷基三甲铵琼脂培养基、甘露醇氯化钠琼脂培养基、庖肉培养基、哥伦比亚琼脂培养基。

4. 菌种

大肠埃希菌［CMCC（B）44102］、金黄色葡萄球菌［CMCC（B）26003］、枯草芽孢杆菌［CMCC（B）63501］、铜绿假单孢菌［CMCC（B）10104］、生孢梭菌［CMCC（B）64941］、白色念珠菌［CMCC（F）98001］、黑曲霉［CMCC（F）98003］。

5. 方法学验证试验

6. 微生物限度检查

3批送检抗妇炎糜泡腾栓样品（批号为20071001、20071002、20071003）按《中国药典》检验后，微生物限度均符合相关阴道给药制剂的要求。

4.1.5 抗妇炎糜泡腾栓制剂的pH、重量差异、发泡量及水分测定

1. 抗妇炎糜泡腾栓制剂的pH测定

依据《中国药典》一部附录ⅦG法pH测定法进行。

取10粒抗妇炎糜泡腾栓分别放入具塞刻度试管中，加2ml水于37℃中放置5min以上待其发泡完全后，定容至10ml，然后按pH测定法进行测定。由于制剂的特殊要求，因正常的阴道生理环境为弱酸性的，其pH为4.0左右，该制剂规定pH值于3.0~6.0为合格。

2. 抗妇炎糜泡腾栓制剂的重量差异检查

依据《中国药典》一部附录ⅠW栓剂项下重量差异测定法进行。

取供试品10粒，精密称定总重量，求得平均粒重后，再分别精密称定各粒的重量，每粒重量与标示量粒重比较（无标示粒重的栓剂，与平均粒重比较），按规定，超出重量差异限度的不得多于1粒，并不得超出限度的1倍（1g至3g栓，限度为±7.5%）。

3. 抗妇炎糜泡腾栓制剂的最大发泡量检查

依据《中国药典》一部附录ⅠD片剂项下发泡量检查法进行。

除另有规定外，取 25ml 的具塞刻度试管（内径 1.5cm）10 支，各精密加水 2ml，置 37 ± 1℃水浴中 5min 后，各管中分别放入供试品 1 粒，密塞，20min 内观察最大发泡量的体积，平均发泡体积应不少于 6ml，且少于 4ml 的不得超过 2 粒。

4. 抗妇炎糜泡腾栓制剂的水分检查

依据《中国药典》一部附录Ⅸ H水分测定第一法（烘干法）进行。

取供试品抗妇炎糜泡腾栓 2 ~ 3 粒，至恒重的称量瓶中，精密称定后，打开瓶盖，减压干燥（60℃）24h 后，将瓶盖盖好，移置于干燥器中，冷却 30min，精密称定，再在上述温度干燥 5h，冷却称重，至连续两次称重的差异不超过 5mg 为止。根据减失的重量，计算供试品中含水量（由于制剂的特殊要求，规定本制剂的含水量，此法测定应小于 3.0%）。结果如表 3 - 4 - 8 所示。

表 3 - 4 - 8　抗妇炎糜泡腾栓制剂的相关测定结果

批号	pH 值	重量差异	最大发泡量	水分
20071001	合格	合格	合格	合格
20071002	合格	合格	合格	合格
20071003	合格	合格	合格	合格

3 批送检抗妇炎糜泡腾栓样品（批号为 20071001、20071002、20071003），按《中国药典》相关方法检验后，均符合相关要求。

4.2　抗妇炎糜泡腾栓质量标准研究项目

4.2.1　辅料的来源及质量标准

聚乙二醇 4000：药用规格，符合《中国药典》二部聚乙二醇 4000 项下相关规定。

酒石酸：药用规格，符合《中国药典》二部酒石酸项下相关规定。

碳酸氢钠：药用规格，符合《中国药典》二部碳酸氢钠项下相关规定。

4.2.2　抗妇炎糜泡腾栓质量标准草案

【名称】：抗妇炎糜泡腾栓
　　　　　抗妇炎糜 Effervescent Suppository

【处方】：苦参，蛇床子，黄柏，茯苓，芒硝，石榴皮

【制法】：略　　　　　【性状】：硬度较好、淡棕色、光滑鸭嘴型栓

【鉴别】：略　　　　　【检查】：略

【含量测定】：略　苦参碱、氧化苦参碱的测定；小檗碱、蛇床子素的测定

【功能主治】：略　　　【用法用量】：一次一粒，睡前置入病灶处

【规格】：略　　　　　【贮藏】：置阴凉干燥处保存

第 5 节　小结

通过对制剂的制备工艺研究及中试生产，得到了一条简易、方便可行的抗妇炎糜

泡腾栓的制备工艺。由于该复方为临床用洗液，对于提取后提取物在制剂中使用量的确定，该研究在采用了体外微生物学试验（对几种临床常用的病原体进行最低抑菌浓度及最低杀菌浓度试验）后，确定了制剂提取物的投入量，能使制剂的投药量较为合理，也利于下一步的研究及考察。

在对制剂质量标准的研究中，由于中药复方是一个大的系统，中药材来源的复杂性也决定了其质量来源的复杂性，为了更为有效地监控和保证制剂的质量，选用了多个化学指标来控制制剂的质量。妇科用药由于特殊的生理条件，对制剂的 pH 值进行了合理的调整和规定，使制剂的质量合理化。

由于提取及制备工艺中试生产的实现，得出了实验室的试验方案是较为合理和有效的，在对该复方的研究中，以上研究是能做到对其合理、有效地进行开发的，并且保证了得到的制剂的质量。

参考文献

[1] 任晋生，罗兴洪．浅谈中药的开发研究［J］．山西中医学院学报，2006，7（2）．

[2] 周海钧．我国现代中药研发的思考［J］．中国药学杂志，2007，42（6）：401.

[3] 许济群．方剂学［M］．上海：上海科技出版社，1993.

[4] 李伟东，蔡宝昌．中药复方研究思路的探讨［J］．中药新药与临床药理，2004，15（3）：216.

[5] 陈建南，赖小平，周华．试从非线性视角看中医方剂实质［J］．世界科学技术——中医药现代化，2001，3（3）：35.

[6] 潘娅，邱德文．论桂枝汤的双向调节作用［J］．中国中医基础医学杂志，2001，7（4）：21.

[7] 潘庆华．中药药理的系统观刍议［J］．山东中医杂志，1989，8（1）：33.

[8] 梁青云，董元玉．浅谈中药复方研究的思路和方法［J］．湖南中医药导报，2004，10（10）：40.

[9] 肖崇厚等．中药化学［M］．1版．上海：上海科学技术出版社，1983：440.

[10] 程永现，赵淑教．中药复方研究中的几个关键性问题中医现代化思路探索［J］．中国医药学报，2001，16（1）：63.

[11] 姚新生，胡柯．中药复方的现代化研究［J］．化学进展，1999，11（2）：192.

[12] 陈耀祖．开展中药复方研究的几点思考［J］．科学，2001，49（2）：11.

[13] 香港科技大学生物技术研究所．中药研究与开发综述［M］．北京：科学出版社，2000：105.

[14] 黄成钢．中药研究的必然趋势——中药复方系统研究［J］．中国药学杂志，2000，35（7）：433.

[15] 萧伟．六味地黄软胶囊治疗更年期综合症的谱效关系研究［D］．南京：南京中医药大学，2003.

第4章　黄芪中异黄酮的化学分离研究

本章研究中采用的分析方法主要有各种色谱分离技术包括高效液相色谱 – 紫外分光联用法（HPLC – UV）、核磁共振技术（NMR）等检测方法。

第1节　异黄酮的相关研究进展

众所周知，日本人是世界上寿命最长的人群之一。他们的健康和长寿与饮食习惯密切相关，除饮食中富含鱼类以外，另一个有关食物就是大豆制品，最有代表性的食品就是纳豆（发酵后的豆制品）。

大豆异黄酮（soybean isoflavone）是存在于大豆中的一类异黄酮类化合物，分为游离型苷元和结合型糖苷两类。游离型大豆异黄酮或其代谢产物与人体内分泌的雌激素有相似的结构，并被证实有弱的雌激素样作用，故又被称为"植物雌激素"。同时，因其结构中含有多个羟基而具有抗氧化作用。研究发现，日本女性摄入钙量不及美国女性的一半，但骨质疏松性骨折发生率却远远低于美国，学者们把这一现象归结为日本女性常吃大豆或大豆制品的结果。

黄芪为常用中药之一，药用历史悠久，临床应用十分广泛，具有补气固表、利尿排毒、排脓、敛疮生肌的作用。《中国药典》（2010 版）一部规定黄芪来源于豆科植物蒙古黄芪 [*Astragalus membranaceus*（Fisch.）Bge. var. *mongholicus*（Bge.）Hsiao] 或膜荚黄芪 [*A. membranaceus*（Fisch.）Bge.] 的干燥根。黄芪的化学成分种类繁多，主要有异黄酮类、皂苷类和多糖类，以及多种氨基酸和微量元素等。已有研究表明，异黄酮成分多被认为是"植物雌激素"，药理学研究表明异黄酮具有抗病毒、降血脂、抗氧化、植物拒食作用和抗肿瘤等作用。

1.1　异黄酮类成分的分布、结构、合成

1.1.1　异黄酮类成分的分布

自然界中的异黄酮主要分布在被子植物的豆科、苋科、桑科、蔷薇科、鸢尾科等植物中，其他植物中仅有少量分布，其中大部分分布于豆科植物的蝶形花亚科植物中，如大豆、三叶草、苜蓿等，也见于某些藓类中。从植物中分离得到的异黄酮类化合物数量较多，但是含量一般较低，且异黄酮在植物中主要以糖苷的形式存在。

1.1.2 异黄酮的结构

异黄酮类成分是黄酮大家族中一个十分瞩目的亚类。截至 1995 年，已发现异黄酮苷及苷元 1000 余种。其结构类型主要包括异黄酮（isoflavone，Ⅰ）、醌式异黄酮（isoflavonequinone，Ⅱ）、异黄烷酮（isoflavanone，Ⅲ）、鱼藤酮（rotenoids，Ⅳ）、紫檀烷（pterocarpan，Ⅴ）、异黄烷（isoflavan，Ⅵ）、醌式异黄烷（isoflavanquinone，Ⅶ）、异黄烷醇（isoflavanol，Ⅷ）、3 - 芳基香豆素（3 - arylcoumarin，Ⅸ）、香豆烷（coumestan，Ⅹ）、异黄 - 3 - 烯（isoflav - 3 - ene，Ⅺ）、coumaronochromone（Ⅻ）、2 - 芳基苯并呋喃（2 - arylbenzofuran，ⅩⅢ）及低聚物（ⅩⅣ）等，如图 4 - 1 - 1 所示。

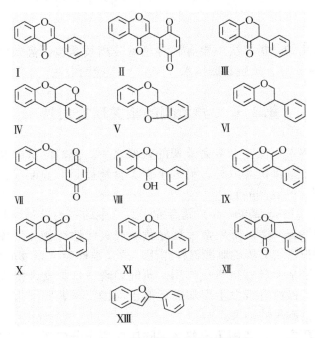

图 4 - 1 - 1　异黄酮的相关化学结构

1.1.3 异黄酮类成分的合成

异黄酮类成分主要通过提取法和合成方法获得，经典的合成路线是从苯乙酮类物质开始，经过苯乙酸类物质和脱氧安息香，经增碳反应、关环反应得到，如图 4 - 1 - 2 所示。

关于异黄酮合成方法的研究，还有很多其他合成工艺研究，这些合成工艺的研究为异黄酮类成分的获得给出了可行的途径。

1.2　异黄酮类成分的分离方法及异黄酮类化合物

1.2.1 异黄酮化合物的提取分离方法

植物中的化学成分多样，性质差异也较大，其提取、纯化难度较大。由于异黄酮类化合物与人们生活密切相关，针对从植物中分离得到大量异黄酮成分，人们进行了大量的研究，总结了丰富的经验。

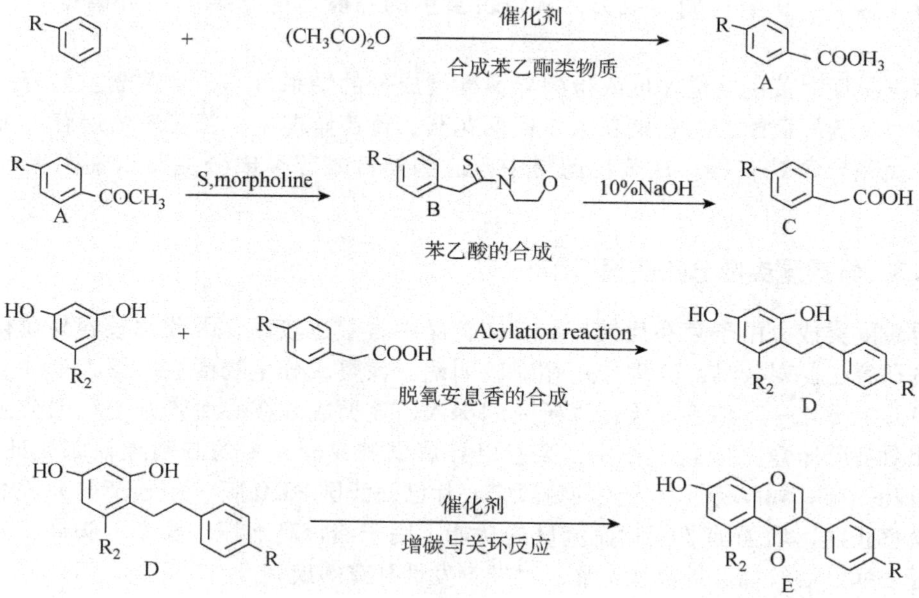

图 4-1-2　异黄酮的经典合成路线

常用的异黄酮类化合物的分离方法有：溶剂浸提法、酸碱沉淀提取法、金属络合物沉淀法、酸度梯度萃取法和柱色谱法（根据不同的柱色谱填料的选择性不同，进行分离）。此外还有高速逆流色谱法、超声提取法等。

1.2.2　异黄酮类成分的分析方法

异黄酮类成分在结构上具有一些特定的性质，例如具有紫外吸收，因酚羟基的存在而具有一定的酸性，分子呈平面结构而对色谱填料如聚酰胺填料具有选择性，其质谱裂解规律呈现特征性的质谱裂解碎片，其 NMR 具有特定的化学位移特征等。因此，可以运用这些特征进行检识、检测。

对植物中异黄酮类成分的主要定量分析方法有总黄酮的紫外分光光度法、HPLC - DAD - UV、质谱相关分析方法；以及不同的色谱方法，其利用聚酰胺色谱填料对异黄酮类化合物有特殊的选择性，也常用于其分离检测；其他的分析方法还有 NMR 分析法和 LC - MS 联用方法。

1.2.3　黄芪中的异黄酮类化合物

黄芪中主要含有黄酮（以为异黄酮为主）、皂苷和多糖。黄芪的多糖成分被简称为黄芪多糖（astragalus polysaccharides，APS），主要为葡聚糖和杂多糖。

皂苷类也是黄芪中重要的有效成分之一。目前从黄芪中已分离出 40 多种皂苷，主要有黄芪皂苷 Ⅰ 、Ⅱ 、Ⅲ 、Ⅳ 、Ⅴ 、Ⅵ 、Ⅶ ，异黄芪皂苷 Ⅰ 、Ⅱ 、Ⅳ 及大豆皂苷 Ⅰ 等。除大豆皂苷 Ⅰ 、黄芪皂苷Ⅷ外，其余均以 9 - 19 - 环羊毛脂烷型的四环三萜为苷元，其被总称为黄芪皂苷或黄芪总皂苷。

近年来，黄芪中的黄酮类成分越来越受到人们的重视，对黄芪化学成分的研究越来越多，已报道从黄芪中分离得到的黄酮类化合物有 40 多种。例如马晓丰等从蒙古黄芪中分离鉴定了 9 个黄酮类成分，从蒙古黄芪的乙酸乙酯萃取物中分离得到 5 个化合物。

根据早期对黄芪质量评价或检测异黄酮类成分的结果可知，异黄酮主要有：毛蕊异黄酮、毛蕊异黄酮苷、芒柄花素、芒柄花苷、黄芪紫檀烷、黄芪紫檀烷苷、黄芪异黄烷、黄芪异黄烷苷等。在黄芪药材中，这些异黄酮苷类成分主要以葡萄糖苷形式存在。

1.3 异黄酮类成分的药理作用

异黄酮类成分由于存在比较广泛，在食品中含量也较高，因此比较容易获得，对它们的研究也相对较早，药理作用相对较明确。该类成分生物活性广泛，是许多中草药的有效成分之一。随着现代药理研究的深入，该类成分在心血管系统和内分泌系统表现出具有临床意义的药理作用，某些以异黄酮类成分为主的制剂经临床验证有效，已有成药上市。如以葛根素为主的愈风宁心片已被我国 2010 版《中国药典》收载，它具有解痉止痛，增强脑及冠脉血流量的功能，用于治疗高血压、头晕、头痛、颈项疼痛、冠心病、心绞痛、神经性头痛、早期突发性耳聋等疾病。

对异黄酮类成分药理作用的研究始于 1953 年，Cheng 等发现金雀异黄素（steingeni）有增加子宫重量的作用。近年，又发现这类成分具有抗癌活性。受这些发现的启示，异黄酮类成分不断得到临床应用，并且已取得可观成效。实验证实怀槐异黄酮对小鼠雌激素诱导的肝损伤有显著的保护作用，可以有效降低肝损伤引起的血清 ALT 及 AST 活性升高，改善和逆转肝脏的病理损伤，其可能是通过异黄酮类成分的抗雌激素作用。孙健等总结红车轴草一般都以其总异黄酮成分作为有效部位，几乎所有药理作用都与异黄酮的植物雌激素样作用密切相关。这些植物雌激素具有与雌激素相似的结构，可通过多个酚羟基结构与雌激素受体（ER）中的氨基酸结合而发挥作用。张永忠等通过实验发现，染料木黄酮的抗氧化能力最高，而芒柄花素的抗氧化活性最低。这可能与它们含有的羟基数量及化学结构中羟基位置不同相关。在天然异黄酮结构中，酚羟基数目越多，抗氧化能力越强。染料木黄酮的活性之所以最高，可能与其有 3 个酚羟基有关。

染料木黄酮对来自人胃癌的 7 个细胞株和食管癌的一个细胞株均有一定的抑制作用；而黄豆苷元只能抑制两种胃癌细胞株，这说明 C-5 位的 -OH 对抗肿瘤发挥着重要的作用。

黄芪黄酮具有扩张冠状动脉、增强冠状动脉血流量和心肌缺氧保护作用等生理活性。蒙古黄芪总黄酮对心肌缺血再灌注损伤具有明显的保护作用。动物实验结果表明，蒙古黄芪煎剂具有延缓衰老作用。蒙古黄芪总黄酮不仅对 γ 射线所致的细胞 DNA 链断裂具有显著防护作用，还对失血性休克再灌注所致的肝损伤有防护作用。

近年的研究表明，黄芪中黄酮类成分是黄芪重要的活性成分，采用现代分离分析技术对黄芪黄酮进行进一步分离精制，并对所含有效成分加以鉴定，将有助于阐明黄芪黄酮的作用机制，为黄芪黄酮类成分的深入研究和开发奠定良好的基础。

第 2 节　黄芪中异黄酮类成分的化学分离

著者对蒙古黄芪进行化学提取分离，得到黄芪中主要的异黄酮类成分（芒柄花素、芒柄花苷、毛蕊异黄酮、毛蕊异黄酮苷、黄芪异黄烷、黄芪异黄烷苷、黄芪紫檀烷和黄芪紫檀烷苷），为下一步黄芪中异黄酮类成分的代谢研究提供了对照品。

2.1　黄芪中总黄酮提取工艺的初步研究

取黄芪 1kg，粉碎成粗粉后，分别以 7 倍、5 倍量 80% 的乙醇回流提取两次（第一次提取前浸泡 6h），每次提取 1.5h，第三次加入 5 倍量 70% 乙醇，回流提取 1h，合并 3 次滤液，在 50～55℃ 下减压浓缩得 A 溶液（900ml）。

将 A 溶液上样于处理好的 D–101 大孔树脂柱，过夜后，用 4 倍柱体积水洗脱，收集得 Ⅰ 洗脱液；继续用 4 倍柱体积量的 20% 乙醇洗脱，收集得 Ⅱ 洗脱液；用 4 倍柱体积量的 50% 乙醇洗脱，收集得 Ⅲ 洗脱液；用 4 倍柱体积量的 75% 乙醇洗脱，收集得 Ⅳ 洗脱液；用 4 倍柱体积量的 95% 乙醇洗脱，收集得 Ⅴ 洗脱液。分别将以上 5 部分洗脱液在 50～55℃ 减压浓缩至干。

Ⅰ组分（水洗）重量为 339.9g；Ⅱ组分（20% 乙醇）重量为 2g；Ⅲ组分（50% 乙醇）重量为 8.7g；Ⅳ组分（75% 乙醇）重量为 3.8g；Ⅴ组分（95% 乙醇）重量为 3.0g。

利用 HPLC 分析以上收集得到的样品，经检测异黄酮主要存在于乙醇洗脱组分（Ⅱ、Ⅲ、Ⅳ），说明异黄酮类成分被保留在 D–101 大孔吸附树脂柱上，水洗可以除去其他糖类或蛋白等成分，易于下一步的分离与制备。

2.2　蒙古黄芪中异黄酮的提取分离研究

2.2.1　实验方法

药材的处理及提取：黄芪药材（98kg），切成 2～5mm 厚度的饮片。70% 乙醇进行提取，提取 3 次，加入 6 倍、6 倍、4 倍量溶剂，提取时间分别为 1.5h、1h、1h，合并 3 次提取滤液，减压浓缩至 82kg。

HPD–100 大孔吸附树脂（75kg）处理：黄芪回流提取浓缩液（82kg）分两次，经大孔吸附树脂吸附 3h 后，分别用 8 倍量（300 L）水冲洗得水洗部分；分别用 8 倍量（300 L）95% 乙醇冲洗得乙醇洗脱部分。收集乙醇洗脱部分减压浓缩至 45 L，然后再减压浓缩至 10 L。

95% 乙醇洗脱液浓缩后进行乙酸乙酯（HA）和正丁醇萃取（HN）：乙酸乙酯（1∶1）萃取 4 次，减压浓缩后得乙酸乙酯萃取部分（HA），再继续用水饱和的正丁醇（1∶1）萃取 4 次，减压浓缩后得正丁醇萃取部分（HN）。

乙酸乙酯部分（HA）的化学分离：乙酸乙酯萃取部分浓缩液（HA）用 350g 硅胶拌样后，称得重量为 750.5g，计算得乙酸乙酯萃取部分固形物重量为 400.5g。硅胶柱 2.3kg，洗脱液体系为环己烷∶丙酮（1∶4），收集洗脱液组分，根据 TLC 和 HPLC 分析结果，共合并为 13 个组分。

正丁醇部分（HN）的化学分离：取正丁醇萃取部分（干重 500g）硅胶拌样后在60℃水浴上加热过夜挥干，经 50 目筛后再上硅胶柱（5.4kg），洗脱液体系为氯仿：甲醇，根据 TLC 检测结果，共合并为 12 个组分。

2.2.2　分离的化学成分分析

对黄芪的 70% 乙醇提取物经 HPD - 100 大孔树脂柱处理的乙醇洗脱组分进行分离研究。共分离鉴定了 20 个化合物，其中，异黄酮类成分 15 个，黄酮类成分 1 个，皂苷类成分 1 个，其他类化合物 3 个。其中，化合物 6″ - O - 乙酰化芒柄花苷（6″ - O - acetyl - ononin）、6″ - O - 乙酰化黄芪异黄烷苷（6″ - O - acetyl - astraisoflavan - 7 - O - β - D - glucopyranoside）、6″ - O - 乙酰化黄芪紫檀烷苷（6″ - O - acetyl - astrapterocarpan - 7 - O - β - D - glucopyranoside）为首次从蒙古黄芪中分离得到的化合物。

（1）异黄酮类化合物：芒柄花素（formononetin）、芒柄花苷（ononin）、毛蕊异黄酮（calycosin）、毛蕊异黄酮苷（calycosin - 7 - O - β - D - glucopyranoside）、黄芪异黄烷（astraisoflavan）、黄芪异黄烷苷（astraisoflavan - 7 - O - β - D - glucopyranoside）、黄芪紫檀烷（astrapterocarpan）、黄芪紫檀烷苷（astraisoflavan - 7 - O - β - D - glucopyranoside）、6″ - O - 乙酰化芒柄花苷（6″ - O - acetyl - ononin）、6″ - O - 乙酰化黄芪异黄烷苷（6″ - O - acetyl - astraisoflavan - 7 - O - β - D - glucopyranoside）、6″ - O - 乙酰化黄芪紫檀烷苷（6″ - O - acetyl - astrapterocarpan - 7 - O - β - D - glucopyranoside）、5，7 - 二羟基 - 4′ - 甲氧基 - 7 - O - β - D - 葡萄糖苷（sissotrin）、红车轴草素（pratensein）、5，7，4′ - 三羟基 - 3′ - 甲氧基异黄酮、5，7 - 二羟基 - 3′，4′ - 二甲氧基异黄酮。

（2）其他黄酮类化合物：异甘草素（isoliquiritigenin）。

（3）皂苷类化合物：黄芪甲苷（astragaloside Ⅳ）。

（4）其他类化合物：除以上化合物外，还从黄芪中分离得到了其他类化合物，其中甾类化合物为 β - 谷甾醇（β - sitosterol）、胡萝卜苷（β - duacosterol）；糖类为蔗糖。

从黄芪中分离得到的异黄酮类化合物的结构如图 4 - 2 - 1 所示。

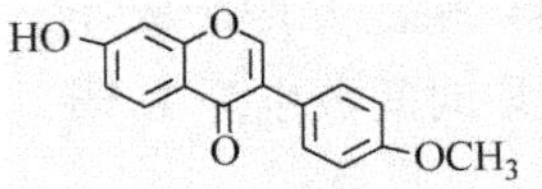

芒柄花素(formononetin) 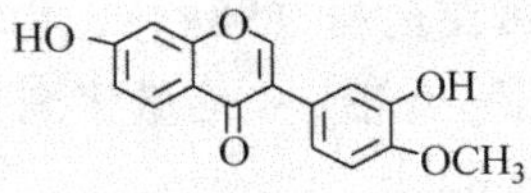　　　毛蕊异黄酮(calycosin)

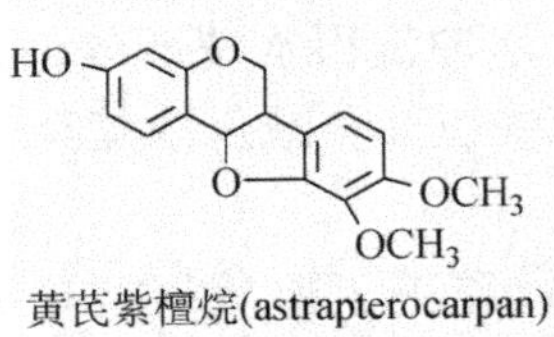

黄芪紫檀烷(astrapterocarpan) 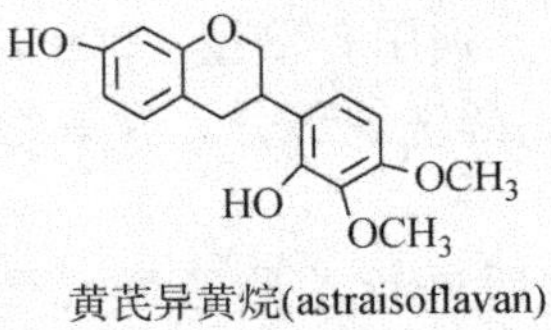　　　黄芪异黄烷(astraisoflavan)

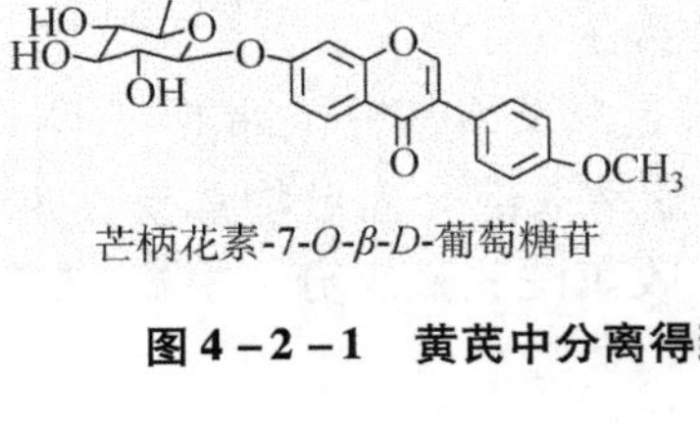

芒柄花素-7-O-β-D-葡萄糖苷 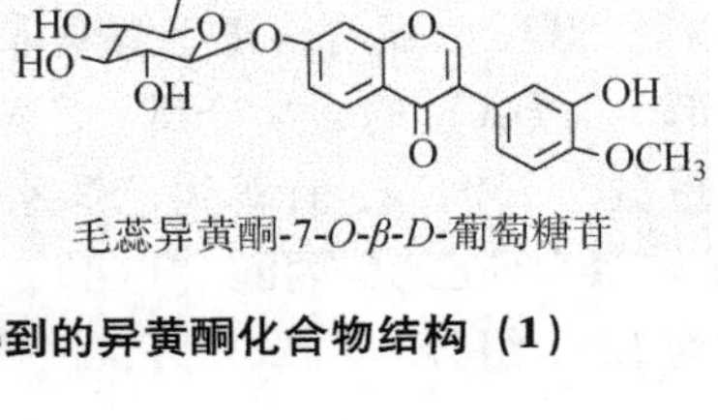　　　毛蕊异黄酮-7-O-β-D-葡萄糖苷

图 4 - 2 - 1　黄芪中分离得到的异黄酮化合物结构（1）

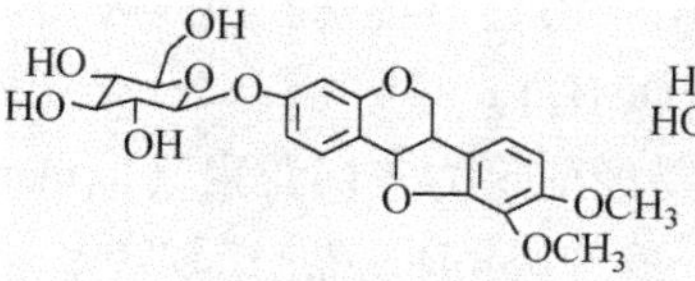

黄芪紫檀烷-7-*O*-*β*-*D*-葡萄糖苷 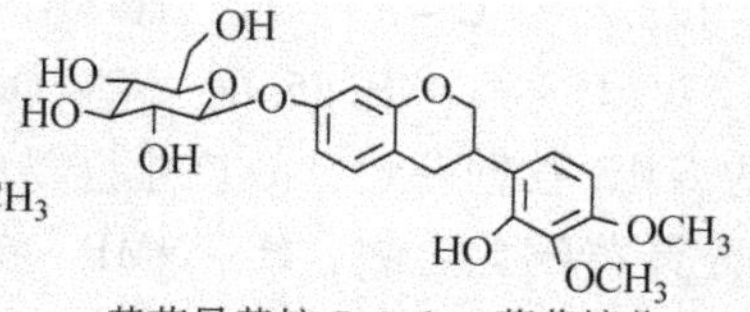　　　　黄芪异黄烷-7-*O*-*β*-*D*-葡萄糖苷

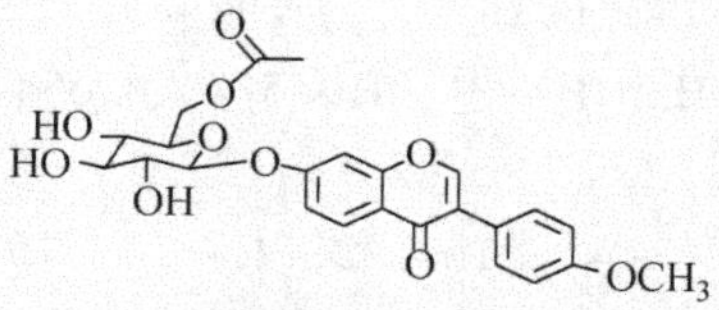

芒柄花素-7-*O*-*β*-*D*-乙酰葡萄糖苷

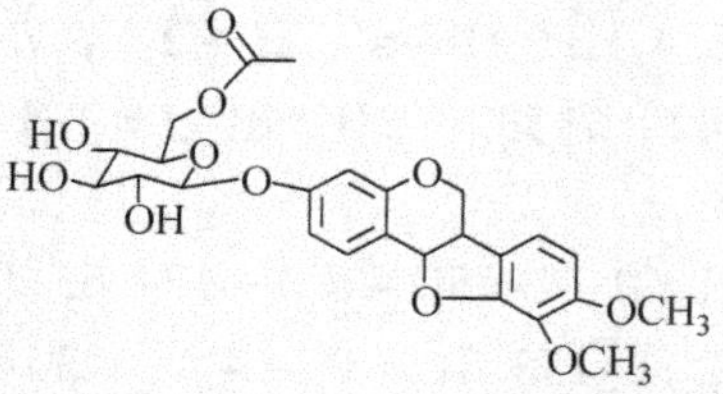

黄芪紫檀烷-7-*O*-*β*-*D*-乙酰葡萄糖苷

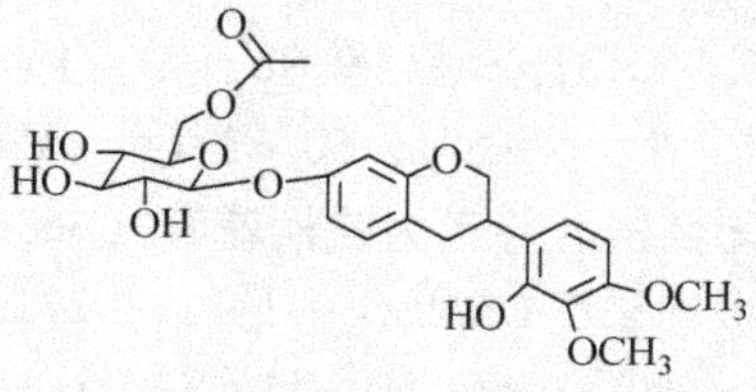

黄芪异黄烷-7-*O*-*β*-*D*-乙酰葡萄糖苷 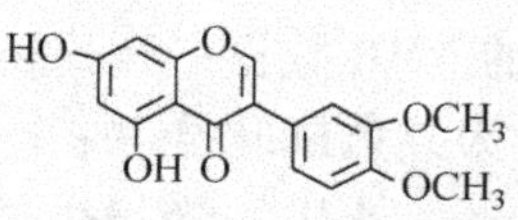　　　　5,7,4'-三羟基-3'-甲氧基异黄酮

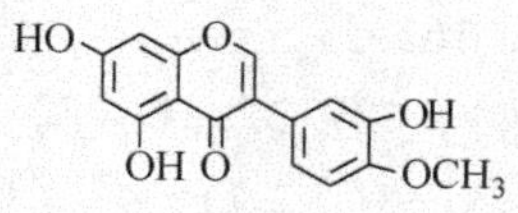

红车轴草素 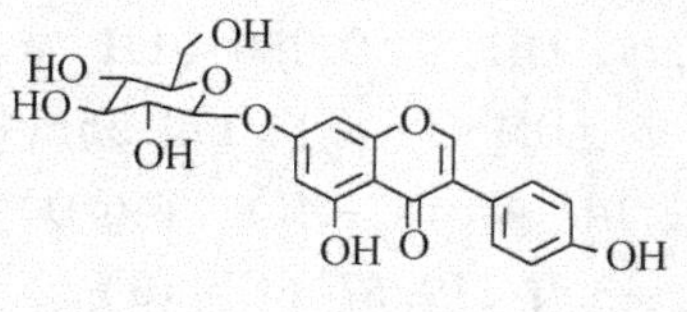　　　　　　　　　　染料木苷

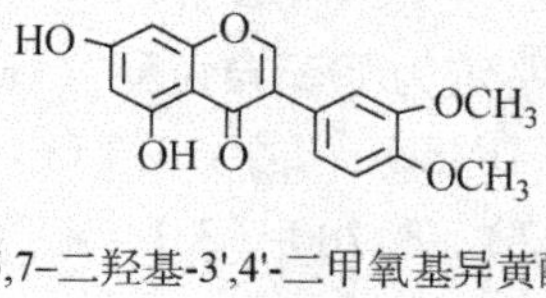

5,7-二羟基-3',4'-二甲氧基异黄酮

图 4 - 2 - 1　黄芪中分离得到的异黄酮化合物结构（2）

2.3　化合物结构鉴定

2.3.1　异黄酮类化合物

通过分析所有分离纯化的化合物 NMR 数据，以下化合物结构得到确证。

【化合物1】为异黄酮类：^{1}H - NMR，δ（DMSO - d_6）：8.316（1H，s，H - 2），3.770（3H，s，OCH$_3$），10.781（1H，C$_7$ - OH），7.948（1H，d，J = 8.8 Hz，H - 5），7.482（2H，d，J = 8.4 Hz，H - 2'，H - 6'），6.913（1H，dd，J = 2.0，8.8 Hz，H - 6），6.960（2H，d，J = 7.2 Hz，H - 3'，H - 5'）和 6.852（1H，d，J = 2.0 Hz，H - 8）。

^{13}C - NMR，δ（DMSO - d_6）：175.05（C - 4），163.01（C - 7），159.43（C - 9），157.90（C - 2），153.53（C - 4'），130.50（C - 2'，C - 6'），127.73（C - 5），

124.71（C-1'），123.63（C-3），117.10（C-10），115.62（C-6），114.06（C-3'，C-5'），102.57（C-8），和55.60（C-OCH$_3$）。

与芒柄花素的 NMR 数据一致，故该化合物经鉴定为芒柄花素（formononetin）。

【化合物 2】为异黄酮化合物：^{1}H-NMR，δ（DMSO-d_6）：3.169～3.740（6H），4.633～5.482（5H，OH），8.452（1H，s，H-2），3.796（3H，s，OCH$_3$），6.999（2H，d，$J=8.4$ Hz，H-6'，H-2'），7.148（1H，d，$J=8.4$ Hz，H-6），7.252（1H，s，H-8），7.532（2H，d，$J=2.8$ Hz，H-3'，H-5'），8.054（1H，d，$J=8.4$ Hz，H-5）。

^{13}C-NMR，δ（DMSO-d_6）：174.63（C-4），161.42（C-7），159.01（C-9），157.02（C-2），153.61（C-4'），130.05（C-2'，C-6'），126.93（C-5），123.98（C-1'），123.35（C-3），118.43（C-10），115.60（C-6），113.61（C-3'，C-5'），103.39（C-8），55.13（C-OCH$_3$）和99.98（C-1''），73.10（C-2''），76.45（C-3''），69.61（C-4''），77.19（C-5''），60.63（C-6''）。

与芒柄花苷的 NMR 数据一致，故该化合物经鉴定为芒柄花苷（ononin）。

【化合物 3】为异黄酮化合物：^{1}H-NMR，δ（DMSO-d_6）：8.272（1H，s，H-2），3.780（3H，s，OCH$_3$），6.845（1H，d，$J=2.4$ Hz，H-8），6.909（3H，br.s，H-5'，H-6'，H-5），7.037（1H，s，H-2'），7.944（1H，d，$J=8.8$ Hz，H-6），8.986（1H，s，OH），10.780（1H，s，OH）。

^{13}C-NMR，δ（DMSO-d_6）：174.55（C-4），162.51（C-7），157.35（C-9），153.03（C-2），147.47（C-4'），146.00（C-3'），127.27（C-5），124.67（C-1'），123.33（C-3），119.67（C-10），116.61（C-6'），116.41（C-2'），115.12（C-6），111.95（C-5'），102.07（C-8）和55.16（C-OCH$_3$）。

与毛蕊异黄酮 NMR 数据一致，故该化合物经鉴定为毛蕊异黄酮（calycosin）。

【化合物 4】为异黄酮化合物：^{1}H-NMR，δ（DMSO-d_6）：3.153～3.729（6H），4.576～5.420（5H，OH），8.272（1H，s，H-2），3.780（3H，s，OCH$_3$），7.944（1H，d，$J=8.8$ Hz，H-5），7.037（1H，bs，H-2'），6.938（2H，bs，H-5'，H-6'），6.909（1H，d，$J=2.4$，Hz，H-6），6.845（1H，d，$J=2.4$ Hz，H-8），10.780（1H，s，OH），8.986（1H，s，OH）。

^{13}C-NMR，δ（DMSO-d_6）：174.59（C-4），161.39（C-7），156.95（C-9），153.53（C-2），147.55（C-4'），146.03（C-3'），126.93（C-5），124.43（C-1'），123.54（C-3），119.69（C-1'），118.46（C-10），116.37（C-6'），115.57（C-6），111.94（C-5'），102.07（C-8），55.13（C-OCH$_3$）和99.98（C-1''），73.11（C-2''），76.46（C-3''），69.61（C-4''），77.19（C-5''），60.62（C-6''）。

与毛蕊异黄酮苷的 NMR 数据一致，故该化合物经鉴定为毛蕊异黄酮苷（calycosin-7-O-β-D-glucopyranoside）。

【化合物 5】^{1}H-NMR，δ（DMSO-d_6）：3.590（2H，d，$J=5.2$ Hz，H-6），3.695（3H，s，10-OCH$_3$），3.719（3H，s，9-OCH$_3$），4.209（1H，d，$J=6.0$ Hz，H-6a），5.539（1H，s，H-11a），6.248（1H，s，H-8），6.458（2H，dd，$J=$

8.0, 8.4 Hz, H−4, H−2), 6.956 (1H, d, $J=8.0$ Hz, H−7), 7.275 (1H, d, $J=8.4$ Hz, H−1), 9.620 (1H, s, OH)。

^{13}C−NMR, δ (DMSO−d_6)：159.24 (C−3), 156.75 (C−4), 153.14 (C−9), 151.52 (C−10), 133.84 (C−10), 132.58 (C−1), 122.26 (C−7), 119.14 (C−7), 111.58 (C−1), 110.16 (C−2), 105.50 (C−8), 103.24 (C−4), 79.00 (C−11), 66.12 (C−6), 40.0 (C−6), 60.30 (C9−OCH$_3$) 和 56.55 (C10−OCH$_3$)。

与黄芪紫檀烷的 NMR 数据一致，故该化合物经鉴定为黄芪紫檀烷 (astrapterocarpan)。

【化合物 6】^{1}H−NMR, δ (DMSO−d_6)：3.730 (3H, s, 10−OCH$_3$), 3.742 (3H, s, 9−OCH$_3$), 6.538 (1H, H−8), 6.554 (1H, H−4), 6.718 (1H, d, $J=2.4$ Hz, H−2), 7.008 (1H, d, $J=8.5$ Hz, H−7), 7.424 (1H, d, $J=8.5$ Hz, H−1)。

^{13}C−NMR, δ (DMSO−d_6)：159.003 (C−3), 156.635 (C−4), 153.177 (C−9), 151.460 (C−10), 133.849 (C−10), 132.462 (C−1), 122.059 (C−7), 119.203 (C−7), 114.516 (C−1), 110.941 (C−2), 105.602 (C−8), 104.476 (C−4), 78.672 (C−11), 66.218 (C−6), 40.0 (C−6), 60.348 (C9−OCH$_3$), 56.566 (C10−OCH$_3$) 和 100.776 (C−1″), 73.642 (C−2″), 76.996 (C−3″), 70.142 (C−4″), 77.527 (C−5″), 61.132 (C−6″)。

与黄芪紫檀烷苷的 NMR 数据一致，故该化合物经鉴定为黄芪紫檀烷苷 (astrapterocarpan−7−O−β−D−glucopyranoside)。

【化合物 7】^{1}H−NMR, δ (DMSO−d_6)：2.694 (1H, H−4a), 2.826 (1H, H−4b), 3.668 (3H, s, 10−OCH$_3$), 3.731 (3H, s, 9−OCH$_3$), 3.876 (1H, t, H−2a), 4.126 (1H, d, $J=9.6$ Hz, H−2b), 6.169 (1H, H−6), 6.257 (1H, d, $J=1.6$ Hz, H−8), 6.433 (1H, d, $J=8.4$ Hz, H−5′), 6.748 (1H, d, $J=8.4$ Hz, H−6′), 6.840 (1H, d, $J=8.0$ Hz, H−5), 8.927 (1H, OH), 9.142 (1H, OH)。

^{13}C−NMR, δ (DMSO−d_6)：156.91 (C−7), 155.01 (C−8), 152.04 (C−4′), 148.56 (C−2′), 136.57 (C−3′), 130.50 (C−5), 121.86 (C−5′), 121.48 (C−1′), 113.12 (C−4), 108.41 (C−6), 103.63 (C−8), 102.97 (C−6′), 69.58 (C−2), 60.66 (C4′−OCH$_3$), 56.05 (C3′−OCH$_3$), 31.92 (C−3) 和 30.19 (C−4)。

与黄芪异黄烷的 NMR 数据一致，故该化合物经鉴定为黄芪异黄烷 (astraisoflavan)。

【化合物 8】^{1}H−NMR, δ (DMSO−d_6)：2.822 (1H, H−4a), 2.910 (1H, H−4b), 3.690 (3H, s, 10−OCH$_3$), 3.741 (3H, s, 9−OCH$_3$), 3.970 (1H, t, H−2a), 4.189 (1H, d, H−2b), 4.566−5.287 (5H, OH), 6.464 (2H, H−6, H−8), 6.477 (1H, dd, $J=2.0, 8.5$ Hz, H−5′), 6.780 (1H, d, $J=8.5$ Hz, H−6′), 7.000 (1H, d, $J=8.5$ Hz, H−5)。

^{13}C−NMR, δ (DMSO−d_6)：157.211 (C−7), 154.948 (C−8), 152.121 (C−4′), 148.591 (C−2′), 136.626 (C−3′), 130.495 (C−5), 121.913 (C−6′),

121. 315（C - 1'），116. 247（C - 4），109. 265（C - 6），104. 351（C - 8），103. 698（C - 5'），70. 233（C - 2），60. 699（C4' - OCH$_3$），56. 090（C3' - OCH$_3$），31. 801（C - 3），30. 181（C4）和101. 189（C - 1''），73. 710（C - 2''），77. 070（C - 3''），69. 685（C - 4''），77. 492（C - 5''），61. 204（C - 6''）。

与黄芪异黄烷苷的 NMR 数据一致，故该化合物经鉴定为黄芪异黄烷苷（astraisoflavan-7-O-β-D-glucopyranoside）。

【化合物9】^{1}H - NMR，δ（DMSO - d$_6$）：2. 020（3H，s，CH$_3$），3. 785（3H，s，OCH$_3$），4. 052 - 4. 307（2H），5. 155 - 5. 552（4H，OH），与芒柄花苷对比，经证实多了一个甲基，糖分子上少了一个羟基，多了一个 - CH$_2$ - 结构。

^{13}C - NMR，δ（DMSO - d$_6$）：共有24个碳，说明比芒柄花苷多了两个碳，其化学位移分别为δ（170. 68），δ（21. 05），根据 HMBC 和 HMQC 分析，证明为乙酰基，且乙酰化发生在糖分子的6位碳上，其他数据均与芒柄花苷数据相符。

根据化合物的 NMR 数据鉴定该化合物为6'' - O - 乙酰化芒柄花苷（6'' - O - acetyl - ononin）。

【化合物10】^{1}H - NMR，δ（DMSO - d$_6$）：2. 002（3H，s，CH$_3$），4. 0520～4. 277（2H），4. 793～5. 376（4H，OH），与黄芪异黄烷苷对比，证实多了一个甲氧基，而糖分子上少了一个羟基，多了一个 - CH$_2$ - 结构。

^{13}C - NMR，δ（DMSO - d$_6$）：共有25个碳，说明比黄芪异黄烷苷多了两个碳，其化学位移分别为δ（170. 71），δ（20. 98），而根据 HMBC 和 HMQC 分析，证明为乙酰基，且乙酰化发生在糖分子的6位碳上，其他数据均与黄芪异黄烷苷数据相符。

根据化合物的 NMR 数据鉴定化合物为6'' - O - 乙酰化黄芪异黄烷（6'' - O - acetyl - astraisoflavan-7-O-β-D-glucopyranoside）。

【化合物11】^{1}H - NMR，δ（DMSO - d$_6$）：1. 971（3H，s，CH$_3$），4. 027～4. 292（2H），4. 881～5. 626（4H，OH），与黄芪紫檀烷苷对比，证实多了一个甲氧基，而糖上少了一个羟基，多了一个 - CH$_2$ - 结构。

^{13}C - NMR，δ（DMSO - d$_6$）：共有25个碳，说明比黄芪紫檀烷苷多了两个碳，其化学位移分别为δ（170. 66），δ（20. 93），而根据 HMBC 和 HMQC 分析，证明为乙酰基，且乙酰化发生在糖分子的6位碳上，其他数据均与黄芪紫檀烷苷数据相符。

根据化合物的 NMR 数据鉴定化合物为6'' - O - 乙酰化黄芪紫檀烷苷（6'' - O - acetyl - astrapterocarpan-7-O-β-D-glucopyranoside）。

【化合物12】为异黄酮化合物：^{1}H - NMR，δ（DMSO - d$_6$）：8. 471（1H，s，H - 2），7. 514（2H，d，J = 7. 2 Hz，H - 2'，H - 6'），7. 002（2H，d，J = 7. 6 Hz，H - 3'，H - 5'），3. 791（3H，OCH$_3$），3. 166～3. 721（6H），4. 609～5. 415（5H，OH），6. 479（1H，s，H - 6）6. 730（1H，s，H - 8），12. 905（1H，OH）。

^{13}C - NMR，δ（DMSO - d$_6$）：180. 87（C - 4），163. 52（C - 7），162. 08（C - 5），159. 70（C - 9），157. 68（C - 4'），155. 34（C - 2），130. 63（C - 2'，C - 6'），123. 17（C - 3），122. 70（C - 1'），114. 20（C - 3'，C - 5'），106. 55（C - 10），100. 10（C - 6），95. 04（C - 8），55. 64（C - OCH$_3$），和 100. 33（C - 1''），

73.54（C－2″），76.87（C－3″），70.06（C－4″），77.65（C－5″），61.09（C－6″）。

与化合物 5，7－二羟基－4′－甲氧基异黄酮－7－O－β－D－葡萄糖苷（sissotrin）的 NMR 数据一致，故该化合物经鉴定为 5，7－二羟基－4′－甲氧基－7－O－β－D－葡萄糖苷（sissotrin）。

【化合物 13】^{1}H－NMR，δ（DMSO－d_6）：3.781（3H，s，OCH$_3$），6.207（1H，d，$J=2.0$ Hz，H－6），6.368（1H，d，$J=1.5$ Hz，H－8），6.913（1H，dd，$J=2.5$，8.0 Hz，H－5′），6.949（1H，d，$J=8.5$ Hz，H－6′），7.014（1H，d，$J=1.5$ Hz，H－2′），8.307（1H，s，H－2），9.052（1H，C3′－OH），12.946（1H，C5－OH）。

^{13}C－NMR，δ（DMSO－d_6）：180.068（C－4），164.161（C－7），161.984（C－5），157.563（C－9），154.165（C－2），147.700（C－4′），146.098（C－3′），123.342（C－1′），122.102（C－3），119.787（C－6′），116.369（C－2′），111.987（C－5′），104.335（C－10），99.064（C－6），93.716（C－8），和 55.653（OCH$_3$）。

与化合物 5，7，3′－三羟基－4′－甲氧基异黄酮（pratensein）的 NMR 数据一致，故该化合物经鉴定为红车轴草素（pratensein）。

【化合物 14】^{1}H－NMR，δ（DMSO－d_6）：3.781（3H，s，OCH$_3$），6.207（1H，d，$J=2.0$ Hz，H－6），6.368（1H，d，$J=1.5$ Hz，H－8），6.913（1H，dd，$J=2.5$，8.0 Hz，H－5′），6.949（1H，d，$J=8.5$ Hz，H－6′），7.014（1H，d，$J=1.5$ Hz，H－2′），8.307（1H，s，H－2），9.052（1H，C3′－OH），12.946（1H，C5－OH）。

^{13}C－NMR，δ（DMSO－d_6）：180.068（C－4），164.161（C－7），161.984（C－5），157.563（C－9），154.165（C－2），147.700（C－4′），146.098（C－3′），123.342（C－1′），122.102（C－3），119.787（C－6′），116.369（C－2′），111.987（C－5′），104.335（C－10），99.064（C－6），93.716（C－8），和 55.653（OCH$_3$）。

与化合物 5，7，4′－三羟基－3′－甲氧基异黄酮的 NMR 数据一致，故该化合物经鉴定为 5，7，4′－三羟基－3′－甲氧基异黄酮。

【化合物 15】为异黄酮类化合物（070204－4）：^{1}H－NMR，δ（DMSO－d_6）：3.791（3H，s，OCH$_3$），3.879（3H，s，OCH$_3$），6.942（3H，m，H－4′，5′，6′），7.046（1H，s，H－5），7.432（1H，s，H－8），8.271（1H，s，H－2），8.981（1H，OH），10.583（1H，OH）。

^{13}C－NMR，δ（ppm，DMSO－d_6）：174.66（C－4），56.18（C－OCH$_3$），56.33（C－OCH$_3$），为两个甲氧基取代。

与 5，7－二羟基－3′，4′－二甲氧基异黄酮的 NMR 数据一致，故该化合物经鉴定为 5，7－二羟基－3′，4′－二甲氧基异黄酮。

2.3.2 其他黄酮类化合物

【化合物 16】^{1}H－NMR，δ（DMSO－d_6）：6.229（1H，d，$J=2.4$ Hz，H－3′），6.354（1H，dd，$J=2.4$，8.8 Hz，H－5′），6.813（2H，d，$J=8.8$ Hz，H－3，H－5），7.723（3H，bs. H－a，H－2，H－6），7.745（1H，H－b），8.117（1H，d，$J=8.8$ Hz，H－6′）；根据已有文献对照，^{13}C－NMR，δ（ppm，DMSO－d_6），均与已知化合物异甘草素的数据一致，所以该化合物经鉴定为异甘草素（isoliquiritigenin）。

2.3.3 皂苷类化合物

化合物（HN04）：白色粉末（甲醇）。TLC 检识：为紫色斑点（5%硫酸香草醛乙醇喷雾显色）。^{1}H－NMR 和 ^{13}C－NMR 数据与文献报道的黄芪甲苷的数据基本一致，故该化合物经鉴定为黄芪甲苷。

2.3.4 其他类化合物

除以上化合物外，还从黄芪中分离得到了其他类化合物，其中主要是 β－谷甾醇和 β－胡萝卜苷。

β－谷甾醇（β－sitosterol）：白色片状结晶（甲醇）。TLC 检识：5%硫酸香草醛乙醇显色为紫色斑点。与 β－谷甾醇标准品 TLC 检识，R_f 值一致。^{1}H－NMR 数据与 β－谷甾醇数据一致，故化合物经鉴定为 β－谷甾醇（β－sitosterol）。

胡萝卜苷（β－duacosterol）：白色粉末（甲醇）。TLC 检识：5%硫酸香草醛乙醇显色为紫色斑点。^{1}H－NMR 和 ^{13}C－NMR 数据与文献报道的 β－胡萝卜苷数据基本一致，因此化合物经鉴定为 β－胡萝卜苷。

蔗糖（sucrose）：无色方晶（甲醇）。TLC 检识：5%硫酸香草醛乙醇显色为黑色斑点。与蔗糖的标准品 TLC 上检识，R_f 值一致，故化合物经鉴定为蔗糖（sucrose）。

2.4 化合物分离过程

1. 提取

黄芪药材共 98kg，切为 2～5mm 饮片，70% 乙醇提取 3 次，每次加入 6 倍量溶剂，过滤得提取液，减压浓缩到 82kg，然后以 HPD－100 大孔吸附树脂对上述浓缩液进行处理，用水洗除去糖等，再用 95% 乙醇洗脱，收集乙醇洗脱部分，减压浓缩至 10 L 左右。

HPD－100 大孔吸附树脂乙醇洗脱后的浓缩液依次用等量的乙酸乙酯、正丁醇萃取 4 次。分别对萃取液进行浓缩，得到乙酸乙酯萃取部分（HA）和正丁醇萃取部分（HN）。

2. 分离

（1）乙酸乙酯萃取组分的分离

取乙酸乙酯萃取的组分（干重 400.5g），硅胶拌样后在 60℃ 水浴上加热过夜挥干，过 50 目筛后进行柱层析（2.3kg），洗脱剂系统为环己烷∶丙酮（1∶4），根据 TLC 检识结果，共收集合并流分 13 部分，分别为 Fr. 1－20，用编号 HA01 表示；Fr. 21－33 用编号 HA02 表示；Fr. 34－41 用编号 HA03 表示；Fr. 42－47 用编号 HA04 表示；Fr. 48－65 用编号 HA05 表示；Fr. 66－76 用编号 HA06 表示；Fr. 77－107 用编号 HA07 表示；Fr. 108－119 用编号 HA08 表示；Fr. 120－128 用编号 HA09 表示；Fr. 129－151 用编号 HA10 表示；Fr. 152－157 用编号 HA11 表示；Fr. 158－175 用编号 HA12 表示，Fr. 176 及以后用编号 HA13 表示。

根据 TLC 及 HPLC 检测，HA04－12 组分有异黄酮类成分存在，其他组分未见异黄酮成分，故仅进行了 HA04－12 组分的分离，结果如图 4－2－2 和图 4－2－3 所示。

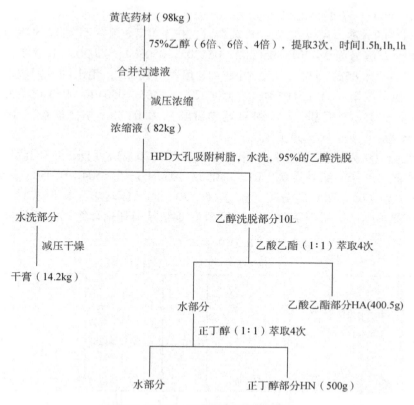

黄芪药材（98kg）

75%乙醇（6倍、6倍、4倍），提取3次，时间1.5h,1h,1h

合并过滤液

减压浓缩

浓缩液（82kg）

HPD大孔吸附树脂，水洗，95%的乙醇洗脱

水洗部分

减压干燥

干膏（14.2kg）

乙醇洗脱部分10L

乙酸乙酯（1:1）萃取4次

水部分

乙酸乙酯部分HA(400.5g)

正丁醇（1:1）萃取4次

水部分

正丁醇部分HN（500g）

图 4 - 2 - 2 黄芪药材的提取流程

HA03（34 - 41）组分的分离：流分 34 - 53，用丙酮转溶于锥形瓶时，有沉淀物析出，将沉淀物离心后重结晶得到化合物 24（β - 谷甾醇）。

HA03 组分的分离（18.71g），用聚酰胺色谱填料（130g），用水冲至无醇味时，上样，用水及不同浓度的乙醇冲洗，得到 7 个流分。编号为 HA0301、HA0302、HA0303、HA0304、HA0305、HA0306、HA0307。HA0305 进行凝胶柱层析（氯仿:甲醇 = 1:1），共得到 6 个流分，结晶；HA0307 进行凝胶柱层析（氯仿:甲醇 = 1:1），共得到 6 个流分，经结晶得到化合物 24。

HA04 组分（Fr. 42 - 47）的分离：HA04 部分（Fr. 42 - 47）的分离：HA04 部分用丙酮中沉淀，用少量甲醇溶解，过滤除去不溶性成分后，用制备液相制备，C18 柱（250 ×1cm；5μm），A:B（乙腈:水 = 1:1），流速3ml·min^{-1}。检测波长：230nm，分离得到两个化合物，分别是 42a（黄芪紫檀烷）、42b（黄芪异黄烷）两个化合物。

HA05 组分（48 - 65）的分离：流分 45 - 53，用丙酮转溶于锥形瓶时，有沉淀物析出，将沉淀物离心后再用甲醇:乙醇:乙腈:四氢呋喃（2:1:1:1）混合溶剂重结晶，得到化合物 0408（芒柄花素），结果如图 4 - 2 - 4 所示。

HA05 组分（48 - 65）的分离，共 17.41g，用聚酰胺色谱填料（130g），用水冲至无醇味时，上样，用水及不同浓度的乙醇冲洗，得到 6 个流分。Fr. 1 - 4 编号为 0501，Fr. 5 - 11 编号为 0502，Fr. 12 - 17 编号为 0503，Fr. 18 - 22 编号为 0504，Fr. 23 - 29 编

号为0505，Fr. 30 – 37 编号为0506。

0503组分的分离，用反相C – 18填料（200g），用水和不同浓度的甲醇洗脱，共收集流分6个，编号为050301、050302、050303、050304、050305、050306。

0504组分（2.85g）分离，用反相C – 18填料（180g），用水和不同浓度的甲醇洗脱，共收集流分5个，编号为050401、050402、050403、050404、050405。得到化合物050401（5，7，4′ – 三羟基 – 3′ – 甲氧基异黄酮）、050402（异甘草素）、050402（5，7，3′ – 三羟基 –4′ – 甲氧基异黄酮）。

0505组分（4.77g）分离，用反相C – 18填料（200g），用水和不同浓度的甲醇洗脱，共收集流分6个，编号为050501、050502、050503、050504、050505、050506。

HA06组分（66 – 76）的分离：流分66 – 70，用丙酮转溶于锥形瓶时，有沉淀物析出，将沉淀物离心后再用甲醇：氯仿（1∶1）重结晶得到化合物21（毛蕊异黄酮）。

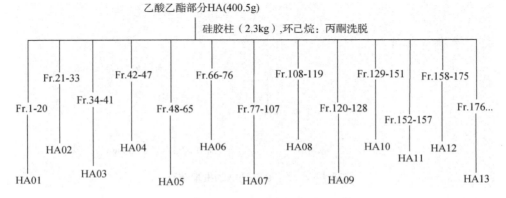

图4 – 2 – 3　乙酸乙酯部分的硅胶柱分离流程 – 1

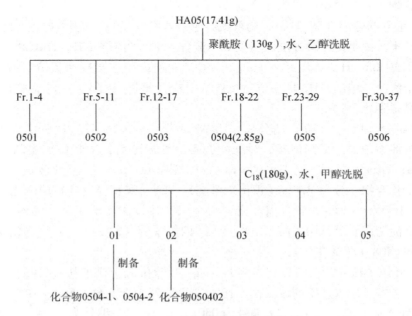

图4 – 2 – 4　乙酸乙酯部分的分离流程 – 2

HA06 组分（66－76）的分离，共 12.70g，用反相 C－18 填料（250g），用水和不同浓度的甲醇洗脱，共收集流分 10 个，编号为 0601、0602、0603、0604、0605、0606、0607、0608、0609、0610。

HA07a（77－83）组分：用聚酰胺色谱填料（130g），用水冲至无醇味时，上样，用水及不同浓度的乙醇冲洗，得到 7 个流分。编号为 HA0701、HA0702、HA0703、HA0704、HA0705、HA0706、HA0707。07a01 制备液相制备，C18 柱（250×1cm；5μm），A：B（乙腈：水＝1:1），流速 3ml·min^{-1}。检测波长：210 nm，收集流分得化合物 07a01（6″－O－乙酰化黄芪紫檀烷苷）。

HA07b（84－104）组分：流分 80－83，用丙酮转溶于锥形瓶时，有沉淀物析出，将沉淀物离心后再醇重结晶得到化合物 13（β－胡萝卜苷）。

HA07b（84－104）组分（12.3g），用聚酰胺色谱填料（130g），用水冲至无醇味时，上样，用水及不同浓度的乙醇冲洗，得到 7 个流分。Fr.1－7 编号为 07b01，Fr.8－12 编号为 07b02，Fr.13－19 编号为 07b03，Fr.20－22 编号为 07b04，Fr.23－27 编号为 07b05，Fr.28－31 编号为 07b06，Fr.32－37 编号为 07b07。

07b02，共 3.57g，用反相 C－18 填料（200g），用水和不同浓度的甲醇洗脱，共收集流分 7 个，编号为 07b0201、07b0202、07b0203、07b0204、07b0205、07b0206、07b0207。

07b0206 凝胶柱，氯仿：甲醇（1:1）洗脱，共收集得到 5 个流分，未得到分离。07b0206 部分，制备液相制备，C18 柱（250×2cm；10μm），A：B（乙腈：水＝1:1），流速 5ml·min^{-1}。检测波长：210nm，收集流分得化合物 07b0206－01（6″－O－乙酰化芒柄花苷）、07b0206－02（6″－O－乙酰化黄芪异黄烷苷），结果如图 4－2－5 所示。

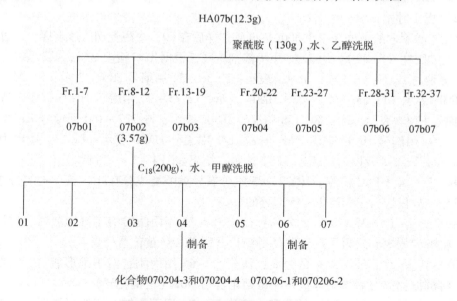

图 4－2－5 乙酸乙酯部分的分离流程－3

07b0204 组分，制备液相制备，C18 柱（250×2cm；10μm），A：B（乙腈：水＝

1:1），流速 5ml·min⁻¹。检测波长：210nm，收集流分得化合物 070204-3、070204-4（6，7-二羟基-2′，3′-二甲氧基异黄酮）。

HA08（105-119）组分：流分 112~119，用丙酮转溶于锥形瓶时，有沉淀物析出，将沉淀物离心后再用甲醇：氯仿：乙腈：四氢呋喃（1:1:1:1）重结晶得到化合物 1901（黄芪紫檀烷苷）、1902（黄芪异黄烷苷）。

用聚酰胺色谱填料（130g），用水及不同浓度的乙醇冲洗，得到 11 个流分。编号为 0801、0802、0803、0804、0805、0806、0807、0808、0809、0810、0811。将沉淀物离心后再用甲醇：氯仿（1:1）重结晶得到化合物 1415（毛蕊异黄酮苷）。

用聚酰胺色谱填料（200g），用水冲至无醇味时，上样，用水及不同浓度的乙醇冲洗，得到 12 个流分。编号为 HA0901、HA0902、HA0903、HA0904、HA0905、HA0906、HA0907、HA0908、HA0909、HA0910、HA0911。

HA09（120-128）组分：流分 120-128，用丙酮转溶于锥形瓶时，有沉淀物析出，HA10（129-151）组分：流分 129-151，用丙酮转溶于三角瓶时，有沉淀物析出，将沉淀物离心后再用甲醇：乙醇：乙腈：四氢呋喃（2:1:1:1）重结晶得到化合物 0912（芒柄花苷）。

HA11（152-157）组分：用聚酰胺色谱填料（200g），用水冲至无醇味时，上样，用水及不同浓度的乙醇冲洗，得到 5 个流分。编号为 HA1101、HA1102、HA1103、HA1104、HA1105。

HA12（158-175）组分：用聚酰胺色谱填料（200g），用水冲至无醇味时，上样，用水及不同浓度的乙醇冲洗，得到 6 个流分。编号为 HA1201、HA1202、HA1203、HA1204、HA1205、HA1206。

（2）正丁醇萃取组分的分离

取正丁醇萃取的组分（干重 500g）硅胶拌样后在 60℃水浴上加热过夜挥干，过 50 目筛后再上硅胶柱（5.4kg），用氯仿：甲醇溶剂洗脱，根据 TLC 检识结果，共收集合并流分 12 份，分别为 Fr.1-37 用编号 HN01 表示；Fr.38-54 用编号 HN02 表示；Fr.55-65 用编号 HN03 表示；Fr.66-74 用编号 HN04 表示；Fr.75-94 用编号 HN05 表示；Fr.95-107 用编号 HN06 表示；Fr.108-128 用编号 HN07 表示；Fr.129-140 用编号 HN08 表示；Fr.141-164 用编号 HN09 表示；Fr.165-177 用编号 HN10 表示；Fr.178-214 用编号 HN11 表示，Fr.215 及以后用编号 HN12 表示，结果如图 4-2-6 所示。

根据 TLC 及 HPLC 检测，HN02~05 组分有异黄酮类成分存在，其他的组分未见异黄酮成分，故仅进行了 HN02-05 部分的分离。

HN02 组分（Fr.38-54）的分离：流分 38-54 用丙酮转溶于锥形瓶时，有沉淀物析出，将沉淀物离心后再用醇重结晶得到化合物 N01（黄芪紫檀烷苷）。

HN03 组分（Fr.55-65）的分离：流分 55-65 用丙酮转溶于锥形瓶时，有沉淀物析出，将沉淀物离心后再用醇重结晶得到化合物 N02（芒柄花苷）。

HN04 组分（Fr.66-74）的分离：流分 66-74 用丙酮转溶于锥形瓶时，有沉淀物析出，将沉淀物离心后再用醇重结晶得到化合物 N03（毛蕊异黄酮苷）。

HN05 组分（Fr.75-94）的分离：流分 75-94 用丙酮转溶于锥形瓶时，有沉淀物

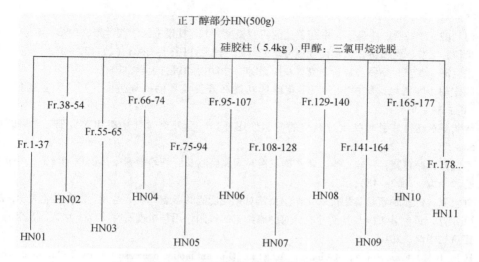

图 4 - 2 - 6　正丁醇部分的分离流程

析出，将沉淀物离心后再用醇重结晶得到化合物 N03。

HN08 组分（Fr. 129 – 140）的分离：流分 129 – 132 用丙酮转溶于锥形瓶时，有白色粉末状沉淀物析出，将沉淀物用甲醇溶解后过滤去除沉淀处理，离心后再用醇重结晶得到化合物 N04（黄芪甲苷）。

HN10 组分（Fr. 165 – 177）的分离：流分 165 – 177 用丙酮转溶于锥形瓶时，有沉淀物析出，将沉淀物离心后再用醇重结晶得到化合物 N05（蔗糖）。

参考文献

［1］王月影，王艳玲，杨国宇，等．异黄酮植物雌激素—大豆黄酮的研究进展［J］．中国畜牧兽医，2005（3）：14 – 16.

［2］陆晓和，金念祖．异黄酮对女性健康作用的研究进展［J］．药学与临床研究，2009（1）：47 – 50.

［3］王庆伟，梅其炳，周四元，等．大豆植物雌激素药动学研究进展［J］．中国药学杂志，2002（12）.

［4］张乐．大豆异黄酮药理作用研究进展［J］．草业科学，2007（4）：54 – 57.

［5］Wong M C Y, Emery P W, Preedy V R, et al. Health benefits of isoflavones in functional foods？Proteomic and metabonomic advances［J］. Inflammopharmacology, 2008（5）.

［6］Wiseman H. Isoflavonoids and human health［J］. Flavonoids Chemistry Biochemistry & Application, 2006.

［7］Mccue P, Shetty K. Health benefits of soy isoflavonoids and strategies for enhancement：A Review［J］. Crit. Rev. Food Sci. Nutr. , 2004, 44（5）：361 – 367.

［8］张月红．大豆异黄酮对骨代谢影响的研究进展［J］．中国骨质疏松杂志，2002（3）.

［9］苏波．大豆异黄酮对肾脏疾病的保护作用［J］．医学综述，2003（10）：611 – 612.

［10］冯学金，刘根科，梁素明．蒙古黄芪种质资源研究进展［J］．山西农业科学，2010（8）：

95 – 98.

[11] 何利城，李茂言，牛孺子．中药黄芪的研究概况 [J]．甘肃中医学院学报，1993（4）：52 – 54.

[12] 景倩，梁静，贾梅林．黄芪活性成分研究 [J]．黑龙江医药，2008（1）：22 – 23.

[13] 张兰涛．黄芪种质资源评价研究 [D]．北京：中国协和医科大学，2007.

[14] 闫作梅，顾雪峰，韩俊．大豆异黄酮的功能和开发前景的研究进展 [J]．大豆通报，2006（1）：34 – 36.

[15] 异黄酮对活性氧引起脂质过氧化的抑制作用 [J]．国外医学（中医中药分册），1999（3）：58 – 59.

[16] 幸奠霞，薛存宽，黄畦，等．刺芒柄花素对大鼠血脂及肝脏雌激素受体的作用 [J]．中国医院药学杂志，2009（18）：1558 – 1561.

[17] 刘宝剑．红车轴草总黄酮抗氧化作用及其对免疫功能的影响 [D]．兰州：甘肃农业大学，2008.

[18] 张冬青．黄芪总黄酮及其活性成分对肿瘤细胞的抑制作用与机理研究 [D]．中国人民解放军军医进修学院，2010.

[19] Halm B M, Franke A A, Ashburn L A, et al. Oral antibiotics decrease urinary isoflavonoid excretion in children after soy consumption [J]. Nutr. Cancer, 2008, 60 (1)：14 – 22.

[20] Mcmurry T B H, Martin E, Donnelly D M X, et al. 3 – Hydroxy – 9 – methoxy – and 3 – methoxy – 9 – hydroxypterocarpans [J]. Phytochemistry, 1972, 11 (11)：3283 – 3286.

[21] Van Etten H D. Antifungal activity of pterocarpans and other selected isoflavonoids [J]. Phytochemistry, 1976, 15 (5)：655 – 659.

[22] Sirat H M, Russell G B. The isolation and identification of two antifungal pterocarpans from Ulex europaeus L [J]. Pertanika, 1989, 12 (3)：395 – 398.

[23] Mitscher L A, Okwute S K, Gollapudi S R, et al. Antimicrobial pterocarpans of Nigerian Erythrina mildbraedii [Erratum to document cited in CA110 (17)：151262c] [J]. Phytochemistry, 1989, 28 (6)：1789.

[24] Lwande W, Hassanali A, Njoroge P W, et al. A new 6a – hydroxypterocarpan with insect antifeedant and antifungal properties from the roots of Tephrosia hildebrandtii Vatke [J]. Insect Sci. Its Appl., 1985, 6 (4)：537 – 541.

[25] 尹朝玲．异黄酮类化合物在植物界中的分布、药理及分析方法研究进展 [J]．时珍国医国药，2003（3）：178 – 181.

[26] Dewick P M. Isoflavonoids [J]. Flavonoids Advances in Research Svience, 1998.

[27] Boland G M, Donnelly D M X. Isoflavonoids and related compounds [J]. Nat. Prod. Rep., 1998, 15 (3)：241 – 260.

[28] 尹朝玲．异黄酮类化合物在植物界中的分布、药理及分析方法研究进展 [J]．时珍国医国药，2003（3）：178 – 181.

[29] 谢兵，李俊．异黄酮合成的研究及进展 [J]．毕节学院学报，2007（4）：50 – 59.

[30] 李会，谢文磊．异黄酮化合物的合成进展 [J]．精细石油化工进展，2007（5）：37 – 40.

[31] 钱丽丽，左锋，唐彦军．大豆异黄酮提取方法的研究进展 [J]．黑龙江八一农垦大学学报，2006（5）：64 – 67.

[32] 肖永英．豆科植物异黄酮提取技术研究进展（英文）[J]．大豆科学，2010（5）：889 – 893.

[33] 周振亚．红三叶草总异黄酮提取、分离、纯化工艺研究 [D]．兰州：兰州大学，2008.

[34] 李斌．红车轴草总黄酮有效部位分离纯化工艺研究 [D]．长沙：湖南中医药大学，2007.

[35] 陈学福，史高峰，孙浩冉．超声波提取红三叶异黄酮工艺的研究 [J]．安徽农业科学，2006

（24）：6426 – 6427.

［36］王婷婷，曹树稳，余燕影，等 . 大孔吸附树脂吸附分离丰城鸡血藤总黄酮的研究 ［J］. 天然产物研究与开发，2008（3）：477 – 481.

［37］Weihua X, Lujia H, Bo S. Isolation and purification of flavonoid glucosides from Radix Astragali by high – speed counter – current chromatography ［J］. J Chromatogr B Analyt Technol Biomed Life Sci, 2009, 877（8 – 9）：697 – 702.

［38］马春艳 . 红三叶异黄酮分离纯化工艺及定量分析方法的研究 ［D］. 河北大学，2008.

［39］马强，张金兰，周玉新，等 . 高效液相色谱 – 电喷雾质谱法测定红车轴草中异黄酮类化合物 ［J］. 分析化学，2006（S1）：247 – 250.

［40］程海燕，陈晓辉，李清，等 . RP – HPLC 法同时测定黄芪药材中6个黄酮类成分的含量 ［J］. 药物分析杂志，2009（7）：1115 – 1118.

［41］Qi L, Yu Q, Li P, et al. Quality evaluation of Radix Astragali through a simultaneous determination of six major active isoflavonoids and four main saponins by high – performance liquid chromatography coupled with diode array and evaporative light scattering detectors ［J］. J. Chromatogr. , A, 2006, 1134（1 – 2）：162 – 169.

［42］Wu T, Annie Bligh S W, Gu L, et al. Simultaneous determination of 6 isoflavonoids in commercial Radix Astragali by HPLC – UV ［J］. Fitoterapia, 2005, 76（2）：157 – 165.

［43］Xiao H B, Krucker M, Albert K, et al. Determination and identification of isoflavonoids in Radix astragali by matrix solid – phase dispersion extraction and high – performance liquid chromatography with photodiode array and mass spectrometric detection ［J］. J. Chromatogr. , A, 2004, 1032（1 – 2）：117 – 124.

［44］Qi L, Li P, Ren M, et al. Application of high – performance liquid chromatography – electrospray ionization time – of – flight mass spectrometry for analysis and quality control of Radix Astragali and its preparations ［J］. J. Chromatogr. , A, 2009, 1216（11）：2087 – 2097.

［45］Niwa T, Yokoyama S, Osawa T. Preparation of soy isoflavonoids for the production of anti – equal monoclonal antibody ［J］. Phytochem. Lett. , 2009, 2（4）：220 – 222.

［46］Pongkitwitoon B, Sakamoto S, Tanaka H, et al. Enzyme – linked immunosorbent assay for total isoflavonoids in Pueraria candollei using anti – puerarin and anti – daidzin polyclonal antibodies ［J］. Planta Med, 2010, 76（8）：831 – 836.

［47］田宏印 . 黄芪化学研究及其有效成分 ［J］. 云南民族学院学报（自然科学版），1996（1）.

［48］赵明，段金廒，黄文哲，等 . 贺兰山黄芪的化学成分研究 ［J］. 中国药科大学学报，2002（4）.

［49］刘毅，陈虎彪，涂光忠，等 . 吉尔吉斯岩黄芪化学成分研究 ［Z］. 全国药用植物学与植物药学术研讨会，2004.

［50］王金兰，许红梅，李卫宏，等 . 兴安黄芪化学成分研究 ［J］. 中国中药杂志，2008（4）：414 – 416.

［51］卞云云，管佳，毕志明，等 . 蒙古黄芪的化学成分研究 ［J］. 中国药学杂志，2006（16）：1217 – 1221.

［52］闫明明 . 黄芪中黄芪皂苷成分的提取分离与纯化工艺研究 ［D］. 东北林业大学，2010.

［53］覃红萍，鲁静，林瑞超，等 . 黄芪中异黄酮类成分的研究 ［J］. 药物分析杂志，2009（5）：746 – 751.

［54］刘遵峰，刘雪萍，梁晓勇，等 . 黄芪总黄酮和总甙的提取与分离 ［J］. 南开大学学报（自然科

学版），2003（3）：22－25.

[55] 宋纯清，郑志仁，刘涤，等. 膜荚黄芪中的异黄酮化合物（英文）[J]. Acta Botanica Sinica, 1997（8）：764－768.

[56] 王伟，陈虎彪，王文明，等. 红花岩黄芪黄酮类成分研究 [J]. 药学学报，2002（3）：196－198.

[57] 曹津铭. 黄芪新的化学成分研究 [J]. 中国现代应用药学，2002（3）：201－202.

[58] 马晓丰，田晓明，陈英杰，等. 蒙古黄芪中黄酮类成分的研究 [J]. 中草药，2005（9）.

[59] 张福海，马丽娟. 黄芪乙酸乙酯层有效成分的分离及结构鉴定 [J]. 中医药信息，2007（3）：45－46.

[60] Toda S. Antioxidant effects of Ogikeishigomotsuto, Astragali Radix（Ogi）and isoflavones in Astragali Radix on oxidative stress in vitro [J]. J. Tradit. Med. , 2005, 22（Suppl. 1）：162－166.

[61] Zhu H, Zhang Y, Ye G, et al. In vivo and in vitro antiviral activities of calycosin－7－O－beta－D－glucopyranoside against coxsackie virus B3 [J]. Biol. Pharm. Bull. , 2009, 32（1）：68－73.

[62] Chen T R, Chen L A, Wei Q K. Evaluation of quality of Radix Puerariae herbal medicine by isoflavonoids [J]. J. Pharm. Pharmacol. , 2010, 62（5）：644－650.

[63] 罗建平，沈国栋，姜绍通. 怀槐培养细胞中异黄酮分析及其保肝作用 [J]. 食品科学，2003（10）：139－142.

[64] 孙健，耿彤，潘勤，等. 红车轴草异黄酮的研究进展 [J]. 国外医药（植物药分册），2007（4）：150－155.

[65] 张永忠，陈学颖，孙艳梅. 四种异黄酮抗氧化活性的比较研究 [J]. 食品科学，2008（2）：383－386.

[66] 杨宏，韩树欣. 简述黄芪的药理作用及临床应用 [J]. 实用中医药杂志，2004（9）：517.

[67] 黄立群. 黄芪活性成分的药理活性研究进展 [J]. 赤峰学院学报（自然科学版），2009（9）：119－120.

[68] 黄玫，曲晶，李晓天，等. 黄芪化学成分及对心血管系统作用的研究进展 [J]. 中国老年学杂志，2009（11）：1451－1453.

[69] 于德红. 黄芪化学成分及其对神经细胞保护活性的研究 [D]. 大连理工大学，2006.

[70] 陈国辉，黄文凤. 黄芪化学成分、药理活性与临床应用概述 [J]. 海峡药学，2008（3）：13－16.

第5章　黄芪中主要异黄酮的代谢研究

第1节　异黄酮的代谢研究进展

1.1　代谢研究方法

近年来，药物代谢的研究主要集中在从动力学角度研究药物的转化，药物与药物的相互作用或影响；对药物结构与代谢相关性（SMR）的研究；对代谢活性产物的结构和种类及可能的代谢途径进行预测；对代谢产物的分离、分析、结构鉴定。随着细胞生物学和分子生物学的发展，药物在体内代谢产物及代谢机理的研究也已经有了长足的发展。通过对药物在体内代谢产物和代谢机理的研究，还可以发现生物活性更高、更安全的新药。例如，通过对地西泮的代谢产物结构及其活性研究，得到系列活性代谢物，这些产物多数已作为药物上市等。药物代谢在临床前及临床中的研究，首先是用各种体外模型进行筛选，推测或明确药物代谢途径及参与代谢的相关酶系；其次是确定药物与药物间相互反应的发生，以及是否经过同一代谢酶或代谢途径。最后通过体内实验研究，选定合适的、与人有相似代谢特征的某些动物种类。代谢研究的方法主要有整体动物法，即以整体动物为研究对象，收集包括血、尿、粪便、胆汁、脑脊液、各种组织取材如肝切片等样品，也包括各种在体灌流的研究方法（如在体的肠灌流、在体的肠肝循环）。体内实验中的给药方法包括整体灌胃口服、静脉注射、局部给药等。

代谢研究中的体外研究方法，包括体外肠道细菌的代谢研究、肠道代谢相关的 Caco-2 吸收模型、局部肠道的灌流技术、肝细胞的培养代谢研究、不同组织部位的 S9 组分培养代谢研究、不同部位的微粒体代谢研究、相关的体外灌流（如离体肝脏灌流技术）等，如表 5-1-1 所示。

表 5-1-1　常用的离体药物代谢研究方法及其特点

肝微粒体 体外孵化	离体肝灌流	肝细胞体外孵化	肝切片	体外肝 S9 组 分孵化
易大量操作，便于进行代谢产物的结构鉴定	适合代谢产物的结构研究	可用于代谢产物的结构研究	可用于代谢产物的结构研究	易于大量操作，便于进行代谢产物的结构鉴定

肝微粒体体外孵化	离体肝灌流	肝细胞体外孵化	肝切片	体外肝 S9 组分孵化
酶制备简单，易于保存和使用	代谢情况与体内接近或相似	保存完整的氧化和结合酶及细胞膜结构	代谢情况受切片厚度影响	制备简单，且易于保存和使用
代谢的过程快	肝活性维持时间短，一般 2~4h	肝细胞仅能存活 4h 左右	肝切片活性可保持 11h 左右	操作时间短
需要体外重组代谢体系	需要体外支持系统	适合毒理及种属差异的代谢研究	较适合挥发性物质的代谢研究	结果重现性好
结果重现性好	操作较复杂	制备过程与方法较复杂	操作相对复杂	—

肝脏是药物在体内的主要代谢部位，也是体内药酶（如 P450 酶）的主要存在场所，对药物的代谢主要是Ⅰ相反应，比如氧化、还原、水解等反应，和Ⅱ相的结合反应，从而对药物进行解毒、活化、失活、降解。其中与药物代谢相关的 P450 酶主要有 CYP1A2、CYP3A4、CYP2D6、CYP2C9、CYP2C19、CYP2E1 等，这些酶参与了大部分药物的代谢过程，如表 5-1-2 所示。

表 5-1-2　主要代谢相关酶与底物和抑制剂汇总

类型	CYP1A2	CYP3A	CYP2C9	CYP2E1	CYP2D6	CYP2C19
酶底物	安替比林	环孢多肽	苯妥英钠	—	阿米替林	安定
	咖啡因	红霉素	甲苯磺丁脲	—	可待因	美芬妥因
	非那西丁	氨苯砜	—	—	异喹啉	奥美拉唑
	茶碱	利多卡因	—	—	脱甲丙咪嗪	—
	右旋华法林	洛伐他汀	—	—	美沙芬	—
	—	睾酮	—	—	恩卡尼	—
	—	咪哒唑仑	—	—	氟卡尼	—
	—	维拉帕米	—	—	美托洛尔	—
	—	特非那丁	—	—	普罗帕酮	—
	—	奎尼丁	—	—	去甲替林	—
抑制剂	环丙沙星	—	氟康唑	—	氟哌啶醇	红霉素
	红霉素	—	磺胺苯吡唑	—	奎尼丁	酮康唑

续表

类型	CYP1A2	CYP3A	CYP2C9	CYP2E1	CYP2D6	CYP2C19
抑制剂	咔啦茶碱	—	—	—	—	孕二烯酮
	氟啶酸	—	—	—	—	硫氮䓬酮
	—					三乙酰竹桃霉素

从保证临床用药的安全性及有效性来说，药物代谢过程直接影响到药物在体内的药效和毒性。通过对药物体内过程的了解可解决药物使用中的不利因素，例如结构改造可增加药效并降低毒性，向有益的方向转化，这也成为开发新药的有效途径。为了更好地设计出较好的创新新药，降低药物研究过程中的高淘汰率，也需要加强对药物代谢酶及代谢过程的基础研究。

1.2　肝 S9 组分方法

肝 S9 组分（Liver S9 Fraction）是指新鲜肝脏匀浆后，在 9000r · min⁻¹ 下离心 30min，所得的上清液部分。肝 S9 组分不仅含有肝微粒体 P450 酶，还含有细胞液中的代谢酶系。肝 S9 组分代谢系统具有易大量操作，便于进行代谢产物的结构鉴定，制备简单且易于保存（可以反复冻融至少 3 次仍保持活性）和使用，代谢过程快、结果重现性好等优点，被广泛用于评估候选药物的体外代谢稳定性研究。

1.3　异黄酮的代谢研究

近年来，随着异黄酮在治疗与预防心脑血管疾病方面的药理作用的明确和肯定，越来越多的研究者开始关心其在体内的吸收、分布、代谢、排泄过程。其中以对大豆异黄酮（Daidzin）的代谢研究最多。异黄酮苷类化合物一直被认为只有通过结肠菌丛代谢后才能被吸收，但后来证明某些黄酮苷可以被小肠黏膜的 SGLT1 转运进入肠壁上皮细胞，继而被其中的 β – 葡萄糖苷酶水解后再吸收，或者被小肠绒毛边缘的 LPH 水解成苷元后吸收。

对大豆异黄酮的代谢研究使用的主要方法有整体动物实验法、体外肝微粒体法等。大豆异黄酮的主要代谢途径包括羟化、氢化还原、开环反应、结合反应等。代谢产物主要有葡萄糖醛酸结合产物；硫酸结合产物；直接氢化还原的产物；2、3 位双键加氢还原后的产物；羰基还原成亚甲基后产物；1 位醚键开环和 2、3 位双键还原产物；羟基化再 2、3 位双键还原后的产物。

关于黄芪中几种主要异黄酮成分的代谢研究，由于芒柄花素、毛蕊异黄酮分布比较广泛，研究相对较多，而其他两种异黄酮主要存在于黄芪中且含量较低，也不易分离得到，因此对它们的代谢研究较少。芒柄花素的代谢产物主要有葡萄糖醛酸结合物、硫酸结合物、直接氢化还原的产物；毛蕊异黄酮的代谢产物主要有葡萄糖醛酸结合物和硫酸结合物，直接氢化还原产物，2、3 位双键加氢还原后的产物，羟基化再 2、3 位双键还原后的产物，总结如图 5 – 1 – 1 ～ 图 5 – 1 – 3 所示。

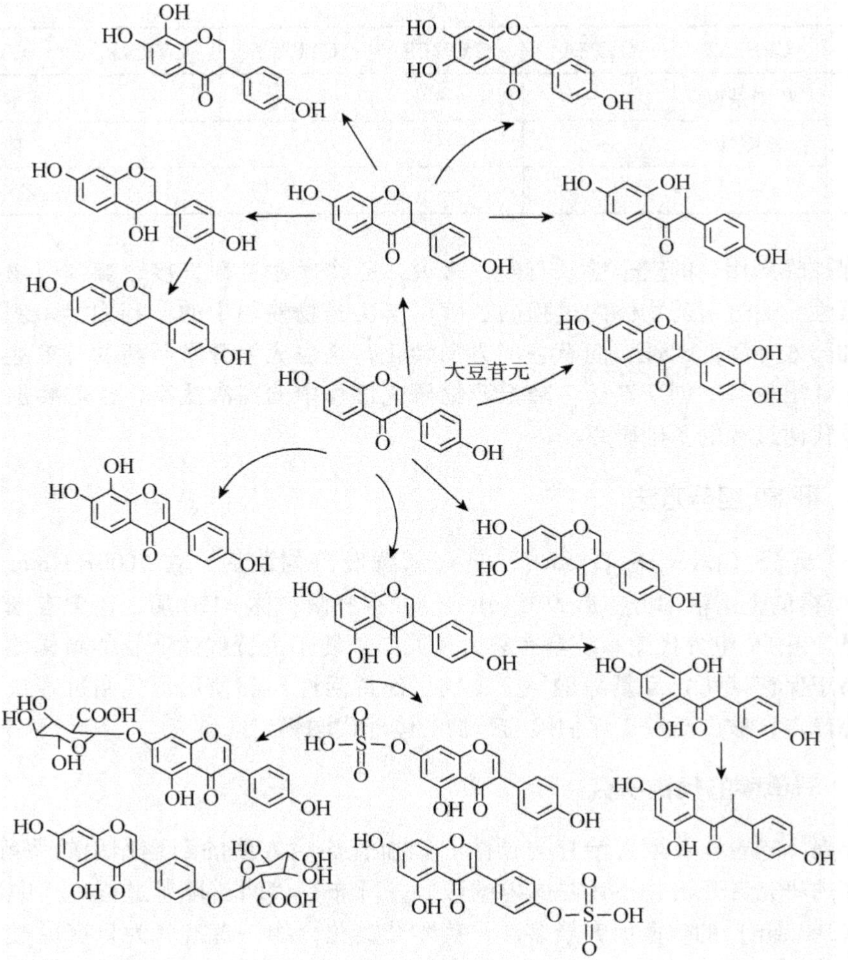

图 5 – 1 – 1　大豆异黄酮的代谢途径

　　黄芪紫檀烷与黄芪异黄烷是黄芪中的特征性成分，具有明确的药理活性，如抗菌、抗氧化、抗肿瘤、植物拒食剂和对心血管上皮细胞的保护功能等。但目前未找到它们的代谢研究相关文献。

1.4　黄芪异黄酮代谢研究

　　异黄酮成分是一类分布广泛的具有明确药理活性的化合物，黄芪中主要的异黄酮（毛蕊异黄酮、芒柄花素、黄芪紫檀烷、黄芪异黄烷和它们的葡萄糖苷）也具有较好的药理活性。目前对于它们的代谢研究还未见较多的报道。

　　为了阐明异黄酮类化合物在体内、体外代谢的主要方式和途径，推测其可能的代谢机理，本书从黄芪中异黄酮的代谢途径出发，对黄芪中 8 个异黄酮主要成分进行了较系统的研究。随着对异黄酮类成分体内过程认识的不断加深，人类必将研发出更好的异黄酮类药物。

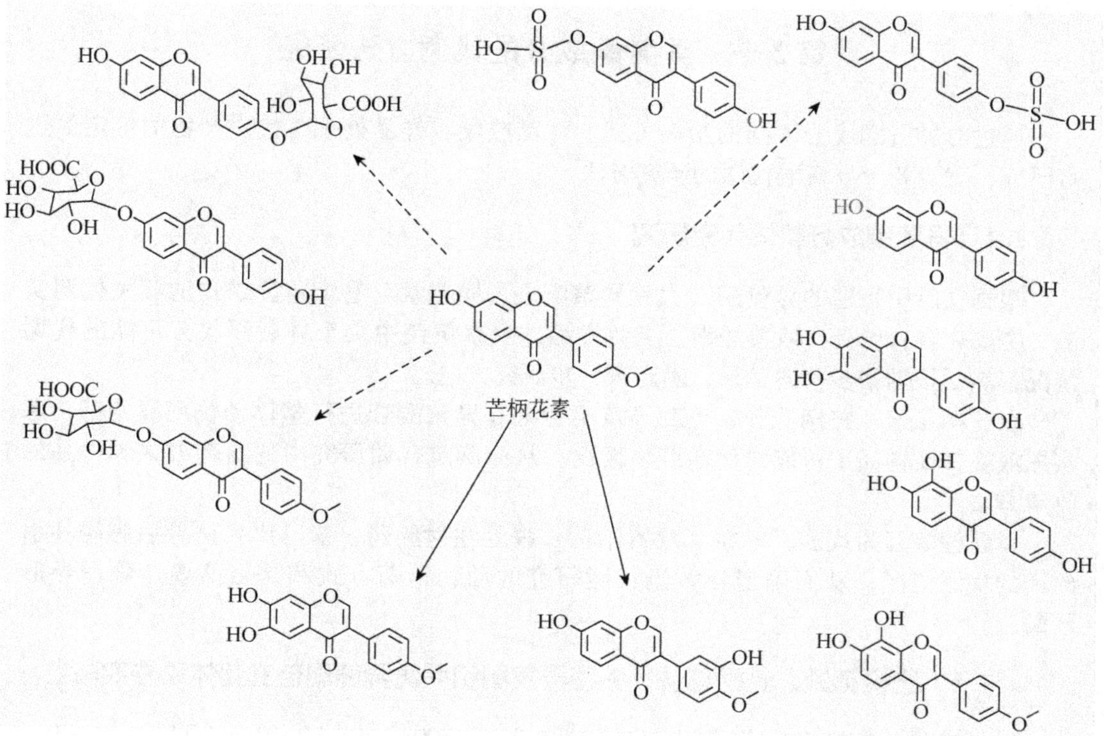

图 5 - 1 - 2　芒柄花素的代谢途径

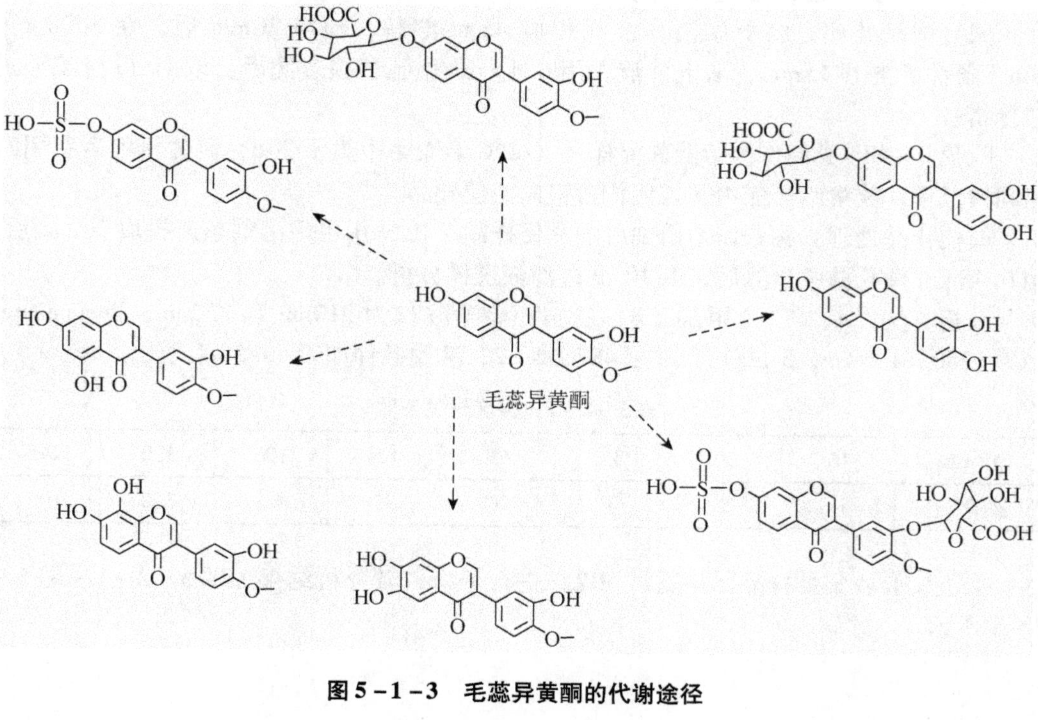

图 5 - 1 - 3　毛蕊异黄酮的代谢途径

第2节　异黄酮成分的代谢方法研究

通过对异黄酮成分不同的给药方式、样品收集、样品处理、代谢产物的鉴定等进行研究，确定8个异黄酮代谢的研究方法。

2.1　异黄酮成分整体代谢研究

根据文献中报道的异黄酮（大豆异黄酮、芒柄花素、毛蕊异黄酮）的相关代谢实验，考虑先灌胃给药，收集尿液、粪便样品，观察黄芪中几个异黄酮成分可能的代谢情况，然后根据初步代谢结果，确定下一步研究方向。

以芒柄花素、芒柄花苷、毛蕊异黄酮和毛蕊异黄酮苷进行整体动物灌胃给药，考察尿液或粪便样品中可能的代谢产物情况，从而确定代谢研究中的给药方式和样品的收集方法。

以紫檀烷苷为代表，考察了灌胃给药、腹腔注射给药、苯巴比妥诱导后腹腔注射给药的代谢情况；从而确定异黄酮代谢研究的动物给药方式和是否需要药物诱导肝药酶。

2.1.1　芒柄花素、芒柄花苷、毛蕊异黄酮和毛蕊异黄酮苷的整体动物实验

样品来源：为整体给药 SD 大鼠（雄性，$250 \sim 300$g，$n = 5$）20mg/只后，收集 $0 \sim$ 48h 尿液作为给药尿液样品（40℃旋转蒸发至干）。在相同情况下，收集给药前 48h 尿液作为空白尿液样品，处理方法同给药尿液。

尿液样品处理：以上尿液样品用甲醇 45ml 溶解，超声 30min 后，在 3000 r·min^{-1}条件下离心 15min，取上清液，用 0.45 μm 微孔滤膜过滤后，取 10 μl 过滤液进样分析。

收集 $0 \sim$ 48h 粪便作为给药粪便样品（60℃干燥箱中烘干 24h，研钵研细后备用）。相同情况下，收集给药前 48h 粪便作为空白粪便样品。

粪便样品处理：称取以上研细后的粪便样品 5.0g，用甲醇溶剂超声提取 30min 后，用 0.45 μm 微孔滤膜过滤后，取 10 μl 过滤液进样分析。

分析方法：A：0.1% 甲酸，B：乙腈；检测波长为 210nm 和 230nm；Phenomenex C18（250×4.6mm，5 μm），S/N：487606 – 2；洗脱条件如表 5 – 2 – 1 所示。

表 5 – 2 – 1　梯度洗脱条件

T/min	10	20	35	65	85	100	130	145
乙腈/%	0	5	8	20	35	60	100	100

以上实验收集的样品，均通过 HPLC 进行分析，其分析结果如图 5 – 2 – 1 ~ 图 5 – 2 – 8 所示。

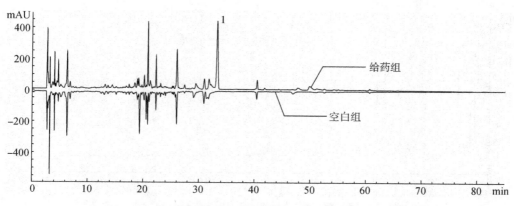

图 5 - 2 - 1 灌胃给药 SD 大鼠毛蕊异黄酮苷前后的尿样色谱图

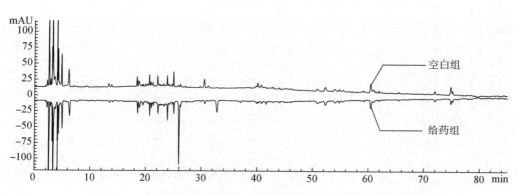

图 5 - 2 - 2 灌胃给药 SD 大鼠毛蕊异黄酮苷前后的粪便色谱图

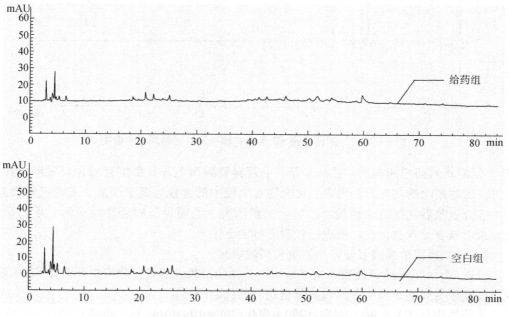

图 5 - 2 - 3 灌胃给药 SD 大鼠毛蕊异黄酮前后的尿样色谱图

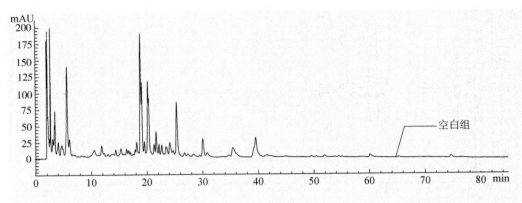

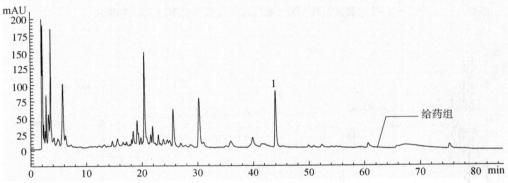

图 5 - 2 - 4　灌胃给药 SD 大鼠毛蕊异黄酮前后的粪便色谱图

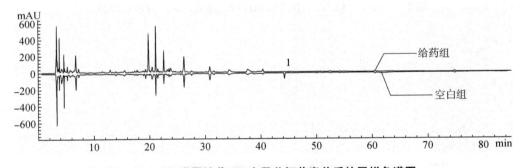

图 5 - 2 - 5　灌胃给药 SD 大鼠芒柄花素前后的尿样色谱图

SD 大鼠灌胃给药芒柄花素、芒柄花苷、毛蕊异黄酮和毛蕊异黄酮苷后，对尿液、粪样品进行代谢产物的初步分析发现，化合物在粪便中的含量远高于尿液，表明吸收较差；苷类成分吸收后在尿液未能检出，结合文献研究，说明异黄酮苷在口服给药后，吸收时一般以其苷元入血，在体内进行代谢后排泄出体外。

2.1.2　黄芪紫檀烷苷整体动物给药实验研究

依据 SD 大鼠给药黄芪紫檀烷苷后代谢产物的结果，用黄芪紫檀烷苷灌胃 SD 大鼠，收集其尿液与粪便，从中分离黄芪紫檀烷苷的代谢产物。

为整体给药 SD 大鼠（雄性，250 ~ 300g，$n = 10$）7mg/只，连续给药 10d，收集

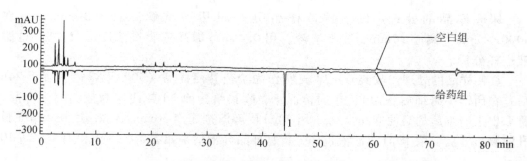

图 5 - 2 - 6　灌胃给药 SD 大鼠芒柄花素前后的粪便样品色谱图

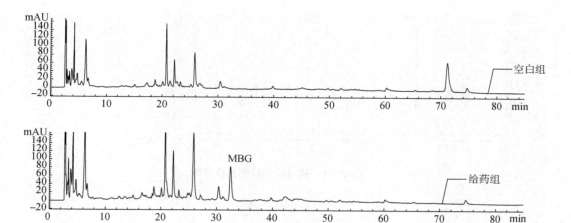

图 5 - 2 - 7　灌胃给药 SD 大鼠芒柄花苷前后的尿样色谱图

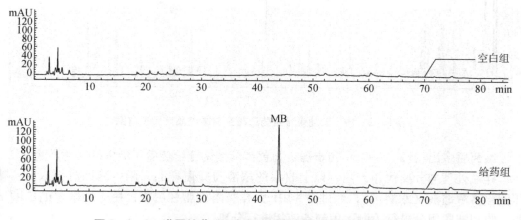

图 5 - 2 - 8　灌胃给药 SD 大鼠芒柄花苷前后的粪便样品色谱图

0 ~ 12d 尿液作为给药尿液样品（旋转蒸发 40℃ 至干）。相同情况下，收集给药前 2 天尿液作为空白尿液样品，处理方法同给药尿液。此次共给药 700mg，$n = 10$，每天每只 SD 大鼠给药 7mg，共给药 10d。因尿与粪便中代谢物相同，合并后进行甲醇提取，对提取液进行分离。

尿液样品的处理：以上尿液样品用 45ml 甲醇溶解，超声 30min 后，在 3000r·min⁻¹ 离心 15min。取上清液，用 0.45μm 微孔滤膜过滤后，取 10μl 过滤液进样分析。

粪便样品的处理：收集 0~7d 粪便作为给药粪便样品（60℃ 干燥箱中烘干 24h 后，在研钵中研细后备用）。相同情况下，收集给药前 2d 粪便作为空白粪便样品。称取以上研细后的粪便样品 5.0g，用 30ml 甲醇溶剂超声 30min 溶解，用 0.45μm 微孔滤膜过滤后，取 10μl 过滤液进样分析；样品分析结果如图 5-2-9 和图 5-2-10 所示。

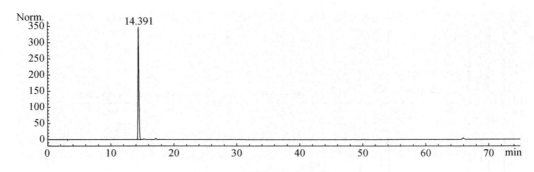

图 5-2-9　紫檀烷苷对照品色谱图

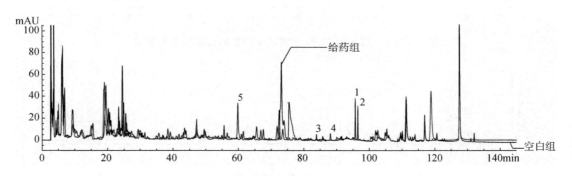

图 5-2-10　紫檀烷苷给药尿与空白尿样品对比色谱图

给药后多出的峰（1~3）初步确定为黄芪紫檀烷苷给药后尿液中的代谢产物。

样品处理与分离代谢产物：以上收集的尿液与粪便样品，用甲醇回流提取后，减压浓缩得浓缩液（水溶剂），经过 D-101 大孔吸附树脂柱层析，用不同浓度的乙醇洗脱，收集洗脱组分进行检测，用制备液相进行分离。

分离流程：进行 D-101 大孔树脂柱分离，富集于 70%~95% 乙醇洗脱组分。以 70%~95% 乙醇洗脱组分经 LH-20 凝胶柱分离，富集于第 6 组分。以第 6 组分进行反相柱制备分离。共分离制备得到 4 个化合物，其色谱结果如图 5-2-11~图 5-2-14 所示。

根据待制备样品的 HPLC-MS 及 HPLC-DAD 分析，结果分离得到的化合物 1 为

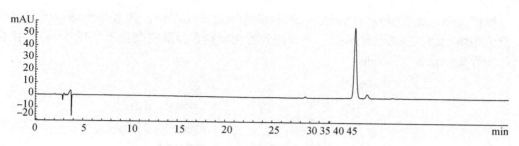

图 5 – 2 – 11　黄芪紫檀烷苷元代谢产物 3

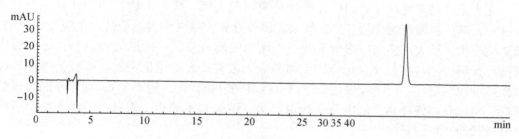

图 5 – 2 – 12　黄芪异黄烷苷元代谢产物 4

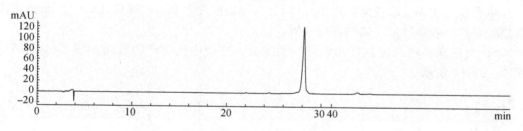

图 5 – 2 – 13　肠内酯代谢产物 1

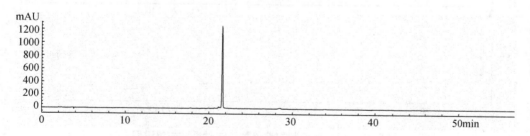

图 5 – 2 – 14　肠二醇代谢产物 2

肠二醇（6.3mg），化合物 2 为肠内酯（4.2mg），其结构式如下。

肠二醇 ENL　　　　　　　肠内脂 END

根据文献，此二者应为饲料中芝麻酯素的体内转化产物，其紫外光谱特征与异黄烷及紫檀烷相似。通过鉴定分析，分离得到的化合物 3 为紫檀烷苷元（45.5mg），化合物 4 为异黄烷苷元（8.7mg）。

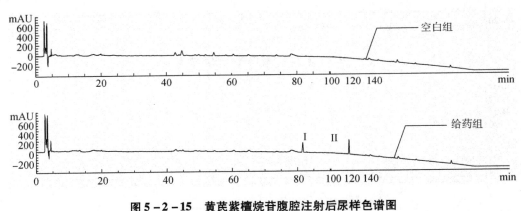

黄芪紫檀烷　　　　　　　黄芪异黄烷

在大鼠给药紫檀烷苷后的代谢产物分离情况表明，代谢产物主要为其苷元及异黄烷苷元，其他代谢产物含量较少，均未能得到分离；单次大剂量给药，受吸收等影响，需要化合物量较大；多次小剂量给药，代谢物收集较多，样品的处理复杂，分离难度增加。黄酮类化合物苷及苷元溶解性与吸收均较差。大剂量给药时，可以使体内同时发生各种代谢变化，产生较多代谢产物（或其他补偿代谢作用产生）；灌胃给药紫檀烷苷后收集尿及粪便样品，从中分离代谢产物，结果并不理想，需进一步考察给药后确定分离代谢产物的具体方法。

2.1.3　考察黄芪紫檀烷苷 SD 大鼠腹腔注射后尿液与粪便代谢产物的变化

依据研究结果，改变给药途径，对 SD 大鼠腹腔注射 20mg/每只（$n=3$）给药黄芪紫檀烷苷后，收集尿液、粪便进行分析。

SD 大鼠腹腔注射黄芪紫檀烷苷后的尿液、粪便中代谢产物检测如图 5-2-15 ~ 图 5-2-17 所示。

图 5-2-15　黄芪紫檀烷苷腹腔注射后尿样色谱图

SD 大鼠采用苯巴比妥诱导：苯巴比妥钠注射液，腹腔注射，第 1 天给药 60mg·kg^{-1}；第 2 天给药，30mg·kg^{-1}；于第二次给药 24h 后灌胃给药黄芪紫檀烷苷（50mg/只，$n=3$），收集尿液及粪便，样品处理后进行 HPLC-DAD 代谢产物检测，结果如图 5-2-18 ~ 图 5-2-19 所示。

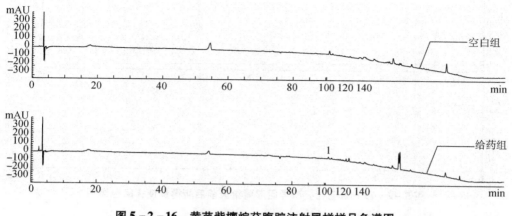

图 5 - 2 - 16 黄芪紫檀烷苷腹腔注射尿样样品色谱图

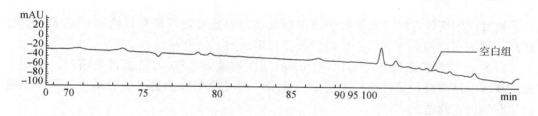

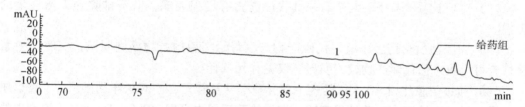

图 5 - 2 - 17 黄芪紫檀烷苷腹腔注射收集粪便样品色谱图

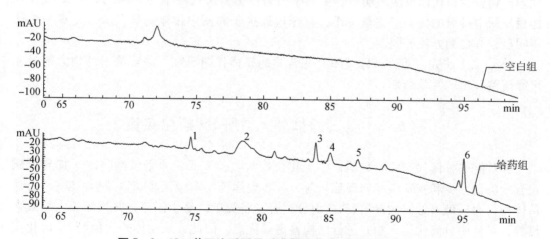

图 5 - 2 - 18 苯巴比妥诱导后灌胃给药前后所得尿样色谱图

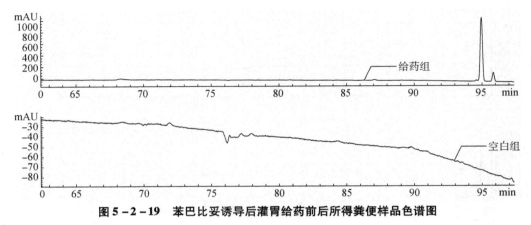

图 5 - 2 - 19   苯巴比妥诱导后灌胃给药前后所得粪便样品色谱图

2.2 小结

通过比较两种方法（直接腹腔注射给药和苯巴比妥诱导后灌胃给药）所得的生物样品（尿液、粪便）中代谢产物的情况，可得出如下结论：

（1）由于黄酮苷与苷元类化合物溶解性质均较差，SD 大鼠灌胃给药时，吸收入血，从尿中排泄量较其直接从粪便中排泄少，而粪便中代谢物产生较单一，不能说明药物在体内代谢情况。

（2）苯巴比妥诱导 SD 大鼠后，其代谢能力有增强表现，但不排除加大给药量的影响。

（3）腹腔注射给药后尿液中代谢产物与灌胃给药后的产物差别明显，腹腔注射紫檀烷苷可吸收，但代谢产物较不明显，仅见苷元及苷。

（4）通过腹腔注射 SD 大鼠给药毛蕊异黄酮苷及苷元、芒柄花苷及苷元后，收集尿液、粪便样品后检测，实验结果表明，灌胃给药后尿中可用 HPLC - DAD 方法检测出的代谢产物较少，代谢反应不明显。主要原因为：①给药量较小（20mg/只）；②吸收入血后从尿中排泄的代谢产物量较小，甚至远远少于粪便中排泄的量，从而使观测结果不明显；③检测方法的限制。

（5）以上研究说明进行异黄酮类化合物的整体代谢研究，需要给予动物大剂量才可能得到理想的实验结果。

第 3 节 异黄酮体外大鼠肝 S9 孵化实验

异黄酮的整体代谢实验表明，由于化合物吸收差，或实验条件的限制（如异黄酮化合物的量太少和实验样品处理等）等，导致整体动物实验无法获得理想的实验结果。从体外代谢模型考虑，大鼠的肝 S9 组分具有制备简单，易于保存，并且易于大量放大培养，可从中分离代谢产物并进行结构鉴定等优点。因此，采用体外大鼠肝 S9 孵化实验，对芒柄花素、芒柄花苷、毛蕊异黄酮、毛蕊异黄酮苷、黄芪紫檀烷和黄芪异黄烷进行了代谢研究。

3.1　实验方法

肝 S9 组分的制备：选用雄性 SD 大鼠，体重 300 ~ 350g，临用前断头处死后，迅速取出肝脏，用生理盐水灌洗除出血液后，用剪刀剪碎，加入 4 倍量冷的 Tris – HCl 缓冲盐溶液（2 ~ 8℃），用匀浆机快速进行匀浆处理，分装于合适的离心管中，配平后，于 4℃低温离心机中进行离心处理，离心力为 9000g，离心 30min；离心后倾出上清液，即为肝的 S9 组分，测定蛋白含量（Lowry 法）；未用前放入 – 70℃冰箱中保存，临用前稀释至约 20mg·ml^{-1}，进行实验。

选用和配制 6 个异黄酮类药物（毛蕊异黄酮、芒柄花素、黄芪紫檀烷及苷、黄芪异黄烷及苷）：分别量取毛蕊异黄酮 4.0mg；芒柄花素 3.5mg；黄芪紫檀烷苷 3.1mg；黄芪紫檀烷 3.0mg；黄芪异黄烷苷 3.0mg 及黄芪异黄烷 3.5mg；均用 100μl 的 DMSO 溶解后，备用。

取合适的试管，加入冷的 Tris – HCl 缓冲盐溶液（2 ~ 8℃）1ml 后，分别加入 1ml 的 5mmol/L MgCl$_2$（例如，127mg MgCl$_2$·6H$_2$O 于 25ml 冷的 Tris – HCl 缓冲盐中，混匀）；5mmol/L 的 Glucose – 6 – phosphate 2Na$^+$（例如，190mg Glucose – 6 – phosphate 2Na$^+$ 于 25ml 冷的 Tris – HCl 缓冲盐中，混匀）；0.5mmol/L 的 NADP（例如，47.5mg NADP 于 25ml 冷的 Tris – HCl 缓冲盐中，混匀）；然后将制备好的肝 S9 组分，用冷的 Tris – HCl 缓冲盐稀释至约 20mg·ml^{-1}，加入以上试管中，以不加 S9 组分作为空白组进行对照；最后将配制好的药物溶液分两组分别加入空白组与 S9 组分管中（各约 50μl），在 37℃恒温水浴中培养 2h，终止反应时加入乙腈 5ml，放入 – 20℃冰箱保存，备用。

分析样品的准备：以上样品超声 10min 后，在 3000r·min^{-1} 条件下离心 15min，取上清液，0.45μm 微孔滤膜过滤，20μl 滤液注入高效液相色谱仪，记录色谱图。

蛋白质含量测定方法（Lowry 法）

（1）标准蛋白质溶液：精确称取结晶牛血清蛋白或 g – 球蛋白，溶于蒸馏水，浓度为 250μg·ml^{-1}。牛血清蛋白溶于水若混浊，可改用 0.9% NaCl 溶液。

（2）标准曲线的测定：取 16 支大试管，1 支作空白，3 支留作未知样品，其余试管分成两组，分别加入 0、0.1、0.2、0.4、0.6、0.8、1.0ml 标准蛋白质溶液（浓度为 250mg·ml^{-1}）。用水补足到 1.0ml，然后每支试管加入 5ml 试剂甲，在旋涡混合器上迅速混合，于室温（20 ~ 25℃）放置 10min。再逐管加入 0.5ml 试剂乙（Folin—酚试剂），立即混匀，混合速度要快，否则会使显色程度减弱。然后在室温下放置 30min，以未加蛋白质溶液的第一支试管作为空白对照，于 700nm 处测定各试管中溶液的吸光度值。以蛋白质的量为横坐标，吸光度值为纵坐标，绘制标准曲线。

（3）测定自制 S9 组分样品蛋白测定结果：38.17mg·ml^{-1}。

3.2　实验结果

取以上化合物的肝 S9 孵化培养后的样品，进行 HPLC 分析。由于上述大鼠肝 S9 组分培养孵化试验中所用培养体系较小，采用 HPLC – DAD 方法检测代谢产物可能不太明显，随后按同样条件下，平行放大 25 倍后再进行孵化培养。

样品在 40～45℃旋转蒸发至干，用甲醇溶解稀释至 50ml，取上清液，0.45μm 微孔滤膜过滤，20μl 滤液注入 HPLC 仪，色谱图如图 5 - 3 - 1～图 5 - 3 - 4 所示。

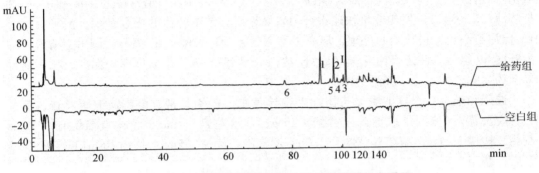

图 5 - 3 - 1　黄芪紫檀烷大鼠肝 S9 给药后样品色谱图

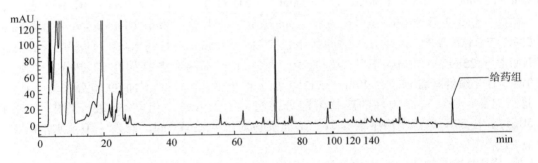

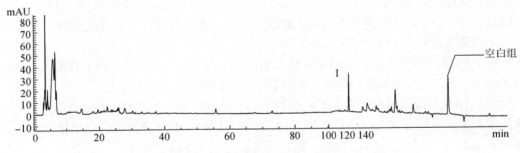

图 5 - 3 - 2　毛蕊异黄酮大鼠肝 S9 给药与阴性样品色谱图

3.3　结论与讨论

在几个异黄酮化合物体外大鼠肝 S9 组分培养样品中，仅毛蕊异黄酮、紫檀烷、芒柄花素可检测到代谢产物的产生；可能由于大鼠肝 S9 组分加入量较少，或是它们的代谢转化比例较其他异黄酮高。在放大 25 倍的大鼠肝 S9 组分培养样品中，毛蕊异黄酮、紫檀烷、异黄烷实验结果较好，均可检测到较多的代谢产物，但其转化率均不高（转化率为 25%～40%）。

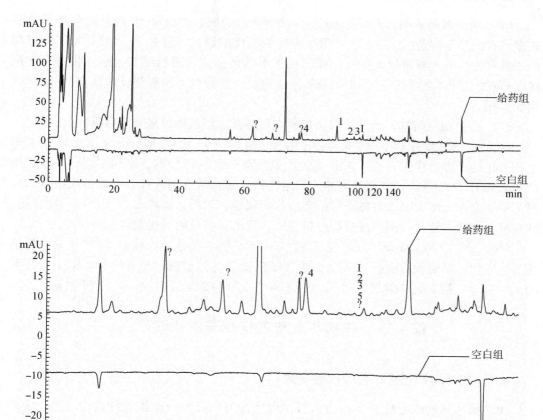

图 5 - 3 - 3　芒柄花素 S9 给药后样品色谱图❶

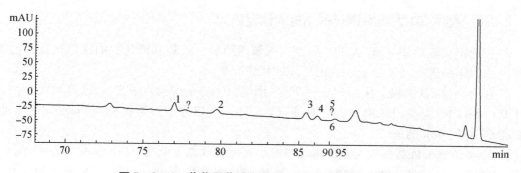

图 5 - 3 - 4　黄芪异黄烷大鼠肝 S9 给药后样品色谱图

（1）通过对几个异黄酮的代谢的初步研究表明，用整体动物研究异黄酮的代谢，从尿液中分离代谢产物并进行结构鉴定具有一定的困难（吸收差，需要大量的化合物）。

---

❶　图中问号表示可能的代谢物峰位，下文不再赘述。

（2）通过对异黄酮的大鼠肝 S9 组分代谢研究表明，大鼠肝 S9 组分孵化培养具有较多优点：易于制备、保存；由于肝脏是主要的代谢器官，肝的 S9 组分保留了肝脏功能的真实性，可大规模放大操作；能得到大量的代谢产物进行结构鉴定。根据异黄酮代谢产物的结构，也可以进一步推测其代谢途径，并分析和比较整体代谢与体外 S9 代谢的异同。

（3）通过研究可知，糖苷灌胃给药时在肠道被水解脱糖形成苷元后吸收入血。

（4）该研究采用体内、体外实验相结合，对其中 4 个异黄酮苷元采用大鼠的肝 S9 组分孵化培养进行代谢研究（对产生的大量代谢产物进行分离、结构鉴定；少量代谢产物采用 LC/MS 分析，推测其可能的代谢产物，并总结可能的代谢规律与代谢方式）；对其中 4 个异黄酮苷采用整体灌胃给药后收集尿液，进行尿液样品中的代谢产物分析，并对可能的苷与苷元代谢情况进行分析总结，得出它们可能的代谢途径与方式。

（5）为了节约实验动物及增强肝 S9 的代谢活性，在进行大鼠肝 S9 实验时，提前注射苯巴比妥钠对大鼠进行肝药酶诱导（苯巴比妥钠注射液，腹腔注射，第 1 天注射 $60mg \cdot kg^{-1}$；第 2 天注射 $30mg \cdot kg^{-1}$；于第二次给药 24h 后进行大鼠肝 S9 制备）。

第 4 节　芒柄花素与芒柄花苷的代谢研究

4.1　整体动物芒柄花苷的代谢研究

由于整体动物研究是直接在动物活体内进行的，具有最直接的特点，最能代表动物的整体反应情况，该研究从整体动物实验出发，灌胃给予芒柄花苷，收集尿液，进行 LC – DAD – ESI – IT – TOF – MS^n 检测分析来鉴定代谢产物，然后通过代谢产物的结构，推测其可能的代谢途径与代谢方式。

4.2　整体 SD 大鼠灌胃芒柄花苷的代谢研究

在选定实验动物（SD 大鼠，雄性）灌胃给药后，收集其给药后的尿液样品，与收集的空白样品进行对比分析，找出可能的代谢产物。

选用雄性 SD 大鼠，体重 250～350g，用饲料饲养于代谢笼中 5d 后，开始实验，先于 0～48h 内收集空白尿液及空白粪便（$n = 4$），然后分别灌胃给药 $400mg \cdot kg^{-1}$，收集给药后 0～48h 的尿液。

1. 整体动物给药芒柄花苷后尿液与粪便样品的收集与处理

SD 大鼠（雄性，250～350g，$n = 4$）给药芒柄花苷（$400mg \cdot kg^{-1}$）后，收集 0～48h 尿液作为给药尿液样品（40℃旋转蒸发至干后用甲醇溶解）。相同情况下，收集给药前 48h 尿液作为空白尿液样品，处理方法同给药尿液。

尿液样品处理：以上尿液样品，加入甲醇45ml，超声30min后，在 $3000r \cdot min^{-1}$ 条件下离心15min，取上清液，用0.45μm微孔滤膜过滤后，取 10μl 滤液进样分析。

2. 整体动物给药芒柄花苷后，取尿液进行 LC/MS 检测

分析条件：HPLC-DAD-ESI-IT-TOF-MS^n；LC 液相系统：CBM – 20A；二元泵：LC –

20AD；自动进样设备：SIL - 20AC；柱温箱：CTO - 20A；PDA 检测器：SPD - M20A。

接口：ESI；CDL（曲型脱溶剂管）温度 250℃；Nebulizing gas flow：1.5 L/min；Heat block：250℃；总流速：1.0ml·min^{-1}；最大压力：30 MPa；PDA：200 - 700 nm；柱温：35℃；进样器温度：4℃；进样体积：20 μl。

工作站：LC/MS solution version 3.50，分子式预测，精确分子量计算；正离子模式：MS^1：质量范围 m/z：220 ~ 1000Da；检测电压：1.70KV；重复采样次数：3；ion accumulation：20msec；MS^2，MS^3：质量范围 m/z：50 ~ 1000Da，重复采样次数：2；ion accumulation：10，20msec；CID energy：50%。负离子模式：MS^1：质量范围 m/z：220 ~ 1000Da；检测电压：1.70KV；重复采样次数：3；ion accumulation：10 msec；MS^2，MS^3：质量范围 m/z：50 ~ 1000；重复采样次数：2；ion accumulation：10，20msec；CID energy：50%。

分析方法：A：0.1% 甲酸，B：乙腈；检测波长为 210nm 和 230nm；Phenomenex C18 柱（250×4.6mm，5 μm）；洗脱条件如表 5 - 4 - 1 所示。

表 5 - 4 - 1　梯度洗脱条件

T/min	0	8	15	35	65	80	90
乙腈/%	0	0	8	25	60	100	100

4.3　尿液样品 LC/MS 分析结果

尿液样品的 LC/MS 分析结果如图 5 - 4 - 1 ~ 图 5 - 4 - 6 所示，包括总离子流（TIC）、提取离子流、紫外光谱（UV 图）和质谱。

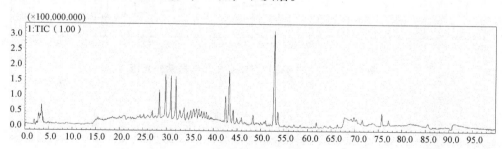

图 5 - 4 - 1　芒柄花苷整体给药尿样品正离子 TIC

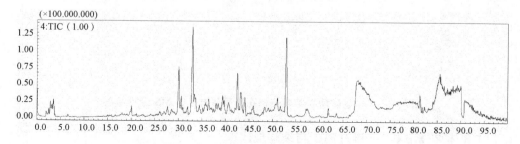

图 5 - 4 - 2　芒柄花苷整体给药尿样品负离子 TIC

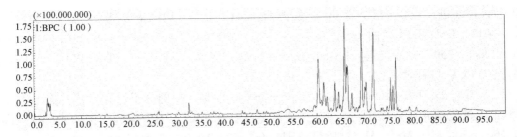

图 5 - 4 - 3   芒柄花苷整体空白尿样品负离子 TIC

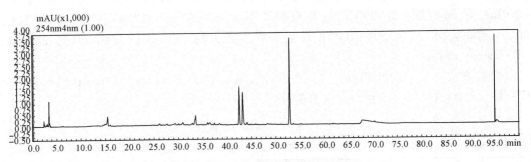

图 5 - 4 - 4   芒柄花苷整体给药尿样品紫外光谱

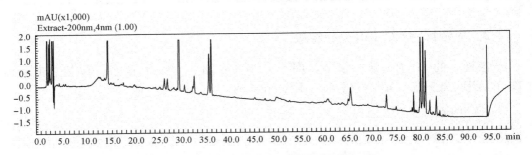

图 5 - 4 - 5   芒柄花苷整体空白尿样品紫外光谱

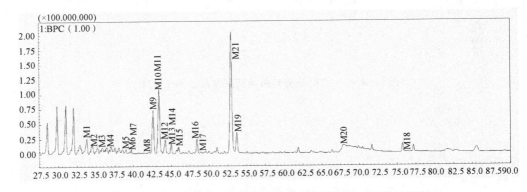

图 5 - 4 - 6   整体动物给药芒柄花苷后尿样 LC/MS 分析结果

（1）芒柄花素 LC/MS 碎片离子与裂解规律

芒柄花素正离子一级、二级、三级质谱（保留时间：31.205）如图 5 - 4 - 7 所示。

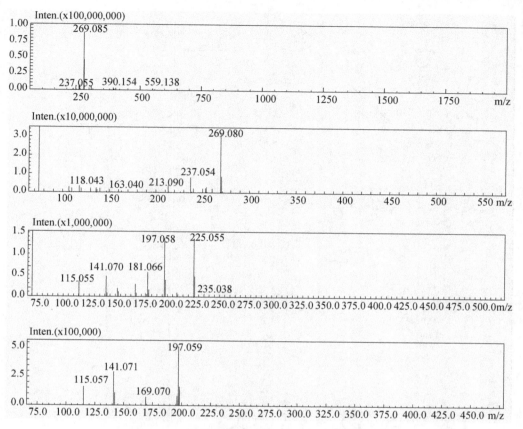

图 5 - 4 - 7　芒柄花素正离子一级、二级、三级质谱

（2）尿液样品的 LC/MS 分析与代谢产物的鉴定

通过 LC/MS 分析方法，从大鼠给药芒柄花苷后的尿液中共鉴定了 21 个代谢产物，其中，主要代谢反应包括葡萄糖醛酸结合产物 13 个（原型的葡萄糖醛酸结合产物 1 个，脱甲基后的葡萄糖醛酸结合产物 2 个，羟基化后的葡萄糖醛酸结合物 3 个，脱甲基、2，3 位双键还原后的葡萄糖醛结合产物 2 个，脱甲基、2，3 位双键还原、4 位羰基还原后的葡萄糖醛结合物产物 2 个，2，3 位双键还原后的葡萄糖醛结合物产物 1 个，脱羟基后葡萄糖醛酸结合物产物 1 个，羟基化、甲基化后的葡萄糖醛酸结合产物 1 个）；硫酸结合物反应产物 2 个（脱甲基后的硫酸结合产物 2 个）；羟基化反应（产物 3 个）；脱甲基化反应（产物 1 个）；双羟基化反应（产物 1 个）；脱葡萄糖反应（产物 1 个）。与文献比较，芒柄花苷代谢研究新发现，羟基化位点和产物各 1 个，葡萄糖醛酸结合产物 10 个，如图 5 - 4 - 8、图 5 - 4 - 9、表 5 - 4 - 2 和表 5 - 4 - 3 所示。

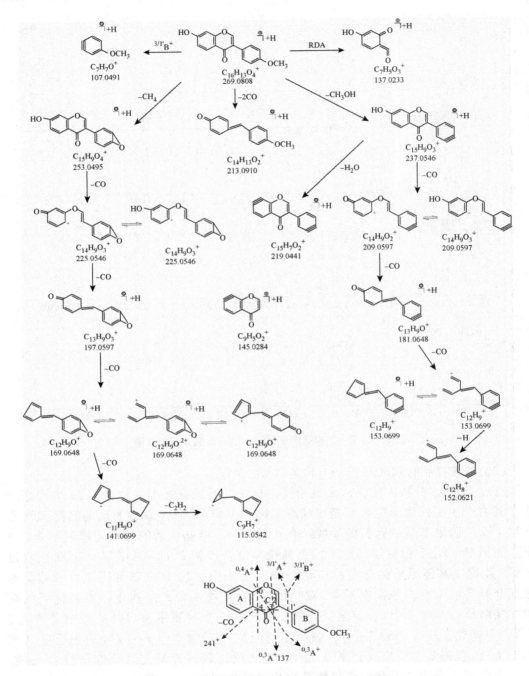

图 5 - 4 - 8　正离子模式下芒柄花素的可能裂解途径

表 5-4-2　分子式预测汇总

$[M+H]^+$	相对离子丰度	分子式	误差/ppm
107.0516	7.34	C_7H_6O	17.75
163.0395	2.32	$C_9H_6O_3$	0
213.0901	12.30	$C_{14}H_{12}O_2$	-7.04
253.0503	8.34	$C_{15}H_8O_4$	0.79
147.0454	—	$C_9H_6O_2$	5.44
181.0659	—	$C_{13}H_8O$	3.31
225.0529	—	$C_{14}H_8O_3$	-12.89
169.0666	—	$C_{12}H_8O$	7.69
141.0699	—	$C_{11}H_8$	1.42
237.0541	23.41	$C_{15}H_8O_3$	-4.64
209.0567	—	$C_{14}H_8O_2$	-4.30
219.0454	—	$C_{15}H_6O_2$	3.65

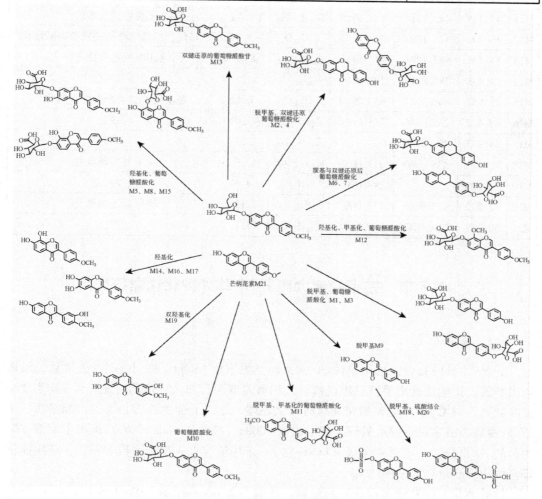

图 5-4-9　芒柄花苷整体动物尿液产物可能代谢途径

表 5 – 4 – 3　大鼠灌胃芒柄花苷后尿液代谢产物的 LC/MS 鉴定结果

代谢产物	t_R/min	$[M+H]^+$/m/z	$[M-H]^-$/m/z	分子式	误差/ppm	代谢方式
M1	33.707	431.0954	429.0815	$C_{21}H_{18}O_{10}$	-1.63	脱甲基产物的葡萄糖醛酸苷化
M2	34.397	—	431.0982	$C_{21}H_{20}O_{10}$	0.93	加氢还原、脱甲基产物的葡萄糖醛酸化
M3	35.872	—	429.0833	$C_{21}H_{18}O_{10}$	2.56	脱甲基产物的葡萄糖醛酸苷化
M4	36.372	—	431.0967	$C_{21}H_{20}O_{10}$	-2.55	加氢还原、脱甲基产物的葡萄糖醛酸化
M5	38.525	—	459.0938	$C_{22}H_{20}O_{11}$	2.40	羟基化产物的葡萄糖醛酸苷
M6	39.447	—	417.1188	$C_{21}H_{22}O_9$	0.48	双键与羰基还原后葡萄糖醛酸化
M7	39.705	—	417.1181	$C_{21}H_{22}O_9$	-1.20	双键与羰基还原后葡萄糖醛酸化
M8	42.007	461.1097	459.0923	$C_{22}H_{20}O_{11}$	2.82	羟基化产物的葡萄糖醛酸化
M9	42.627	255.0668	253.0525	$C_{15}H_{10}O_4$	4.31	脱甲基
M10	43.143	445.1127	443.0983	$C_{22}H_{20}O_{10}$	-1.80	苷元的葡萄糖醛酸化
M11	43.445	445.1114	443.0988	$C_{22}H_{20}O_{10}$	-4.72	苷元的葡萄糖醛酸化
M12	43.703	475.1224	473.1077	$C_{23}H_{22}O_{11}$	-3.37	甲基化、羟基化产物的葡萄糖醛酸化
M13	44.168	447.1294	445.1158	$C_{22}H_{22}O_{10}$	0.67	双键还原的葡萄糖醛酸化
M14	44.988	285.0778	283.0611	$C_{16}H_{12}O_5$	5.26	羟基化
M15	45.652	461.1067	459.0924	$C_{22}H_{20}O_{11}$	-0.65	羟基化产物的葡萄糖醛酸化
M16	48.427	285.0760	283.0617	$C_{16}H_{12}O_5$	-1.05	羟基化
M17	48.935	285.0779	—	$C_{16}H_{12}O_5$	5.61	羟基化
M18	76.412	335.0203	333.0083	$C_{15}H_{10}O_7S$	4.20	脱甲基的硫酸化
M19	53.890	—	299.0905	$C_{17}H_{14}O_5$	-4.68	双羟基化
M20	67.932	335.0229	333.0092	$C_{15}H_{10}O_7S$	1.19	脱甲基的硫酸化
M21	52.977	269.0847	267.0654	$C_{16}H_{12}O_4$	-1.12	苷元

第 5 节　芒柄花素大鼠肝 S9 体外孵化代谢研究

5.1　实验方法

肝 S9 组分的制备：选用雄性 SD 大鼠，体重 300～350g，临用前断头处死后，迅速取出肝脏，用生理盐水灌洗除出血液后，用剪刀剪碎，加入 4 倍量冷的 Tris – HCl 缓冲盐溶液（2～8℃），用匀浆机快速进行匀浆处理，分装于合适的离心管中，配平后，于 4℃低温离心机中进行离心处理，离心力为 9000g，离心 30min；离心后倾出上清液，即为肝的 S9 组分，测定蛋白含量（Lowry 法）；未用前放入 –70℃冰箱中保存，临用前稀释至约 20mg·ml^{-1}，进行实验。

体外孵化芒柄花素药物溶液的配制：芒柄花素 400mg；用 DMSO 溶液 2.4ml 溶解，

备用。

取合适的试管，加入冷的 Tris – HCl 缓冲盐溶液（2 ~ 8℃）1ml 后，分别加入 1ml 的 5mmol/L MgCl$_2$（例如，127mg MgCl$_2$·6H$_2$O 于 25ml 冷的 Tris – HCl 缓冲盐中，混匀）；5mmol/L 的 Glucose – 6 – phosphate 2Na$^+$（例如，190mg Glucose – 6 – phosphate 2Na$^+$ 于 25ml 冷的 Tris – HCl 缓冲盐中，混匀）；0.5mmol/L 的 NADP（例如，47.5mg NADP 于 25ml 冷的 Tris – HCl 缓冲盐中，混匀）；然后将制备好的肝 S9 组分，用冷的 Tris – HCl 缓冲盐稀释至约 20mg·ml^{-1}，加入以上试管中，以不加 S9 组分作为空白管进行对照；最后将配制好的药物溶液分两组分别加入空白组与 S9 组分管中（各约 50μl），在 37℃ 恒温水浴中培养 2h，终止反应时加入乙腈 5ml，放入 –20℃ 冰箱保存，备用。

分析样品的准备：以上样品超声 10min 后，在 3000r·min^{-1} 条件下离心 15min，取上清液，0.45μm 微孔滤膜过滤，20μl 滤液注入 HPLC 仪，记录色谱图。

5.2　代谢产物的分离与鉴定

样品经大鼠肝 S9 孵化后，用乙腈沉淀蛋白，离心除去蛋白；溶液浓缩后，浓缩液用 XAD – 2 大孔吸附树脂柱处理；收集 XAD – 2 大孔吸附树脂柱处理所得的乙醇洗脱组分，浓缩至干；用甲醇溶解后，0.45μm 微孔滤膜过滤，用 HPLC 分析检测，对含量高的代谢产物进行制备。

样品的分离制备与分析：对大鼠肝 S9 组分孵化的芒柄花素样品经过 XAD – 2 大孔吸附树脂处理后，进行 HPLC 分析；再对可能的代谢产物进行分离制备，如图 5 – 5 – 1 ~ 图 5 – 5 – 5 所示。

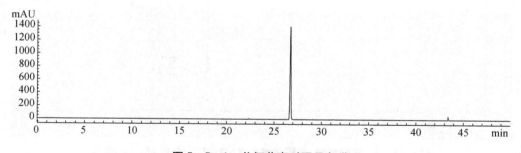

图 5 – 5 – 1　芒柄花素对照品色谱

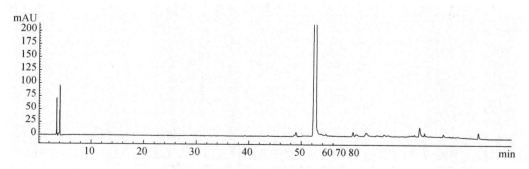

图 5 – 5 – 2　芒柄花素 S9 孵化空白对照样品色谱

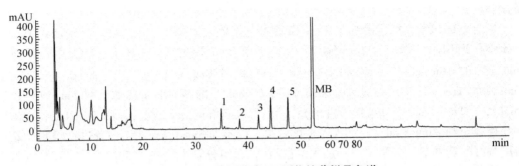

图 5 - 5 - 3　芒柄花素 S9 孵化给药样品色谱

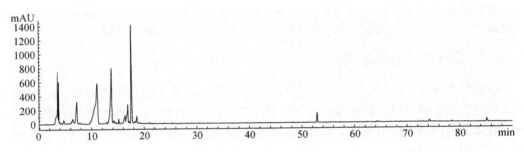

图 5 - 5 - 4　芒柄花素 S9 孵化样品 XAD - 2 水洗脱组分的色谱

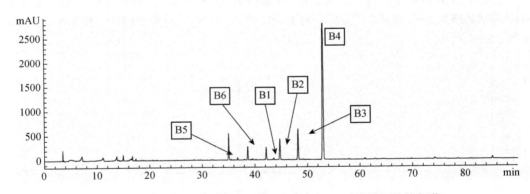

图 5 - 5 - 5　芒柄花素 S9 孵化样品 XAD - 2 乙醇洗脱组分的色谱

芒柄花素大鼠肝 S9 孵化样品代谢产物的分离制备如图 5 - 5 - 6（a）和（b）所示。

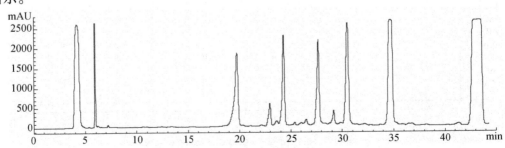

图 5 - 5 - 6（a）　分离得到代谢产物 B1 ~ B6 的色谱

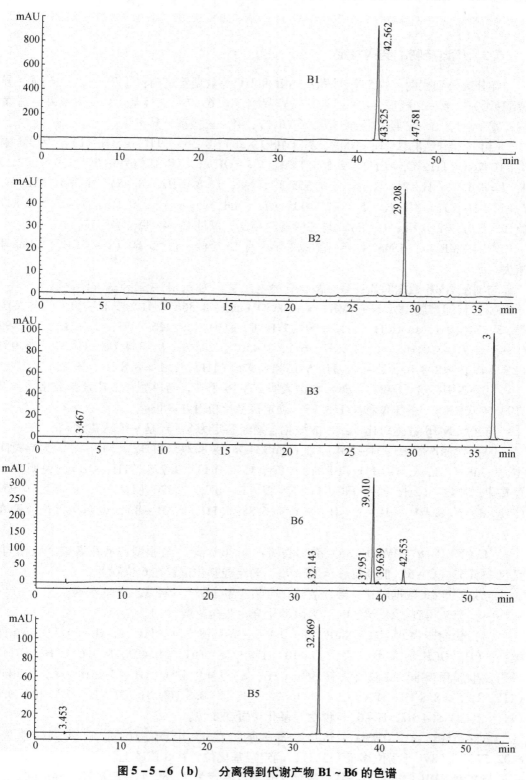

图 5 - 5 - 6（b）　分离得到代谢产物 B1 ~ B6 的色谱

5.3 代谢产物的结构鉴定

经分离得到代谢产物 5 个，根据 NMR 和 UV 等数据鉴定为：① 7，4′–二羟基–异黄酮；② 7，8–二羟基–4′–甲氧基–异黄酮；③ 6，7–二羟基–4′–甲氧基–异黄酮；④ 7，8，4′–三羟基–异黄酮；⑤ 6，7，4′–三羟基–异黄酮。

（1）代谢产物 B1：^{1}H–NMR，δ（DMSO–$d6$）：8.366（1H，s，H–2），为异黄酮类，10.763（1H，C_7–OH），9.505（1H，$C_{4'}$–OH），而甲基信号消失，7.939（2H，d，$J = 8.8$ Hz，H–2′，H–6′），7.355（1H，d，$J = 8.4$ Hz，H–5），6.784（2H，d，$J = 8.8$ Hz，H–3′，H–5′）和 6.905（1H，dd，$J = 8.8$，2.0 Hz，H–6），6.847（1H，d，$J = 2.0$ Hz，H–8）；与芒柄花素相比，仅见 C–4′ 脱位去甲基。

^{13}C–NMR，δ（DMSO–$d6$）数据表明：有 15 个碳，仅 55.60（C–OCH$_3$）碳信号消失。

与文献 NMR 数据对比一致，故该化合物经鉴定为 7，4′–二羟基–异黄酮。

（2）代谢产物 B2：^{1}H–NMR，δ（DMSO–$d6$）：8.366（1H，s，H–2），为异黄酮类，3.774（3H，s，OCH$_3$），10.309（1H，C_7–OH），9.426（1H，C_8–OH），7.492（2H，d，$J = 8.8$ Hz，H–2′，H–6′），7.450（1H，d，$J = 8.4$ Hz，H–5），6.964（2H，d，$J = 8.8$ Hz，H–3′，H–5′）和 6.935（1H，d，$J = 8.8$ Hz，H–6）。

^{13}C–NMR，δ（DMSO–$d6$）数据表明：有 16 个碳，与原型芒柄花素碳数相同，仅 δ102.57（C–8）低场位移至 133.35，确定羟基化位置在 8 位碳上。

与文献 NMR 数据对比一致，故该化合物经鉴定为 8–羟基–芒柄花素。

（3）代谢产物 B3：^{1}H–NMR，δ（DMSO–$d6$）：8.273（1H，s，H–2），为异黄酮类，3.768（3H，s，OCH$_3$），10.410（1H，C_7–OH），9.773（1H，OH），说明发生羟基化，7.473（2H，d，$J = 8.8$Hz，H–2′，H–6′），7.370（1H，s，H–5），6.952（2H，d，$J = 8.4$ Hz，H–3′，H–5′）和 6.889（1H，s，H–8）；说明羟基化位置在 6 位。

^{13}C–NMR，δ（DMSO–$d6$）数据表明：有 16 个碳，与原型芒柄花素碳个数相同，且仅 115.62（C–6）低场位移至 152.73，确定羟基化位置在 6 位碳上。

与文献 NMR 数据对比一致，故该化合物经鉴定为 6–羟基–芒柄花素。

（4）分离得到的化合物 B4：为原型化合物芒柄花素。

（5）代谢产物 B5：^{1}H–NMR，δ（DMSO–$d6$）：8.314（1H，s，H–2），为异黄酮类，δ（H–OCH$_3$）信号消失，10.410（1H，C_7–OH），9.407，9.496（2H，OH），说明发生脱甲基同时羟基化，7.363（2H，d，$J = 8.4$ Hz，H–2′，H–6′），7.440（1H，d，$J = 8.8$ Hz，H–5），6.780（2H，d，$J = 8.8$ Hz，H–3′，H–5′）和 6.926（1H，d，$J = 8.4$ Hz，H–6）；说明羟基化位置在 8 位。

^{13}C–NMR，δ（DMSO–$d6$）数据表明：有 15 个碳，且 55.60 碳信号消失，δ102.57（C–8）低场位移至 133.31，确定羟基化位置在 8 位碳上。

与文献 NMR 数据对比一致，故该化合物经鉴定为 7，8，4′–三羟基–异黄酮。

（6）代谢产物 B6：^{1}H－NMR，δ（DMSO－$d6$）：8.223（1H，s，H－2），为异黄酮类，H－OCH$_3$信号消失，10.382（1H，C$_7$－OH），9.748，9.476（2H，OH），说明发生羟基化，7.344（2H，d，J＝8.4 Hz，H－2′，H－6′），7.358（1H，s，H－5），6.769（2H，d，J＝8.8 Hz，H－3′，H－5′）和 6.874（1H，s，H－8）；说明羟基化位置在 6 位。

^{13}C－NMR，δ（DMSO－$d6$）数据表明：有 15 个碳，且 55.60 碳信号消失，且仅 δ115.62（C－6）低场位移至 152.67，确定羟基化位置在 6 位碳上。

与文献 NMR 数据对比一致，故该化合物经鉴定为 6，7，4′－三羟基－异黄酮。

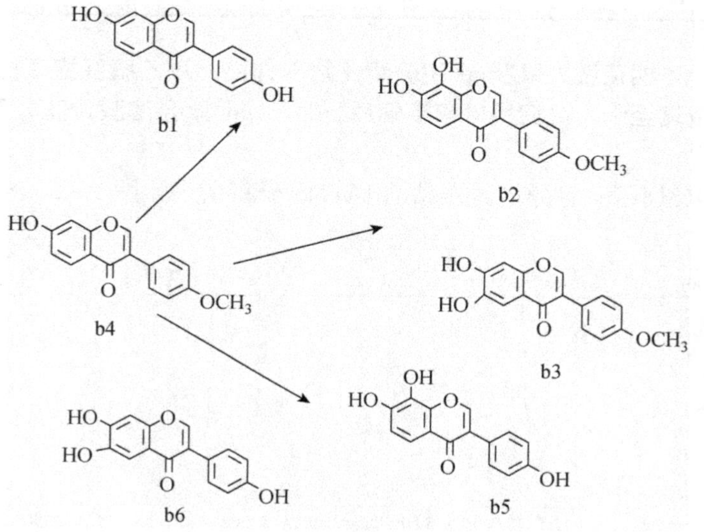

图 5－5－7　芒柄花素大鼠肝 S9 组分孵化实验中分离得到的代谢产物

经分离得到了除原型芒柄花素外的 5 个代谢产物，这 5 个代谢产物为主要的代谢产物，它们涉及的代谢反应为脱甲基化（产物 1 个）、羟基化（产物 2 个）以及同时脱甲基与羟基化（产物 2 个）。

5.4　芒柄花素 S9 孵化样品 LC－MS 分析

分析条件：HPLC-DAD-ESI-IT-TOF-MS^n；LC 液相系统：CBM－20A；二元泵：LC－20AD；自动进样设备：SIL－20AC；柱温箱：CTO－20A；PDA 检测器：SPD－M20A。

接口：ESI；CDL（曲型脱溶剂管）温度 250℃；Nebulizing gas flow：1.5L/min；Heat block：250℃；总流速：1.0ml·min^{-1}；最大压力：30MPa；PDA：200～700nm；柱温：35℃；进样器温度：4℃；进样体积：20 μl；

工作站：LC/MS solution version 3.50，分子式预测，精确分子量计算；正离子模式：MS^1：质量范围 m/z：220～1000Da；检测电压：1.70KV；重复采样次数：3；ion accumulation：20msec；MS^2，MS^3：质量范围 m/z：50～1000Da；重复采样次数：2；ion accumulation：10，20 msec；CID energy：50%。负离子模式：MS^1；质量范围 m/z：220～

1000Da；检测电压：1.70KV；重复采样次数：3；ion accumulation：10msec；MS^2，MS^3：质量范围 m/z：50 ~ 1000；重复采样次数：2；ion accumulation：10，20msec；CID energy：50%。

分析方法：A：0.1%甲酸水，B：乙腈；检测波长为 210 nm 和 230 nm；Phenomenex C18 柱（250×4.6mm，5 μm）；洗脱条件如表 5 – 5 – 1 所示。

表 5 – 5 – 1　梯度洗脱条件

T/min	0	8	15	35	65	80	90
乙腈/%	0	0	8	25	60	100	100

样品来源：芒柄花素大鼠肝 S9 组分孵化培养样品，用乙腈沉淀蛋白后，离心除去蛋白，经减压浓缩至干，沉淀用甲醇溶解后，0.45 μm 微孔滤膜过滤，取 10 μl 滤液进行 HPLC 分析。

芒柄花素大鼠肝 S9 组分培养样品的 LC/MS 分析结果如图 5 – 5 – 8 ~ 图 5 – 5 – 17 所示。

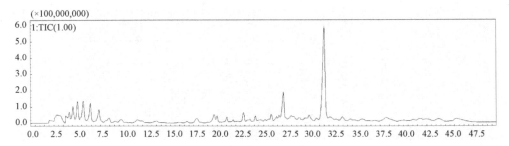

图 5 – 5 – 8　芒柄花素 S9 孵化培养含药样品正离子 TIC

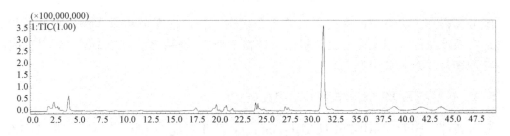

图 5 – 5 – 9　芒柄花素 S9 阴性样品正离子 TIC

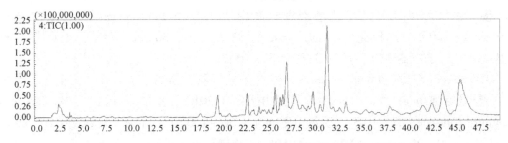

图 5 – 5 – 10　芒柄花素 S9 孵化培养含药样品负离子 TIC

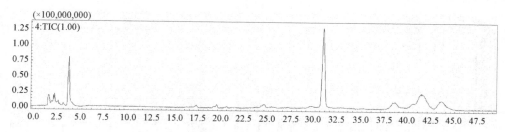

图 5－5－11　芒柄花素 S9 阴性样品负离子 TIC

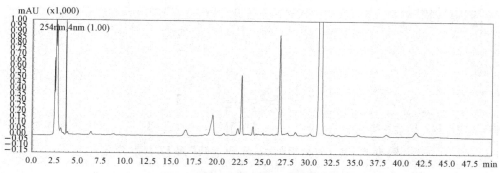

图 5－5－12　芒柄花素 S9 孵化培养含药样品色谱

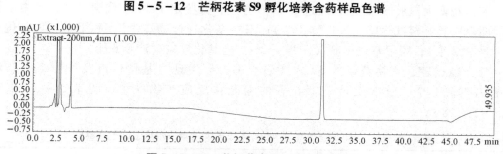

图 5－5－13　芒柄花素 S9 阴性样品色谱

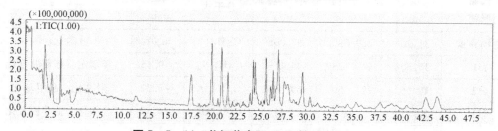

图 5－5－14　芒柄花素肝 S9 阴性正离子 TIC

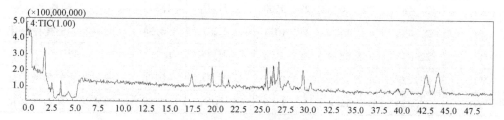

图 5－5－15　芒柄花素肝 S9 阴性负离子 TIC

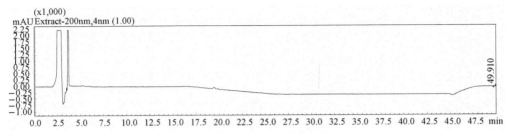

图 5-5-16　肝 S9 阴性紫外光谱

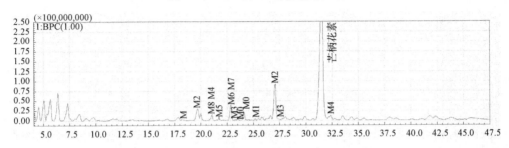

图 5-5-17　芒柄花素大鼠肝 S9 含药样品 LC/MS 分析

　　芒柄花素大鼠肝 S9 样品，通过 LC/MS 方法，共鉴定了 14 个代谢产物，其中主要的代谢反应有：羟基化反应（产物 3 个）；双羟基化（产物 2 个）；脱甲基、羟基化反应（产物 2 个）；脱甲基化反应（产物 1 个）；糖基化反应（产物 6 个）。

　　与文献比较，芒柄花素的 S9 代谢研究中，新发现羟基化位点及产物 1 个，双羟基化产物 1 个，首次发现芒柄花素的糖基化反应产物 6 个（见表 5-5-2 和图 5-5-18）。

表 5-5-2　芒柄花素大鼠肝 S9 组分样品中代谢产物的 LC/MS 鉴定

代谢 产物	t_R/ min	[M+H]⁺ /m/z	[M-H]⁻ /m/z	分子式	误差/ ppm	代谢方式
芒柄花素	31.205	269.0852	267.0669	$C_{16}H_{12}O_4$	4.49	原型化合物
M1	18.568	447.1289	445.1134	$C_{22}H_{22}O_{10}$	-0.45	羟基化、葡萄糖苷化
M2	19.663	271.0597	269.0452	$C_{15}H_{10}O_5$	-3.32	羟基化、脱甲基化
M3	20.413	—	445.1115	$C_{22}H_{22}O_{10}$	-4.49	羟基化、葡萄糖苷化
M4	20.897	431.1337	—	$C_{22}H_{22}O_9$	-1.16	葡萄糖苷化
M5	21.483	301.0699	299.0560	$C_{16}H_{12}O_6$	1.34	双羟基化
M6	22.458	417.1179	415.1011	$C_{21}H_{20}O_9$	-4.34	脱甲基后葡萄糖苷化
M7	22.847	255.0659	253.0493	$C_{15}H_{10}O_4$	0.78	脱甲基
M8	23.227	417.1188	415.1025	$C_{21}H_{20}O_9$	-0.96	脱甲基后葡萄糖苷化
M9	23.425	447.1274	445.1108	$C_{22}H_{22}O_{10}$	-3.80	羟基化、葡萄糖苷化

续表

代谢产物	t_R/min	$[M+H]^+$/m/z	$[M-H]^-$/m/z	分子式	误差/ppm	代谢方式
M10	24.080	285.0755	283.0599	$C_{16}H_{12}O_5$	−2.81	羟基化
M11	25.132	417.1193	415.1055	$C_{21}H_{20}O_9$	1.68	羟基化后五碳糖苷化
M12	27.053	285.0811	283.0611	$C_{16}H_{12}O_5$	1.77	羟基化
M13	27.518	285.0756	283.0604	$C_{16}H_{12}O_5$	−2.46	羟基化
M14	32.385	—	299.385	$C_{17}H_{14}O_5$	0.33	双羟基化

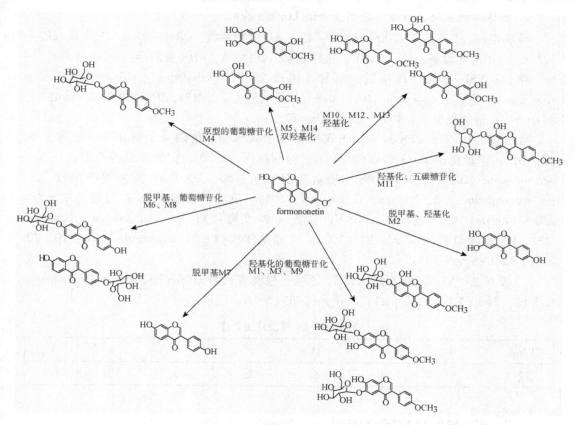

图 5 − 5 − 18　芒柄花素在大鼠肝 S9 中的代谢途径

第 6 节　毛蕊异黄酮与毛蕊异黄酮苷的代谢研究

6.1　整体动物毛蕊异黄酮苷的代谢研究

选用雄性 SD 大鼠，体重 250 ~ 350g，用饲料饲养于代谢笼中 5d 后，开始实验，先于0~48h内收集空白尿液及空白粪便（$n = 4$），然后分别灌胃给药400mg/kg，收集给药后0~48h的尿液。

6.2 实验样品收集、处理与分析检测

1. 整体动物给药毛蕊异黄酮苷后尿液与粪便样品的收集与处理

样品来源：SD大鼠（雄性，250~350g，$n = 4$）给药毛蕊异黄酮苷（400mg/kg）后，收集0~48h尿液作为给药尿液样品（40℃旋转蒸发至干后用甲醇溶解）。相同情况下，收集给药前48h尿液作为空白尿液样品，处理方法同给药尿液。

尿液样品处理：以上尿液样品，加入甲醇45ml，超声30min后，在3000r·min^{-1}条件下离心15min，取上清液，用0.45μm微孔滤膜过滤后，取10μl滤液进样分析。

2. 整体动物毛蕊异黄酮苷给药后尿液LC/MS检测

分析条件：HPLC-DAD-ESI-IT-TOF-MS^n；LC液相系统：CBM-20A，二元泵：LC-20AD，自动进样设备：SIL-20AC，柱温箱：CTO-20A；PDA检测器：SPD-M20A。

接口：ESI；CDL（曲型脱溶剂管）温度250℃；Nebulizing gas flow：1.5L/min；Heat block：250℃；总流速：1.0ml·min^{-1}；最大压力：30MPa；PDA：200~700nm；柱温：35℃；进样器温度：4℃；进样体积：20μl；

工作站：LC/MS solution version 3.50，分子式预测，精确分子量计算；正离子模式：MS^1：质量范围m/z：220~1000Da；检测电压：1.70KV；重复采样次数：3；ion accumulation：20msec；MS^2，MS^3：质量范围m/z：50~1000Da；重复采样次数：2；ion accumulation：10，20msec；CID energy：50%。负离子模式：MS^1；质量范围m/z：220~1000Da；检测电压：1.70KV；重复采样次数：3；ion accumulation：10msec；MS^2，MS^3：质量范围m/z：50~1000；重复采样次数：2；ion accumulation：10，20msec；CID energy：50%。

分析方法：A：0.1%甲酸水，B：乙腈；检测波长为210nm和230nm；Phenomenex C18柱（250×4.6mm，5μm）；洗脱条件如表5-6-1所示。

表5-6-1　梯度洗脱条件

T/min	0	8	15	35	65	80	90
乙腈/%	0	0	8	25	60	100	100

6.3 尿液样品的LC/MS分析

毛蕊异黄酮苷的大鼠整体代谢尿液的LC/MS分析，总离子流（TIC）、提取离子流、紫外光谱和质谱如图5-6-1~图5-6-5所示。

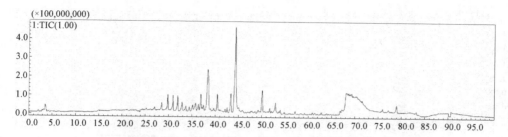

图 5 - 6 - 1　毛蕊异黄酮苷整体动物给药尿样正离子 TIC

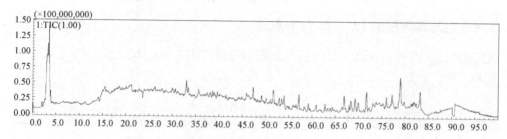

图 5 - 6 - 2　毛蕊异黄酮苷整体动物空白尿样正离子 TIC

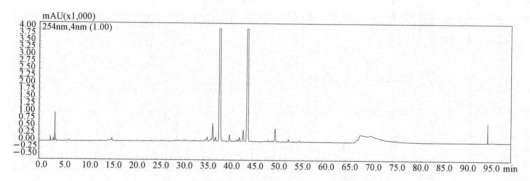

图 5 - 6 - 3　毛蕊异黄酮苷整体动物给药尿样紫外光谱

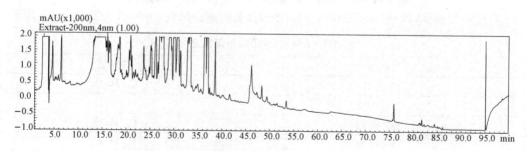

图 5 - 6 - 4　毛蕊异黄酮苷整体动物空白尿样紫外光谱

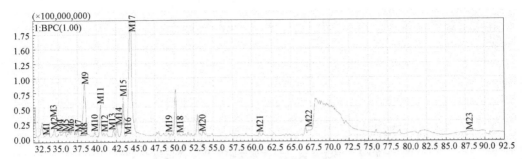

图5-6-5　毛蕊异黄酮苷整体动物尿样LC/MS分析

6.4　毛蕊异黄酮的LC/MS裂解规律

毛蕊异黄酮正离子一级、二级、三级质谱数据如图5-6-6所示。

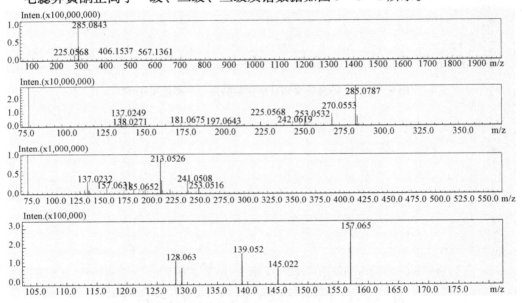

图5-6-6　毛蕊异黄酮正离子一级、二级、三级质谱

毛蕊异黄酮经LC/MS分析后可能的分子式及裂解途径如表5-6-2和图5-6-7所示。

表5-6-2　分子式预测汇总

m/z	分子式
252. 0423	$C_{15}H_8O_4$
224. 0473	$C_{14}H_8O_3$
212. 0473	$C_{13}H_8O_3$
196. 0524	$C_{13}H_8O_2$
180. 0423	$C_9H_8O_4$
156. 0575	$C_{11}H_8O$
138. 0317	$C_7H_6O_3$
136. 0160	$C_7H_4O_3$

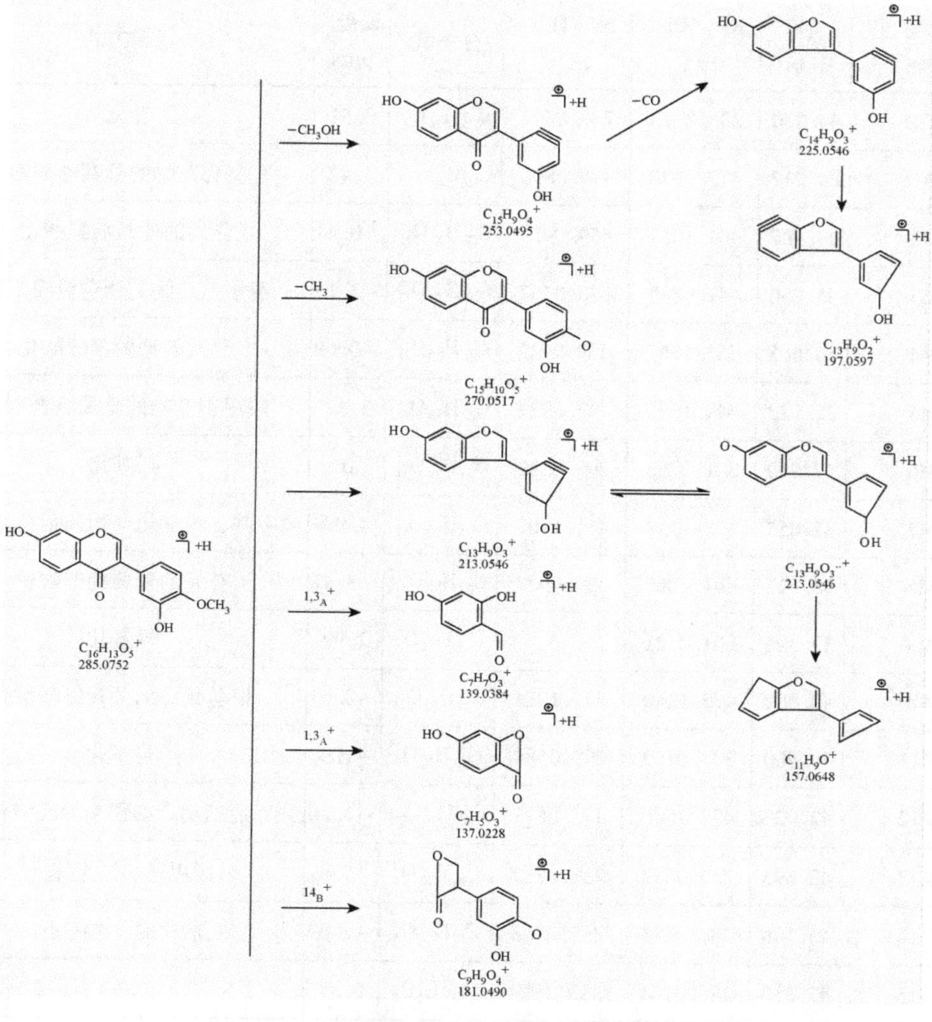

图 5 – 6 – 7　正离子模式下毛蕊异黄酮的可能裂解途径

6.5　代谢产物的 LC/MS 分析鉴定

　　毛蕊异黄酮苷给药大鼠后，通过 LC/MS 共鉴定了 23 个代谢产物，其中主要的代谢反应有：羟基化反应（产物 5 个）；脱甲基、羟基化（产物 1 个）；脱甲基、脱羟基化（产物 1 个）；脱甲基反应（产物 1 个）；脱羟基化（产物 1 个）；脱甲基、甲基化（产物 1 个）；硫酸结合（产物 3 个）；葡萄糖醛酸结合（产物 9 个）。

　　与文献比较，毛蕊异黄酮苷的代谢中，新发现毛蕊异黄酮羟基化产物位点 2 个及产物 2 个，脱羟基产物 2 个，葡萄糖醛酸结合产物 6 个，硫酸结合产物 2 个（见表 5 – 6 – 3 和图 5 – 6 – 8）。

表 5 - 6 - 3　毛蕊异黄酮苷灌胃整体动物后尿样中代谢产物的 LC/MS 鉴定结果

代谢产物	t_R/min	$[M+H]^+$/m/z	$[M-H]^-$/m/z	分子式	误差/ppm	代谢方式
M20	44.280	285.0773	283.0592	$C_{16}H_{12}O_5$	3.51	苷元
M1	34.217	477.1020	475.0898	$C_{20}H_{20}O_{12}$	4.42	羟基化产物的葡萄糖醛酸化
M2	34.467	461.1059	459.0925	$C_{22}H_{20}O_{11}$	-0.44	苷元的葡萄糖醛酸化
M3	35.260	447.0885	445.0757	$C_{21}H_{18}O_{11}$	-3.15	脱甲基产物的葡萄糖醛酸化
M4	35.665	461.1067	459.0929	$C_{22}H_{20}O_{11}$	-3.69	苷元的葡萄糖醛酸化
M5	35.923	449.1079	447.0927	$C_{21}H_{18}O_{11}$	3.37	脱甲基产物的葡萄糖醛酸化
M6	37.500	301.0703	299.0582	$C_{21}H_{20}O_{11}$	0	羟基化
M7	37.853	—	461.1107	$C_{22}H_{20}O_{11}$	4.99	脱甲基、羟基化产物葡萄糖醛酸化
M8	38.517	461.1068	459.0937	$C_{22}H_{20}O_{11}$	-3.47	苷元的葡萄糖醛酸化
M9	39.395	301.0721	—	$C_{16}H_{12}O_6$	2.99	羟基化
M10	40.300	475.1240	473.1081	$C_{23}H_{22}O_{11}$	-0.63	甲基化后的葡萄糖醛酸化
M11	40.800	301.0709	299.0584	$C_{16}H_{12}O_6$	-1.00	羟基化
M12	42.023	477.1000	475.0871	$C_{22}H_{20}O_{12}$	-1.26	羟基化产物葡萄糖醛酸化
M13	42.695	255.0643	253.0527	$C_{15}H_{10}O_4$	-5.49	脱甲基、脱羟基化
M14	43.108	287.0913	285.0763	$C_{16}H_{14}O_5$	-2.09	脱甲基、羟基化
M15	43.358	285.0764	283.0559	$C_{16}H_{12}O_5$	0.35	—
M16	43.712	255.0646	253.0514	$C_{15}H_{10}O_4$	-4.31	脱甲基、脱羟基化
M17	50.190	301.0689	299.0567	$C_{16}H_{12}O_6$	3.68	羟基化
M18	49.208	301.0703	299.0569	$C_{16}H_{12}O_6$	-2.99	羟基化
M19	52.928	269.0819	267.0700	$C_{16}H_{12}O_4$	1.86	脱羟基化
M21	60.263	—	349.0026	$C_{15}H_{10}O_8S$	2.29	脱甲基的硫酸化
M22	67.238	365.0297	363.0175	$C_{16}H_{12}O_8S$	0	原型的硫酸化
M23	87.763	—	351.0208	$C_{15}H_{12}O_8S$	9.40	脱甲基加氢还原的硫酸化

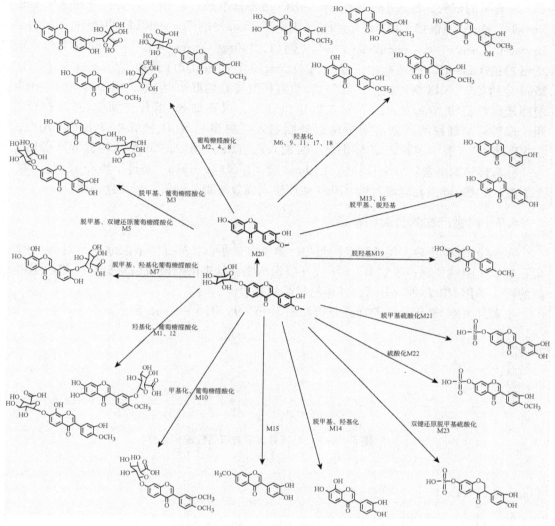

图 5 - 6 - 8 毛蕊异黄酮苷在整体大鼠中的可能代谢途径

6.6 毛蕊异黄酮的代谢研究

肝 S9 组分的制备：选用雄性 SD 大鼠，体重 300 ~ 350g，临用前断头处死后，迅速取出肝脏，用生理盐水灌洗除出血液后，用剪刀剪碎，加入 4 倍量冷的 Tris － HCl 缓冲盐溶液（2 ~ 8℃），用匀浆机快速进行匀浆处理，分装于合适的离心管中，配平后，于 4℃低温离心机中进行离心处理，离心力为 9000g，离心 30min；离心后倾出上清液，即为肝的 S9 组分，测定蛋白含量（Lowry 法）；未用前放入 －70℃冰箱中保存，临用前稀释至约 20mg·ml^{-1}，进行实验。

体外孵化毛蕊异黄酮药物溶液的配制：毛蕊异黄酮 400mg；用 2.4ml DMSO 溶液溶解，备用。

取合适的试管，加入 1ml 冷的 Tris – HCl 缓冲盐溶液（2～8℃）后，分别加入 1ml 5mmol/L MgCl$_2$（例如，127mg MgCl$_2$·6H$_2$O 于 25ml 冷的 Tris – HCl 缓冲盐中，混匀）；5mmol/L Glucose – 6 – phosphate 2Na$^+$（例如，190mg Glucose – 6 – phosphate 2Na$^+$ 于 25ml 冷的 Tris – HCl 缓冲盐中，混匀）；0.5mmol/L 的 NADP（例如，47.5mg NADP 于 25ml 冷的 Tris – HCl 缓冲盐中，混匀）；然后将制备好的肝 S9 组分，用冷的 Tris – HCl 缓冲盐稀释至约 20mg·ml^{-1}，加入以上试管中，以不加 S9 组分作为空白管进行对照；最后将配制好的药物溶液分两组分别加入空白组与 S9 组分管中（各约 50μl），在 37℃ 恒温水浴中培养 2h，终止反应时加入乙腈 5ml，放入 –20℃ 冰箱保存，备用。

分析样品的准备：以上样品超声 10min 后，在 3000r·min^{-1} 条件下离心 15min，取上清液，0.45μm 微孔滤膜过滤，20μl 滤液注入高效液相色谱仪；记录色谱图。

6.7 代谢产物的分离和鉴定

样品经 S9 孵化后，用乙腈沉淀蛋白，离心除去蛋白；样品溶液浓缩后，用 D – 101 大孔吸附树脂柱处理；收集 D – 101 大孔吸附树脂柱处理的乙醇洗脱组分，浓缩后用甲醇溶解；采用 HPLC 进行分析，并进行样品制备。

毛蕊异黄酮 S9 组分培养样品分析如图 5 – 6 – 9～图 5 – 6 – 19 所示。

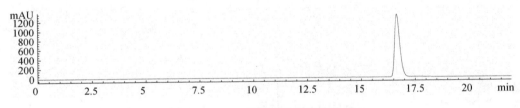

图 5 – 6 – 9　毛蕊异黄酮对照品色谱

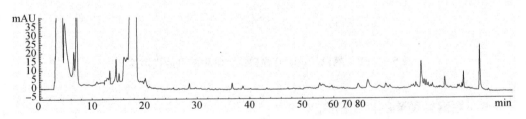

图 5 – 6 – 10　不加毛蕊异黄酮 S9 阴性样品色谱

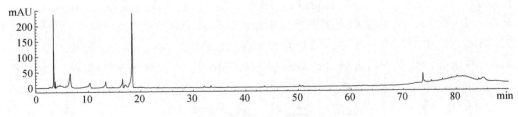

图 5 – 6 – 11　毛蕊异黄酮 S9 空白样品色谱

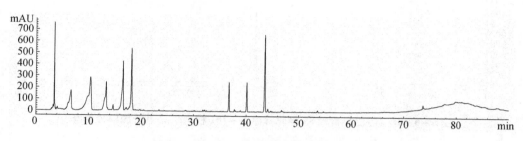

图 5 − 6 − 12　毛蕊异黄酮 S9 样品色谱

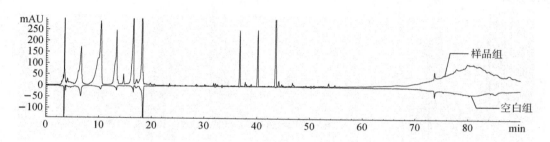

图 5 − 6 − 13　毛蕊异黄酮 S9 与 S9 空白样品色谱

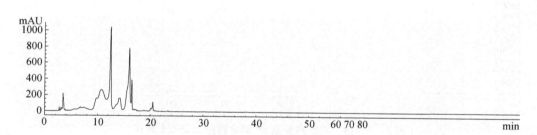

图 5 − 6 − 14　毛蕊异黄酮 S9 孵化样品 D − 101 色谱柱水洗脱组分色谱

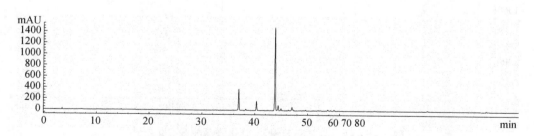

图 5 − 6 − 15　毛蕊异黄酮 S9 孵化样品 D − 101 色谱柱 50% 乙醇洗脱组分色谱

123

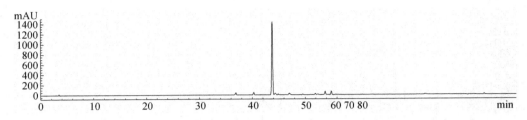

图 5 – 6 – 16　毛蕊异黄酮 S9 孵化样品 D – 101 柱 95% 乙醇洗脱组分色谱

对大鼠肝 S9 毛蕊异黄酮孵化样品可能的代谢产物制备，如图 5 – 6 – 17 ~ 图 5 – 6 – 19 所示。

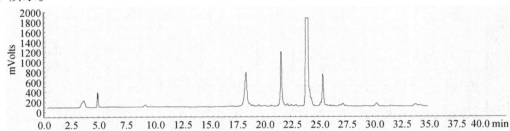

图 5 – 6 – 17　毛蕊异黄酮 S9 孵化 D – 101 大孔 50% 洗脱样品色谱

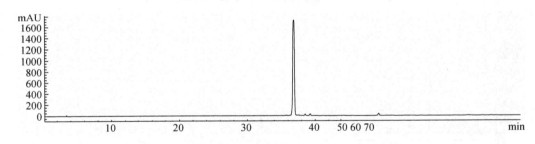

图 5 – 6 – 18　毛蕊异黄酮 S9 孵化样品制备 C I 色谱

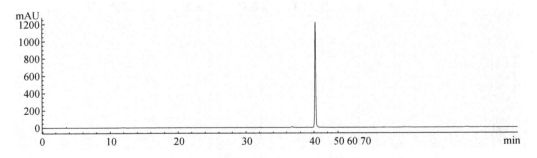

图 5 – 6 – 19　毛蕊异黄酮 S9 孵化样品制备 C II 色谱

毛蕊异黄酮大鼠肝 S9 孵化样品中得到的代谢产物的结构鉴定。经分离得到代谢产物 2 个，根据 NMR、UV 数据等鉴定为（2）7，8，3′ – 三羟基 – 4′ – 甲氧基 – 异黄酮和 6，7，3′ – 三羟基 – 4′ – 甲氧基 – 异黄酮（见图 5 – 6 – 20）。

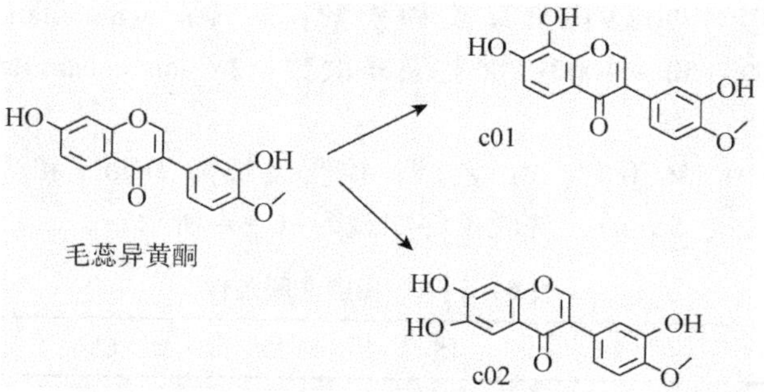

图 5 - 6 - 20　毛蕊异黄酮 S9 样品中得到的代谢产物的结构式

（1）代谢产物 c01：MS^+：301.0708（分子式：$C_{16}H_{12}O_6$）；^1H – NMR，δ（DMSO – $d6$）：8.313（1H，s，H – 2），为异黄酮化合物，3.778（3H，s，OCH_3），10.308（1H，s，C_7 – OH），9.421（1H，s，OH），8.992（1H，s，C_3' – OH），说明发生羟基化，7.443（1H，d，J = 8.4 Hz，H – 6），7.039（1H，s，H – 2′），6.954（1H，H – 5），6.939（2H，bs，H – 5′，H – 6′）；羟基化发生在 A 环。

^{13}C – NMR，δ（DMSO – $d6$）数据表明：有 16 个碳，与原型一致，且 102.07（C – 8）低场位移至 133.33，确定羟基化位置在 8 位碳上。

与文献 NMR 数据对比一致，故该化合物经鉴定为 7，8，3′ – 三羟基 – 4′ – 甲氧基 – 异黄酮。

（2）代谢产物 c02：MS^+：301.0679（分子式：$C_{16}H_{12}O_6$）；^1H – NMR，δ（DMSO – d_6）：8.219（1H，s，H – 2），为异黄酮化合物，3.773（3H，s，OCH_3），7.356（1H，s，H – 5），7.029（1H，d，J = 1.2 Hz，H – 2），6.917（2H，bs，H – 5′，H – 6′），6.875（1H，s，H – 8）；羟基化发生在 A 环。

^{13}C – NMR，δ（DMSO – d_6）数据表明：有 16 个碳，与原型一致，且 116.61（C – 6）低场位移至 152.85，确定羟基化位置在 6 位碳上。

与文献 NMR 数据对比一致，故该化合物经鉴定为 6，7，3′ – 三羟基 – 4′ – 甲氧基 – 异黄酮。

化合物 c：为毛蕊异黄酮。

6.8　毛蕊异黄酮大鼠肝 S9 孵化样品的 LC/MS 分析

分析条件：HPLC-DAD-ESI-IT-TOF-MS^n；LC 液相系统：CBM – 20A，二元泵：LC – 20AD，自动进样设备：SIL – 20AC，柱温箱：CTO – 20A，PDA 检测器：SPD – M20A。

接口：ESI；CDL（曲型脱溶剂管）温度 250℃；Nebulizing gas flow：1.5 L/min；Heat block：250℃；总流速：1.0ml · min^{-1}；最大压力：30 MPa；PDA：200 ~ 700nm；柱温：35℃；进样器温度：4℃；进样体积：20 μl。

工作站：LC/MS solution version 3.50，分子式预测，精确分子量计算；正离子模式：MS^1；质量范围 m/z：220 ~ 1000Da；检测电压：1.70KV；重复采样次数：3；ion accumulation：20msec；MS^2，MS^3：质量范围 m/z：50 ~ 1000Da；重复采样次数：2；ion accumulation：10，20msec；CID energy：50%。负离子模式：MS^1；质量范围 m/z：220 ~

1000Da；检测电压：1.70KV；重复采样次数：3；ion accumulation：10msec；MS^2，MS^3：质量范围 m/z：50~1000；重复采样次数：2；ion accumulation：10，20msec；CID energy：50%。

分析方法：A：0.1%甲酸，B：乙腈；检测波长为210nm和230nm；Phenomenex C18 柱（250×4.6mm，5μm），洗脱条件如表5-6-4所示。

表 5-6-4　梯度洗脱条件

T/min	0	8	15	35	65	80	90
乙腈/%	0	0	8	25	60	100	100

样品来源：毛蕊异黄酮大鼠肝S9组分孵化培养样品，用乙腈沉淀蛋白后，离心除去蛋白，经减压浓缩后，用甲醇溶解后，0.45μm 微孔滤膜过滤，取 10μl 滤液进行 HPLC 分析。

毛蕊异黄酮大鼠肝S9组分培养代谢样品的LC/MS分析如图5-6-21~图5-6-30所示，包括正负总离子流（TIC）、提取离子流、紫外光谱、质谱。

通过LC/MS分析方法，从毛蕊异黄酮大鼠肝S9样品中共鉴定了21个代谢产物，其中主要的代谢方式有：葡萄糖醛酸结合（产物1个）；糖基化（产物7个）；羟基化反应（产物5个）；脱羟基（产物1个）；脱甲基、羟基化（产物1个）；聚合反应（聚合物6个）。

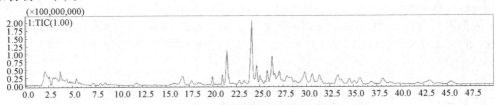

图 5-6-21　毛蕊异黄酮 S9 给药正离子 TIC

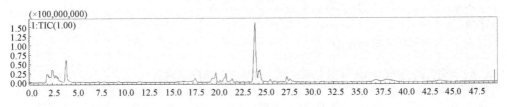

图 5-6-22　毛蕊异黄酮 S9 阴性正离子 TIC

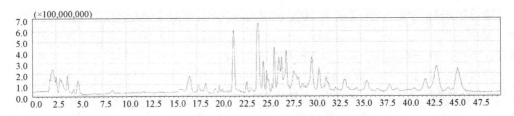

图 5-6-23　毛蕊异黄酮 S9 给药负离子 TIC

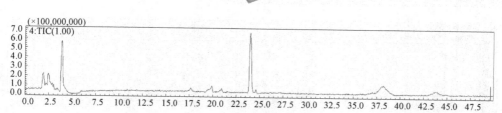

图 5 – 6 – 24　毛蕊异黄酮 S9 阴性负离子 TIC

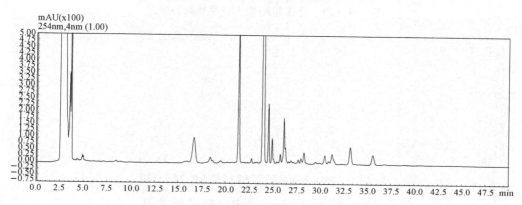

图 5 – 6 – 25　毛蕊异黄酮 S9 给药紫外光谱

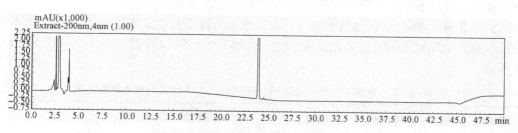

图 5 – 6 – 26　毛蕊异黄酮 S9 阴性紫外光谱

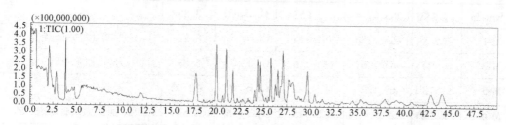

图 5 – 6 – 27　毛蕊异黄酮肝 S9 阴性正离子 TIC

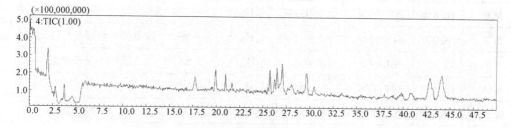

图 5 – 6 – 28　毛蕊异黄酮肝 S9 阴性负离子 TIC

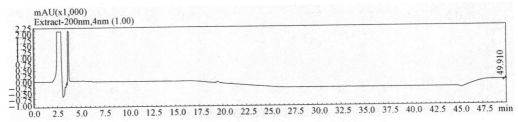

图 5 − 6 − 29　毛蕊异黄酮肝 S9 阴性紫外光谱

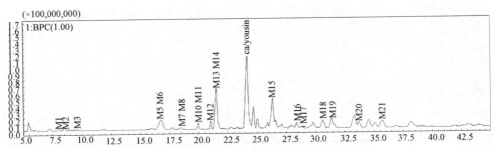

图 5 − 6 − 30　毛蕊异黄酮 S9 样品 LC/MS 分析

与文献比较，在毛蕊异黄酮大鼠肝 S9 代谢研究中新发现，羟基化产物及位点 2 个，脱羟基产物 1 个。

对毛蕊异黄酮的 S9 代谢研究中，首次发现聚合反应发生及产物 6 个，并在 S9 体系中首次发现毛蕊异黄酮的糖基化反应发生及产物 7 个，结果如表 5 − 6 − 5 和图 5 − 6 − 31 所示。

表 5 − 6 − 5　毛蕊异黄酮大鼠肝 S9 组分样品 LC/MS 鉴定代谢产物结果

代谢产物	t_R/min	$[M+H]^+$/m/z	$[M-H]^-$/m/z	分子式	误差/ppm	代谢方式
calycosin	23.933	285.0744	283.0585	$C_{16}H_{12}O_5$	3.86	原型
M 1	7.528	463.1276	461.1146	$C_{22}H_{22}O_{11}$	8.21	羟基化的六碳糖苷
M 2	8.400	463.1267	461.1161	$C_{22}H_{22}O_{11}$	5.83	羟基化的六碳糖苷
M 3	9.978	463.1226	461.0923	$C_{22}H_{22}O_{11}$	−3.02	羟基化的六碳糖苷
M 4	13.827	—	445.1151	$C_{22}H_{22}O_{10}$	3.59	原型的六碳糖苷
M 5	16.432	463.1200	461.1002	$C_{22}H_{22}O_{11}$	−8.64	羟基化的六碳糖苷
M 6	16.638	301.0708	299.0538	$C_{16}H_{12}O_6$	−1.33	羟基化
M 7	18.002	417.1216	—	$C_{21}H_{20}O_9$	7.99	脱甲基、脱羟基后葡萄糖苷化
M 8	18.382	461.1111	459.0968	$C_{22}H_{22}O_{11}$	5.86	原型的葡萄糖醛酸化
M 9	18.830	271.0591	269.0435	$C_{15}H_{10}O_5$	−5.53	去甲基
M 10	19.443	301.0679	299.0560	$C_{16}H_{12}O_6$	1.34	羟基化

续表

代谢产物	t_R/min	$[M+H]^+$/m/z	$[M-H]^-$/m/z	分子式	误差/ppm	代谢方式
M 11	20.288	433.1170	431.1042	$C_{21}H_{20}O_{10}$	8.08	脱甲基葡萄糖苷化
M 12	20.633	301.0775	299.0548	$C_{16}H_{12}O_6$	-2.68	羟基化
M 13	21.038	301.0754	299.0561	$C_{16}H_{12}O_6$	1.67	羟基化
M 14	21.555	301.0718	299.0578	$C_{16}H_{12}O_6$	1.99	羟基化
M 15	26.252	567.1281	565.1060	$C_{32}H_{22}O_{10}$	-1.76	二聚物
M 16	28.407	583.1216	581.1020	$C_{32}H_{22}O_{11}$	-4.12	一分子羟基化的二聚物
M 17	29.072	583.1217	581.0976	$C_{32}H_{22}O_{11}$	-3.94	一分子羟基化的二聚物
M 18	30.495	567.1281	565.1049	$C_{32}H_{22}O_{10}$	-1.76	二聚物
M 19	31.375	269.0800	267.0644	$C_{16}H_{12}O_4$	-5.20	脱羟基化产物
M 20	33.338	567.1283	565.1055	$C_{32}H_{22}O_{10}$	-1.41	二聚物
M 21	35.507	567.1268	565.1053	$C_{32}H_{22}O_{10}$	-4.06	二聚物

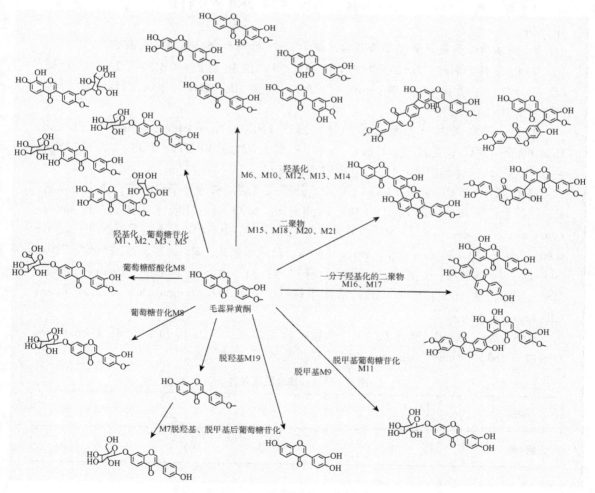

图 5-6-31 毛蕊异黄酮 S9 可能的代谢途径

第7节 黄芪异黄烷与黄芪异黄烷苷的代谢研究

7.1 黄芪异黄烷苷整体动物模型的代谢研究

选用雄性 SD 大鼠，体重 250～350g，用饲料饲养于代谢笼中 5d 后，开始实验，先于 0～48h 内收集空白尿液及空白粪便（$n = 4$），然后分别灌胃给药 400mg/kg，收集给药后 0～48h 的尿液。

1. 整体动物给药黄芪异黄烷苷后尿液与粪便样品的收集与处理

样品来源：SD 大鼠（SD 大鼠，雄性，250～350g，n = 4）给药黄芪异黄烷苷（400mg/kg）后，收集 0～48h 尿液作为给药尿液样品（40℃旋转蒸发至干后用甲醇溶解）。相同情况下，收集给药前 48h 尿液作为空白尿液样品，处理方法同给药尿液。

尿液样品处理：以上尿液样品，加入甲醇 45ml，超声 30min 后，在 3000r·min^{-1} 条件下离心 15min，取上清液，用 0.45μm 微孔滤膜过滤后，取 10μl 滤液进样分析。

2. 整体动物黄芪异黄烷苷给药后尿液 LC/MS 检测和分析质谱分析条件

分析条件：HPLC-DAD-ESI-IT-TOF-MS^n；LC 液相系统：CBM－20A，二元泵：LC－20AD，自动进样设备：SIL－20AC，柱温箱：CTO－20A，PDA 检测器：SPD－M20A。

接口：ESI；CDL（曲型脱溶剂管）温度 250℃；Nebulizing gas flow：1.5L/min；Heat block：250℃；总流速：1.0ml·min^{-1}；最大压力：30 MPa；PDA：200～700nm；柱温：35℃；进样器温度：4℃；进样体积：20 μl。

工作站：LC/MS solution version 3.50，分子式预测，精确分子量计算；正离子模式：MS^1：质量范围 m/z：220～1000 Da；检测电压：1.70 KV；重复采样次数：3；ion accumulation：20 msec；MS^2，MS^3：质量范围 m/z：50～1000 Da；重复采样次数：2；ion accumulation：10，20 msec；CID energy：50%。负离子模式：MS^1；质量范围 m/z：220～1000 Da；检测电压：1.70 KV；重复采样次数：3；ion accumulation：10 msec；MS^2，MS^3：质量范围 m/z：50～1000；重复采样次数：2；ion accumulation：10，20 msec；CID energy：50%。

分析方法：A：0.1% 甲酸，B：乙腈；检测波长为 210nm 和 230nm；Phenomenex C18 柱（250×4.6mm，5 μm）；洗脱条件如表 5－7－1 所示。

表 5－7－1 梯度洗脱条件

T/min	0	8	15	35	65	80	90
乙腈/%	0	0	8	25	60	100	100

7.2　整体动物黄芪异黄烷苷代谢物分析

1. 黄芪异黄烷苷的大鼠整体代谢尿液分析

黄芪异黄烷苷的大鼠整体代谢模型中尿液样品的 LC/MS 分析如图 5-7-1~图 5-7-7 所示，包括正负总离子流（TIC）、提取离子流、紫外光谱和质谱。

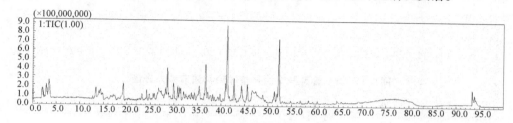

图 5-7-1　黄芪异黄烷苷整体动物尿液正离子 TIC

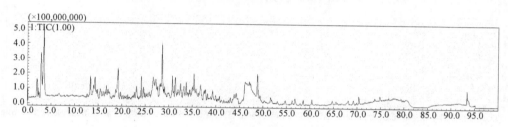

图 5-7-2　空白尿正离子 TIC

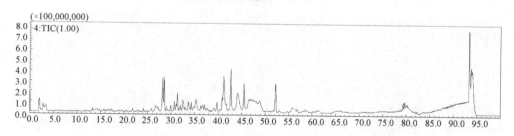

图 5-7-3　黄芪异黄烷苷整体动物尿液负离子 TIC

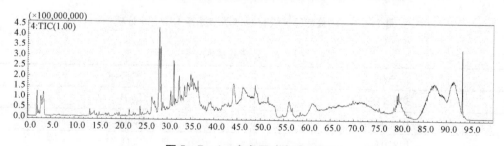

图 5-7-4　空白尿液负离子 TIC

2. 黄芪异黄烷（YHW）LC/MS 碎片离子与裂解规律

黄芪异黄烷正离子一级、二级、三级质谱（保留时间：52.255）如图 5-7-8、图 5-7-9 和表 5-7-1 所示。

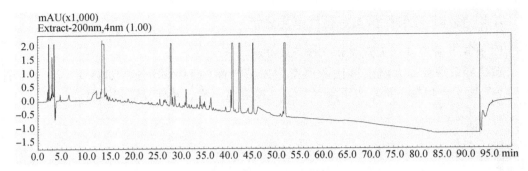

图 5 - 7 - 5　黄芪异黄烷苷整体动物尿液紫外光谱

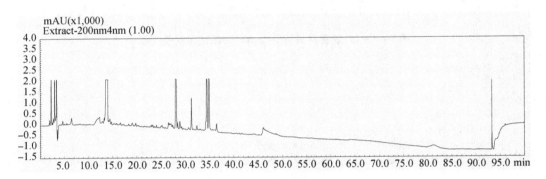

图 5 - 7 - 6　空白尿液紫外光谱

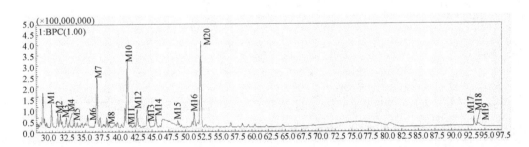

图 5 - 7 - 7　黄芪异黄烷苷整体动物尿样 LC/MS 分析

表 5 - 7 - 2　分子式预测汇总

m/z	分子式
302. 1154	$C_{17} H_{18} O_5$
166. 0630	$C_9 H_{10} O_3$
148. 0524	$C_9 H_8 O_2$
122. 0368	$C_7 H_6 O_2$
180. 0786	$C_{10} H_{12} O_3$
192. 0786	$C_{11} H_{12} O_3$

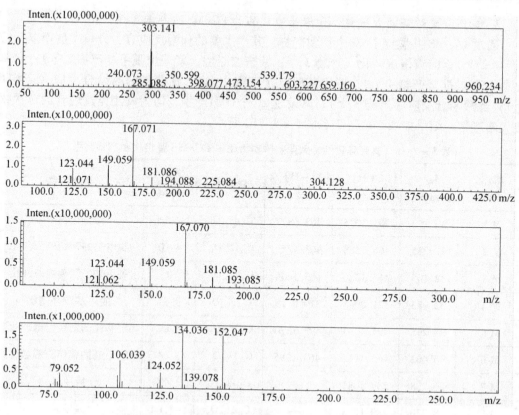

图 5 - 7 - 8 黄芪异黄烷正离子一级、二级、三级质谱

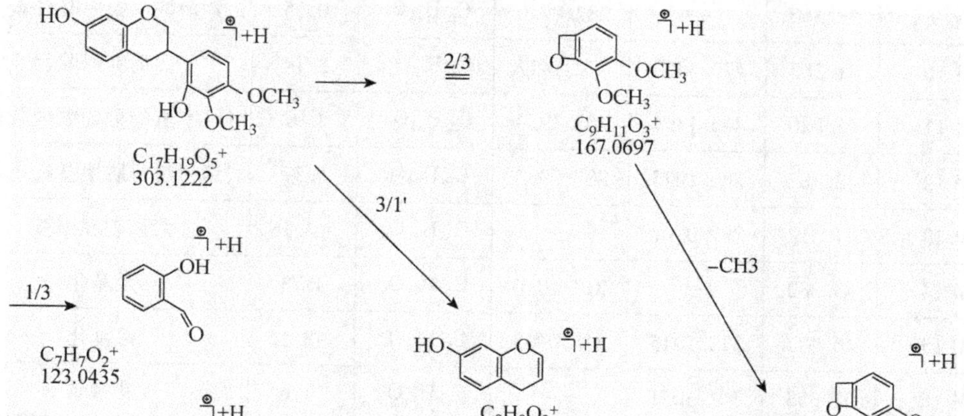

图 5 - 7 - 9 正离子模式下黄芪异黄烷 LC/MS 可能的裂解途径

3. 黄芪异黄烷苷的大鼠整体代谢尿液样品的 LC/MS 分析与鉴定

通过 LC/MS 共鉴定了 20 个代谢产物，其中主要的代谢反应有：异黄烷脱甲基反应（产物 2 个）；向紫檀烷转化（产物 3 个：紫檀烷原型，紫檀烷脱甲基产物 2 个）；羟基化及 A 环重排（产物 4 个）；脱甲基反应（产物 2 个）；葡萄糖醛酸结合反应（产物 6 个）；硫酸结合反应（产物 3 个）；共发现 20 个代谢产物，均为黄芪异黄烷苷的首次报道代谢产物，结果如表 5 - 7 - 3 和图 5 - 7 - 10 所示。

表 5 - 7 - 3 黄芪异黄烷苷大鼠整体动物尿样 LC/MS 鉴定代谢产物结果

代谢产物	t_R/min	$[M+H]^+$/m/z	$[M-H]^-$/m/z	分子式	误差/ppm	代谢方式
M 1	30.252	305.1005	303.0877	$C_{16}H_{16}O_6$	2.64	羟基化脱甲基
M 2	31.235	465.1388	463.1259	$C_{22}H_{24}O_{11}$	4.10	脱甲基的葡萄糖醛酸化
M 3	32.105	465.1386	463.1240	$C_{22}H_{24}O_{11}$	0	脱甲基的葡萄糖醛酸化
M 4	32.985	321.0968	319.0819	$C_{16}H_{16}O_7$	0.31	脱甲基双羟基化
M 5	34.295	495.1493	493.1370	$C_{23}H_{26}O_{12}$	4.87	羟基化的葡萄糖醛酸化
M 6	36.402	465.1415	463.1255	$C_{22}H_{24}O_{11}$	3.24	脱甲基的葡萄糖醛酸化
M 7	36.738	289.1081	—	$C_{16}H_{16}O_5$	1.73	脱甲基
M 8	38.230	289.1073	—	$C_{16}H_{16}O_5$	-1.04	脱甲基
M 9	38.550	—	287.0920	$C_{16}H_{16}O_5$	0.35	紫檀烷双脱甲基羟基化
M 10	41.303	479.1553	477.1412	$C_{23}H_{26}O_{11}$	3.14	葡萄糖醛酸化
M 11	41.820	465.1391	463.1254	$C_{22}H_{24}O_{11}$	3.02	脱甲基的葡萄糖醛酸化
M 12	42.787	289.1075	287.0935	$C_{16}H_{16}O_5$	5.57	紫檀烷双脱甲基羟基化
M 13	44.512	287.0907	—	$C_{16}H_{14}O_5$	-4.18	紫檀烷脱甲基
M 14	45.383	—	317.1040	$C_{17}H_{18}O_6$	4.73	羟基化
M 15	46.187	317.1015	315.0908	$C_{17}H_{16}O_6$	-3.15	羟基化
M 16	51.353	301.1071	—	$C_{17}H_{16}O_5$	-1.66	紫檀烷
M 17	93.367	399.0761	397.0618	$C_{17}H_{18}O_9S$	6.30	羟基化的硫酸酯
M 18	93.807	399.0736	397.0603	$C_{17}H_{18}O_9S$	2.52	羟基化的硫酸酯
M 19	94.108	369.0635	367.0501	$C_{16}H_{16}O_8S$	3.54	脱甲基的硫酸酯
M 20	52.328	303.1241	301.1064	$C_{17}H_{18}O_5$	-3.99	Astraisoflavan（苷元）

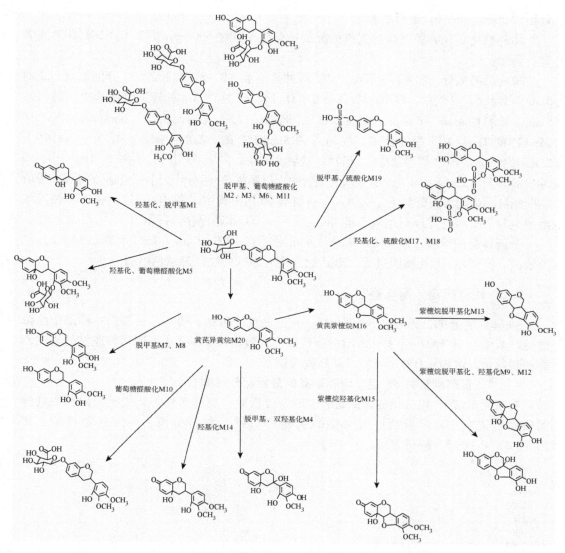

图 5 - 7 - 10　黄芪异黄烷苷整体动物尿液中可能的代谢途径

第 8 节　大鼠肝 S9 体外孵化黄芪异黄烷研究

8.1　实验方法

肝 S9 组分的制备：选用雄性 SD 大鼠，体重 300 ~ 350g，临用前断头处死后，迅速取出肝脏，用生理盐水灌洗除出血液后，用剪刀剪碎，加入 4 倍量冷的 Tris - HCl 缓冲盐溶液（2 ~ 8℃），用匀浆机快速进行匀浆处理，分装于合适的离心管中，配平后，于 4℃ 低温离心机中进行离心处理，离心力为 9000g，离心 30min；离心后倾出上清液，即为肝的 S9 组分，测定蛋白含量（Lowry 法）；未用前放入 - 70℃ 冰箱中保存，临用前稀释至约 20mg·ml^{-1}，进行实验。

体外孵化黄芪异黄烷药物溶液的配制：黄芪异黄烷 400mg；用 2.4ml DMSO 溶液溶解，备用。

取合适的试管，加入冷的 Tris－HCl 缓冲盐溶液（2~8℃）1ml 后，分别加入 1ml 的 5mmol/L MgCl$_2$（例如，127mg MgCl$_2$·6H$_2$O 于 25ml 冷的 Tris－HCl 缓冲盐中，混匀）；5mmol/L 的 Glucose－6－phosphate 2Na$^+$（例如，190mg Glucose－6－phosphate 2Na$^+$ 于 25ml 冷的 Tris－HCl 缓冲盐中，混匀）；0.5mmol/L 的 NADP（例如，47.5mg NADP 于 25ml 冷的 Tris－HCl 缓冲盐中，混匀）；然后将制备好的肝 S9 组分，用冷的 Tris－HCl 缓冲盐稀释至约 20mg·ml^{-1}，加入以上试管中，以不加 S9 组分作为空白管进行对照；最后将配制好的药物溶液分两组分别加入空白组与 S9 组分管中（各约 50µl），在 37℃恒温水浴中培养 2h，终止反应时加入乙腈 5ml，放入 －20℃冰箱保存，备用。

分析样品的准备：以上样品超声 10min 后，在 3000r·min^{-1} 条件下离心 15min，取上清液，0.45µm 微孔滤膜过滤，20µl 滤液注入 HPLC 仪；记录色谱图。

8.2　代谢产物分离与鉴定

S9 样品的处理，样品经 S9 孵化后，用乙腈沉淀蛋白，离心除去蛋白；样品溶液浓缩后，浓缩液用 XAD－2 大孔吸附树脂柱处理；收集 XAD－2 大孔吸附树脂柱处理的乙醇洗脱部分，浓缩；HPLC 分析，样品进行制备。

8.2.1　黄芪异黄烷 S9 组分培养样品的分析与分离制备

黄芪异黄烷 S9 组分培养样品进行 HPLC 分析后，经过 XAD－2 大孔吸附树脂处理后的样品进行 HPLC 分析；对可能的代谢产物进行制备分离，得到代谢产物，如图 5－8－1~图 5－8－7 所示。

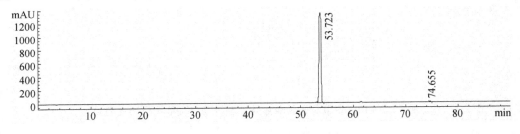

图 5－8－1　黄芪异黄烷对照品色谱

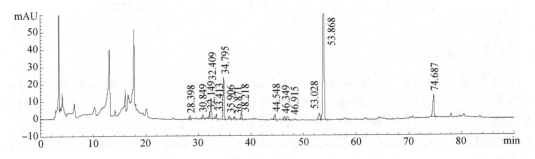

图 5－8－2　黄芪异黄烷 S9 孵化培养样品色谱

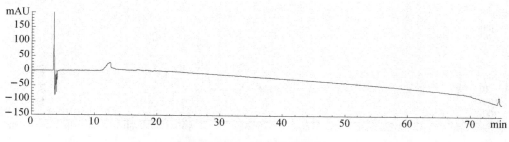

图 5 – 8 – 3　空白甲醇色谱

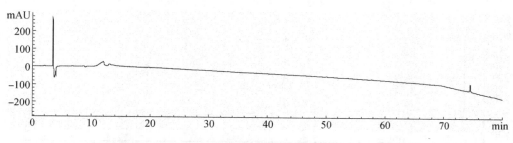

图 5 – 8 – 4　异黄烷 S9 样品乙酸乙酯萃取后 LH – 20 流分 1 色谱

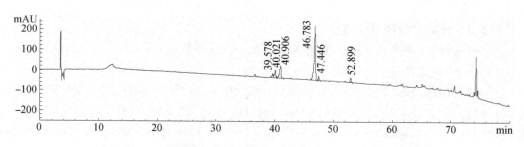

图 5 – 8 – 5　异黄烷 S9 样品乙酸乙酯萃取后 LH – 20 流分 2 色谱

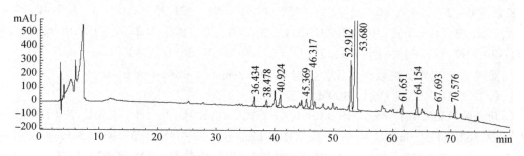

图 5 – 8 – 6　异黄烷 S9 样品乙酸乙酯萃取后 LH – 20 流分 3 色谱

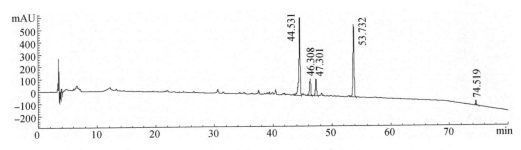

图 5 - 8 - 7　异黄烷 S9 样品乙酸乙酯萃取后 LH - 20 流分 4 色谱

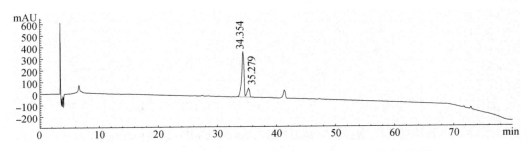

图 5 - 8 - 8　异黄烷 S9 样品乙酸乙酯萃取后 LH - 20 流分 5 色谱

8.2.2　代谢产物的结构鉴定

经分离得到代谢产物 8 个，根据 NMR、UV 数据等鉴定为：

（1）Y01 代谢产物：600M

化合物 Y01：MS^+ 289.1060（分子式：$C_{16}H_{16}O_5$）；$^1H - NMR$，δ（$DMSO - d_6$）：2.684（1H，m，H - 4a），2.816（1H，m，H - 4b），3.679（3H，s，4′- OCH_3），3.875（1H，t，H - 2a），4.117（1H，m，H - 2b），6.169（1H，H - 6），6.264（1H，m，H - 5′，H - 8），6.604（1H，d，J = 8.4 Hz，H - 6′），6.848（1H，d，J = 8.4 Hz，H - 5），8.738（1H，OH），9.116（1H，OH）；9.136（1H，OH）。

$^{13}C - NMR$，δ（$DMSO - d_6$）：156.42（C - 7），154.59（C - 9），149.17（C - 4′），148.26（C - 2′），135.46（C - 3′），130.06（C - 5），121.33（C - 5′），118.94（C - 1′），112.33（C - 10），107.41（C - 6），107.08（C - 8），102.51（C - 6′），69.29（C - 2），59.90（C4′- OCH_3），31.44（C - 3）和 29.86（C - 4）。

通过与黄芪异黄烷数据对比，鉴定为 3′- demethyl - astraisoflavan。

（2）Ylh0201 代谢产物：400M

化合物 Ylh0201：MS^+ 319.1174（分子式：$C_{17}H_{18}O_6$）；$^1H - NMR$，δ（$DMSO - d_6$）：2.162（1H，m，H - 4a），2.331（1H，m，H - 4b），3.594（3H，s，4′- OCH_3），3.748（3H，s，3′- OCH_3），4.132（2H，m，H - 2），5.620（1H，d，J = 1.2 Hz，H - 8），6.219（1H，dd，J = 9.6，1.2Hz，H - 6），6.630（1H，d，J =

8.4Hz，H-6′），6.880（1H，d，$J=9.6$ Hz，H-5），6.933（1H，d，$J=8.4$ Hz，H-5′）。

$^{13}C-NMR$，δ（DMSO-d_6）：187.34（C-7），171.09（C-9），152.75（C-4′），146.69（C-2′），136.41（C-3′），145.00（C-5），129.50（C-5′），117.60（C-1′），77.47（C-10），122.90（C-6），109.19（C-8），105.81（C-6′），68.68（C-2），60.35（C4′-OCH$_3$），56.45（C3′-OCH$_3$），31.93（C-3）和29.73（C-4）。

通过与黄芪异黄烷数据对比，鉴定为：10，2′-dihydroxy-3′，4′-dimethoxy-isoflavan-5，8-diene-7-one。

（3）Y02 代谢产物：400M

化合物 Y02：MS$^+$305.0984（分子式：C$_{16}$H$_{16}$O$_6$）；^1H-NMR，δ（DMSO-d_6）：2.148（1H，m，H-4a），2.181（1H，m，H-4b），3.595（3H，s，4′-OCH$_3$），4.114（2H，m，H-2），5.611（1H，d，$J=1.6$ Hz，H-8），6.213（1H，dd，$J=10.0$，1.6Hz，H-6），6.414（1H，d，$J=8.4$ Hz，H-6′），6.764（1H，d，$J=8.4$Hz，H-5′），6.877（1H，d，$J=10.0$ Hz，H-5）。

$^{13}C-NMR$，δ（DMSO-d_6）：187.37（C-7），171.23（C-9），150.50（C-4′），146.71（C-2′），136.41（C-3′），145.11（C-5），129.44（C-5′），115.41（C-1′），77.51（C-10），122.89（C-6），109.26（C-8），109.08（C-6′），68.58（C-2），60.24（C4′-OCH$_3$），31.88（C-3）和29.83（C-4）。

通过与黄芪异黄烷数据对比，鉴定为：10，2′，3′-trihydroxy-4′-methoxy-isoflavan-5，8-diene-7-one。

（4）Y03 代谢产物：500M

化合物 Y02：^1H-NMR，δ（DMSO-d_6）：2.160（1H，m，H-4a），2.323（1H，m，H-4b），3.609（3H，s，10-OCH$_3$），4.143（2H，m，H-2），5.620（1H，d，$J=1.0$ Hz，H-8），6.221（1H，dd，$J=10.0$，1.5 Hz，H-6），6.586（1H，d，$J=8.5$ Hz，H-6′），6.662（1H，d，$J=8.5$ Hz，H-5′），6.880（1H，d，$J=9.5$ Hz，H-5）。

$^{13}C-NMR$，δ（DMSO-d_6）：187.57（C-7），171.47（C-9），77.51（C-10）说明A环发生重排反应，68.54（C-2），56.65（C3′-OCH$_3$），32.05（C-3）和29.92（C-4）。

通过与黄芪异黄烷数据对比，鉴定为10，2′，4′-trihydroxy-3′-methoxy-isoflavan-5，8-diene-7-one。

（5）Y09 代谢产物：400M

化合物 Y09：MS$^+$301.1081（分子式：C$_{17}$H$_{16}$O$_5$）；^1H-NMR，δ（DMSO-d_6）：3.605（2H，m，H-6），3.693（3H，s，10-OCH$_3$），3.720（3H，s，9-OCH$_3$），4.209（1H，m，H-6a），5.540（1H，s，H-11a），6.248（1H，s，H-8），6.458（H，dd，$J=8.4$，2.0 Hz，H-4a），6.500（H，d，$J=8.4$ Hz，H-4b），6.959（1H，d，$J=8.0$ Hz，H-7），7.274（1H，d，$J=8.4$ Hz，H-1）。

^{13}C – NMR，δ（DMSO – d_6）：共 17 个碳，159.24（C – 3），156.75（C – 4a），153.14（C – 9），151.52（C – 10a），133.86（C – 10），132.57（C – 1），122.27（C – 7a），119.13（C – 7），111.58（C – 1a），110.16（C – 2），105.52（C – 8），103.24（C – 4），79.00（C – 11a），66.13（C – 6），40.0（C – 6a），60.31（C9 – OCH$_3$）和 56.57（C10 – OCH$_3$）。

通过与黄芪异黄烷和黄芪紫檀烷数据对比，鉴定为 astrapterocarpan。

（6）Y04 代谢产物：600M

化合物 Y04：MS$^+$ 603.2195（分子式：C$_{34}$H$_{34}$O$_{10}$）；说明可能为两分子黄芪异黄烷聚合物；而 ^{1}H – NMR 说明苯环上共有 8 个氢为两分子黄芪异黄烷脱去两个氢相连且为 A 环或 B 环上的氢；根据氢氢偶合相关，更说明为 A 环与 C 环分子相连，而确定 A 环位置为 6 位；二维 NMR 的 HMQC、HMBC 则说明 C 环分子相连位置为 5′。

通过与黄芪异黄烷数据对比，鉴定为：6，5′ – bi – astraisoflavan。

（7）Y06 代谢产物：400M

化合物 Y06：MS$^+$ 319.2195（分子式：C$_{17}$H$_{17}$O$_6$）；1H – NMR，δ（DMSO – d_6）：6.450（1H，d，$J = 8.8$ Hz，H – 5′），6.779（1H，d，$J = 8.8$ Hz，H – 6′），6.298（1H，s，H – 8），6.819（1H，s，H – 5′）；说明苯环上的氢信号少了 1 个，结合以上信息，说明与黄芪异黄烷原型相比，发生了羟化。

^{13}C – NMR，δ（DMSO – d_6）：原型黄芪异黄烷相比，108.61（C – 6）低场位移至 118.62，没有其他的改变，说明羟基化位点在 C6 位上。

通过与黄芪异黄烷数据对比，鉴定为 6 – hydroxy – astraisoflavan.

（8）Y07 代谢产物：600M

化合物 Y07：MS$^+$ 603.3206（分子式：C$_{34}$H$_{34}$O$_{10}$）；说明可能为两分子黄芪异黄烷聚合物；而 ^{1}H – NMR 说明苯环上共有 8 个氢为两分子黄芪异黄烷脱去两个氢相连；根据氢氢偶合相关，更说明为 A 环与 B 环分子相连，而 A 环位置为 8 位；二维 NMR 的 HMQC、HMBC 则说明 B 环分子相连位置为 4。

通过与黄芪异黄烷数据对比，鉴定为 4，8 – bi – astraisoflavan。

代谢产物 Y07 为原型化合物黄芪异黄烷。

8.2.3　小结

如图 5 – 8 – 9 所示，从黄芪异黄烷的大鼠肝 S9 孵化样品中分离得到了除原型黄芪异黄烷外的 8 个代谢产物，说明这 8 个代谢产物为主要的代谢产物，它们的代谢方式为脱甲基化、羟基化，同时脱甲基与羟基化和黄芪异黄烷的聚合反应。

8.3　黄芪异黄烷大鼠肝 S9 孵化样品的 LC – MS 分析

分析条件：HPLC-DAD-ESI-IT-TOF-MS^n；LC 液相系统：CBM – 20A，二元泵：LC – 20AD，自动进样设备：SIL – 20AC，柱温箱：CTO – 20A，PDA 检测器：SPD – M20A。

接口：ESI；CDL（曲型脱溶剂管）温度 250℃；Nebulizing gas flow：1.5 L · min^{-1}；Heat block：250℃；总流速：1.0ml · min^{-1}；最大压力：30 MPa；PDA：200 ~ 700 nm；柱温：35℃；进样器温度：4℃；进样体积：20 μl。

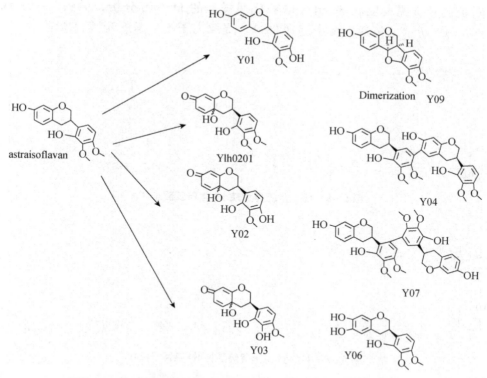

图 5 - 8 - 9　异黄烷大鼠肝 S9 体外代谢实验中分离得到的代谢产物

工作站：LC/MS solution version 3.50，分子式预测，精确分子量计算；正离子模式：MS^1 质量范围（m/z）：220 ~ 1000 Da；检测电压：1.70 KV；重复采样次数：3；ion accumulation：20 msec；MS^2、MS^3 质量范围（m/z）：50 ~ 1000 Da；重复采样次数：2；ion accumulation：10，20 msec；CID energy：50%。负离子模式：MS^1 质量范围（m/z）：220 ~ 1000 Da；检测电压：1.70 KV；重复采样次数：3；ion accumulation：10 msec；MS^2、MS^3 质量范围（m/z）：50 ~ 1000；重复采样次数：2；ion accumulation：10，20 msec；CID energy：50%。

分析方法：A：0.1% 甲酸，B：乙腈；检测波长为 210nm 和 230nm；Phenomenex C18 柱（250×4.6mm，5 μm）；洗脱条件如表 5 - 8 - 1 所示。

表 5 - 8 - 1　梯度洗脱条件

T/min	0	8	15	35	65	80	90
乙腈/%	0	0	8	25	60	100	100

样品来源：黄芪紫檀烷大鼠肝 S9 组分孵化培养样品，用乙腈沉淀蛋白后，离心除去蛋白后，减压浓缩，用甲醇溶解后，0.45μm 微孔滤膜过滤，取 20μl 滤液进行 HPLC 分析。

对黄芪异黄烷大鼠肝 S9 组分培养代谢样品的 LC/MS 分析，如图 5 - 8 - 10 ~ 图 5 - 8 - 19 所示，包括总离子流（TIC）、提取离子流、紫外光谱和质谱。

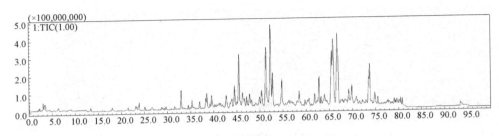

图 5 - 8 - 10 黄芪异黄烷 S9 含药正离子 TIC

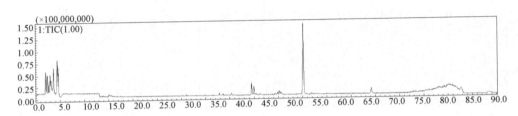

图 5 - 8 - 11 黄芪异黄烷阴性 S9 正离子 TIC

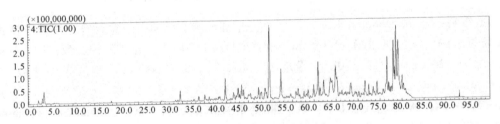

图 5 - 8 - 12 黄芪异黄烷 S9 含药负离子 TIC

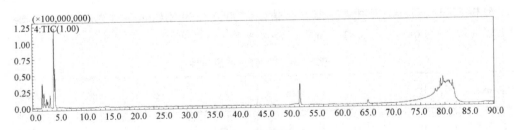

图 5 - 8 - 13 黄芪异黄烷阴性 S9 负离子 TIC

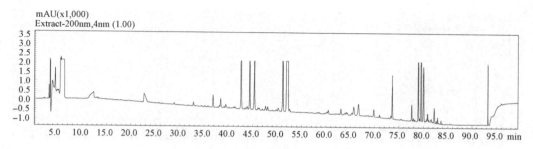

图 5 – 8 – 14 黄芪异黄烷 S9 给药紫外光谱

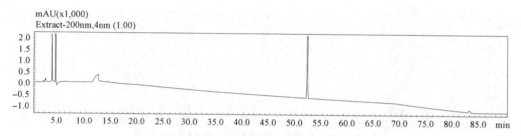

图 5 – 8 – 15 黄芪异黄烷 S9 阴性紫外光谱

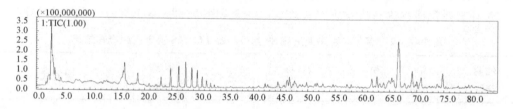

图 5 – 8 – 16 黄芪异黄烷 S9 空白正离子 TIC

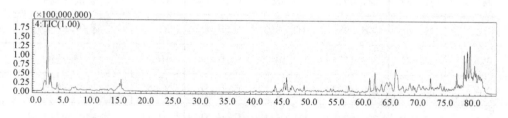

图 5 – 8 – 17 黄芪异黄烷 S9 空白负离子 TIC

通过 LC/MS 方法共鉴定了黄芪异黄烷的 19 个代谢产物，其中主要的代谢反应有：黄芪异黄烷脱甲基（产物 2 个）；羟基化（产物 3 个：羟基化、A 环重排产物 3 个）；紫檀烷转化（产物 1 个）；紫檀烷转化后脱甲基（产物 2 个）；紫檀烷转化后羟基化、A 环重排（产物 2 个）；紫檀烷转化后脱甲基、羟基化产物、A 环重排（产物 2 个）；紫檀烷转化后羟基化产物、A 环重排（产物 2 个）；聚合反应（产物 5 个）；19 个代谢产物均为首次发现（见图 5 – 8 – 19）。

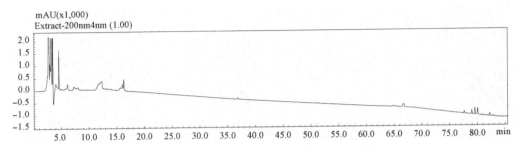

图 5-8-18　黄芪异黄烷 S9 空白紫外光谱

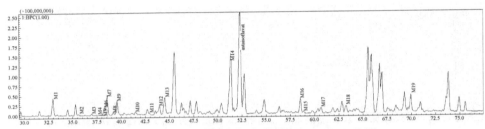

图 5-8-19　黄芪异黄烷 S9 样品的 LC/MS 分析

以上首次对黄芪异黄烷进行的代谢研究中，黄芪异黄烷在 S9 体系中可发生聚合反应、A 环重排反应均为首次发现（见表 5-8-2 和图 5-8-20）。

表 5-8-2　黄芪异黄烷大鼠肝 S9 组分样品 LC/MS 鉴定代谢产物结果

代谢产物	t_R/min	$[M+H]^+$/m/z	$[M-H]^-$/m/z	分子式	误差/ppm	代谢方式
黄芪异黄烷	52.360	303.1217	301.1062	$C_{17}H_{18}O_5$	-4.65	astraisoflavan
M1	32.867	287.0950	285.0767	$C_{16}H_{14}O_5$	1.40	紫檀烷脱甲基
M2	35.868	305.0984	303.0869	$C_{16}H_{16}O_6$	0	脱甲基羟基化
M3	36.942	319.1174	317.1022	$C_{17}H_{18}O_6$	-0.95	羟基化
M4	37.770	319.1193	—	$C_{17}H_{18}O_6$	3.45	羟基化
M5	37.968	333.0944	331.0811	$C_{17}H_{16}O_7$	-2.11	紫檀烷的双羟基化
M6	38.210	317.1013	315.0866	$C_{17}H_{16}O_6$	-3.78	紫檀烷的羟基化
M7	38.650	303.0853	301.0711	$C_{16}H_{14}O_6$	-0.33	紫檀烷的脱甲基羟基化
M8	39.193	317.1013	315.0864	$C_{17}H_{16}O_6$	-3.78	紫檀烷的羟基化
M9	39.530	287.0922	285.0767	$C_{16}H_{14}O_5$	1.04	紫檀烷的脱甲基
M10	41.495	319.1157	317.1027	$C_{17}H_{18}O_6$	0.63	羟基化

续表

代谢产物	t_R/min	$[M+H]^+$/m/z	$[M-H]^-$/m/z	分子式	误差/ppm	代谢方式
M11	42.777	289.1060	287.0918	$C_{16}H_{16}O_5$	-0.35	脱甲基
M12	43.983	317.1017	315.0855	$C_{17}H_{16}O_6$	-1.89	紫檀烷羟基化
M13	44.520	287.0907	285.0758	$C_{16}H_{14}O_5$	-4.18	脱甲基羟化后脱水
M14	51.183	301.1081	—	$C_{17}H_{16}O_5$	1.66	紫檀烷
M15	58.805	603.2195	601.2038	$C_{34}H_{34}O_{10}$	-5.99	二分子聚合物
M16	58.598	589.2021	587.1903	$C_{33}H_{32}O_{10}$	-2.38	一分子脱甲基的二聚物
M17	60.538	603.3206	601.2051	$C_{34}H_{34}O_{10}$	-3.83	二分子聚合物
M18	63.148	603.2210	601.2054	$C_{34}H_{34}O_{10}$	-3.33	二分子聚合物
M19	69.815	603.2179	601.2051	$C_{34}H_{34}O_{10}$	-3.83	二分子聚合物

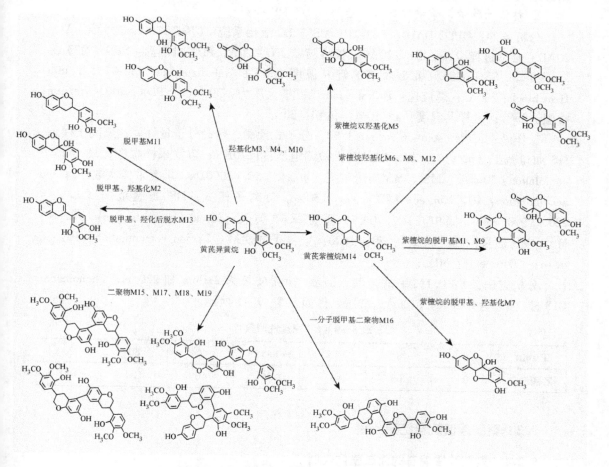

图 5 - 8 - 20　黄芪异黄烷 S9 可能的代谢途径

第9节　黄芪紫檀烷与黄芪紫檀烷苷的代谢研究

9.1　黄芪紫檀烷苷的代谢研究

选用雄性 SD 大鼠，体重 250~350g，用饲料饲养于代谢笼中 5d 后，开始实验，先于 0~48h 内收集空白尿液及空白粪便（$n=4$），然后分别灌胃给药 400mg·kg^{-1}，收集给药后 0~48h 的尿液。

1. 整体动物给药黄芪紫檀烷苷后尿液与粪便样品的收集与处理

样品来源：SD 大鼠（雄性，250~350g，$n=4$）给药黄芪紫檀烷苷（400mg/kg）后，收集 0~48h 尿液作为给药尿液样品（40℃ 旋转蒸发至干后用甲醇溶解）。相同情况下，收集给药前 48h 尿液作为空白尿液样品，处理方法同给药尿液。

尿液样品处理：以上尿液样品，加入甲醇 45ml，超声 30min 后，在 3000r·min^{-1} 条件下离心 15min，取上清液，用 0.45μm 微孔滤膜过滤后，取 10μl 滤液进样分析。

2. 整体动物黄芪紫檀烷苷给药后尿液 LC/MS 检测

分析条件：HPLC-DAD-ESI-IT-TOF-MS^n；LC 液相系统：CBM-20A，二元泵：LC-20AD，自动进样设备：SIL-20AC，柱温箱：CTO-20A，PDA 检测器：SPD-M20A。

接口：ESI；CDL（曲型脱溶剂管）温度 250℃；Nebulizing gas flow：1.5 L/min；Heat block：250℃；总流速：1.0ml·min^{-1}；最大压力：30 MPa；PDA：200~700 nm；柱温：35℃；进样器温度：4℃；进样体积：20 μl。

工作站：LC/MS solution version 3.50，分子式预测，精确分子量计算；正离子模式：MS^1 质量范围（m/z）：220~1000Da；检测电压：1.70KV；重复采样次数：3；ion accumulation：20msec；MS^2、MS^3 质量范围（m/z）：50~1000Da；重复采样次数：2；ion accumulation：10，20msec；CID energy：50%。负离子模式：MS^1 质量范围（m/z）：220~1000Da；检测电压：1.70KV；重复采样次数：3；ion accumulation：10msec；MS^2、MS^3 质量范围（m/z）：50~1000 重复采样次数：2；ion accumulation：10，20 msec；CID energy：50%。

分析方法：A：0.1% 甲酸，B：乙腈；检测波长为 210nm 和 230nm；Phenomenex C18 柱（250×4.6mm，5 μm）；洗脱条件如表 5-9-1 所示。

表 5-9-1　梯度洗脱条件

T/min	0	8	15	35	65	80	90
乙腈/%	0	0	8	25	60	100	100

9.2　黄芪紫檀烷苷结果分析

9.2.1　黄芪紫檀烷苷的大鼠整体代谢

对黄芪紫檀烷苷的大鼠代谢尿液进行分析，如图 5-9-1~图 5-9-7 所示，包括总离子流（TIC）、紫外光谱和质谱。

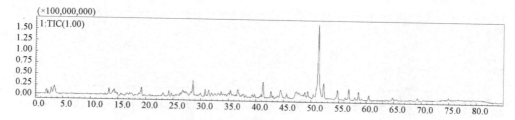

图 5 - 9 - 1　黄芪紫檀烷苷给药尿正离子 TIC

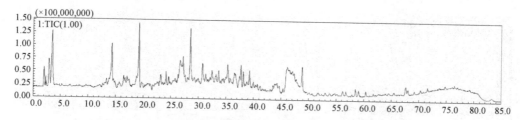

图 5 - 9 - 2　黄芪紫檀烷苷空白尿正离子 TIC

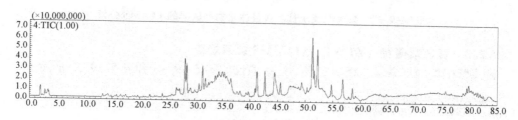

图 5 - 9 - 3　黄芪紫檀烷苷给药尿负离子 TIC

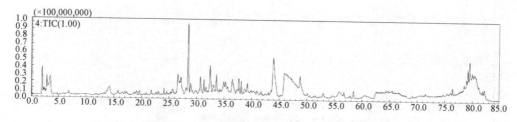

图 5 - 9 - 4　黄芪紫檀烷苷空白尿负离子 TIC

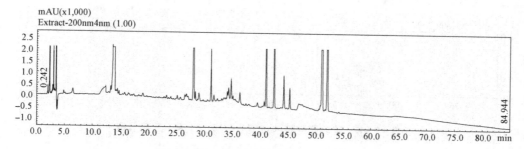

图 5 - 9 - 5　黄芪紫檀烷苷给药尿紫外光谱

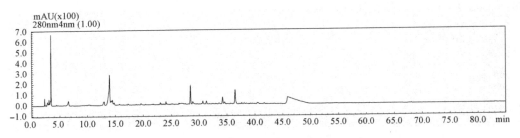

图 5 - 9 - 6　黄芪紫檀烷苷空白尿紫外光谱

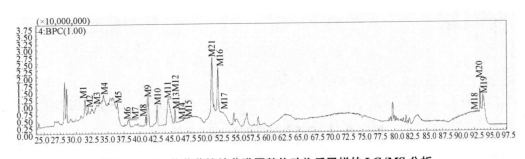

图 5 - 9 - 7　黄芪紫檀烷苷灌胃整体动物后尿样的 LC/MS 分析

9.2.2　黄芪紫檀烷（ZTW）的 LC/MS 裂解规律

黄芪紫檀烷的正离子一级、二级、三级质谱如图 5 - 9 - 8 和表 5 - 9 - 2 所示。

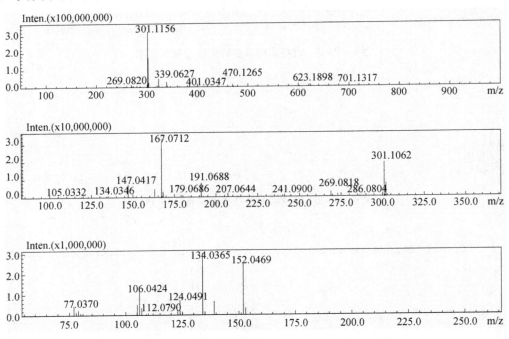

图 5 - 9 - 8　黄芪紫檀烷的正离子一级、二级、三级质谱

表 5 - 9 - 2　分子式预测汇总

[M + H]$^+$	相对离子丰度	分子式	误差/ppm
105.0365	—	C_7H_4O	—
107.0473	—	C_7H_6O	-22.42
119.0505	0.12	C_8H_6O	6.72
123.0441	1.89	$C_7H_6O_2$	-4.06
131.0461	0.90	C_9H_6O	-27.47
135.0407	0.81	$C_8H_6O_2$	20.36
139.0767	0.14	$C_8H_{10}O_2$	5.75
163.0408	12.24	$C_9H_6O_3$	7.97
167.0720	100.00	$C_9H_{10}O_3$	7.18
179.0720	1.64	$C_{10}H_{10}O_3$	6.70
191.0709	17.93	$C_{11}H_{10}O_3$	0.52
207.0642	6.29	$C_{11}H_{10}O_4$	1.45
227.0675	0.36	$C_{14}H_{10}O_3$	12.77
269.0813	9.40	$C_{16}H_{12}O_4$	-0.37
273.1133	4.92	$C_{16}H_{16}O_4$	2.20
237.0531	0.33	$C_{15}H_8O_3$	-9.70
241.0845	4.90	$C_{15}H_{12}O_3$	-8.30
181.0621	0.21	$C_{13}H_8O$	-17.67

9.2.3　黄芪紫檀烷苷的大鼠整体代谢 LC/MS 分析与代谢产物的鉴定

通过 LC/MS 共鉴定了 21 个代谢产物，其中主要的代谢反应有：硫酸结合反应（产物 6 个）；葡萄糖醛酸结合反应（产物 3 个）；脱甲基反应（产物 1 个）；脱甲基、羟基化反应（产物 1 个）；羟基化反应（产物 1 个）；向黄芪异黄烷转化（1 个）；向黄芪异黄烷转化后、羟基化、A 环重排（产物 3 个）；向黄芪异黄烷转化后、脱甲基化（产物 2 个）；向黄芪异黄烷转化后、羟基化、甲基化（产物 2 个）；黄芪紫檀烷 1 个。21 个代谢产物均为首次发现（见图 5 - 9 - 9、图 5 - 9 - 10 和表 5 - 9 - 3）。

以上对黄芪紫檀烷苷进行的代谢研究中，首次发现黄芪紫檀烷可发生 A 环重排反应，首次发现黄芪紫檀烷向黄芪异黄烷的转化。

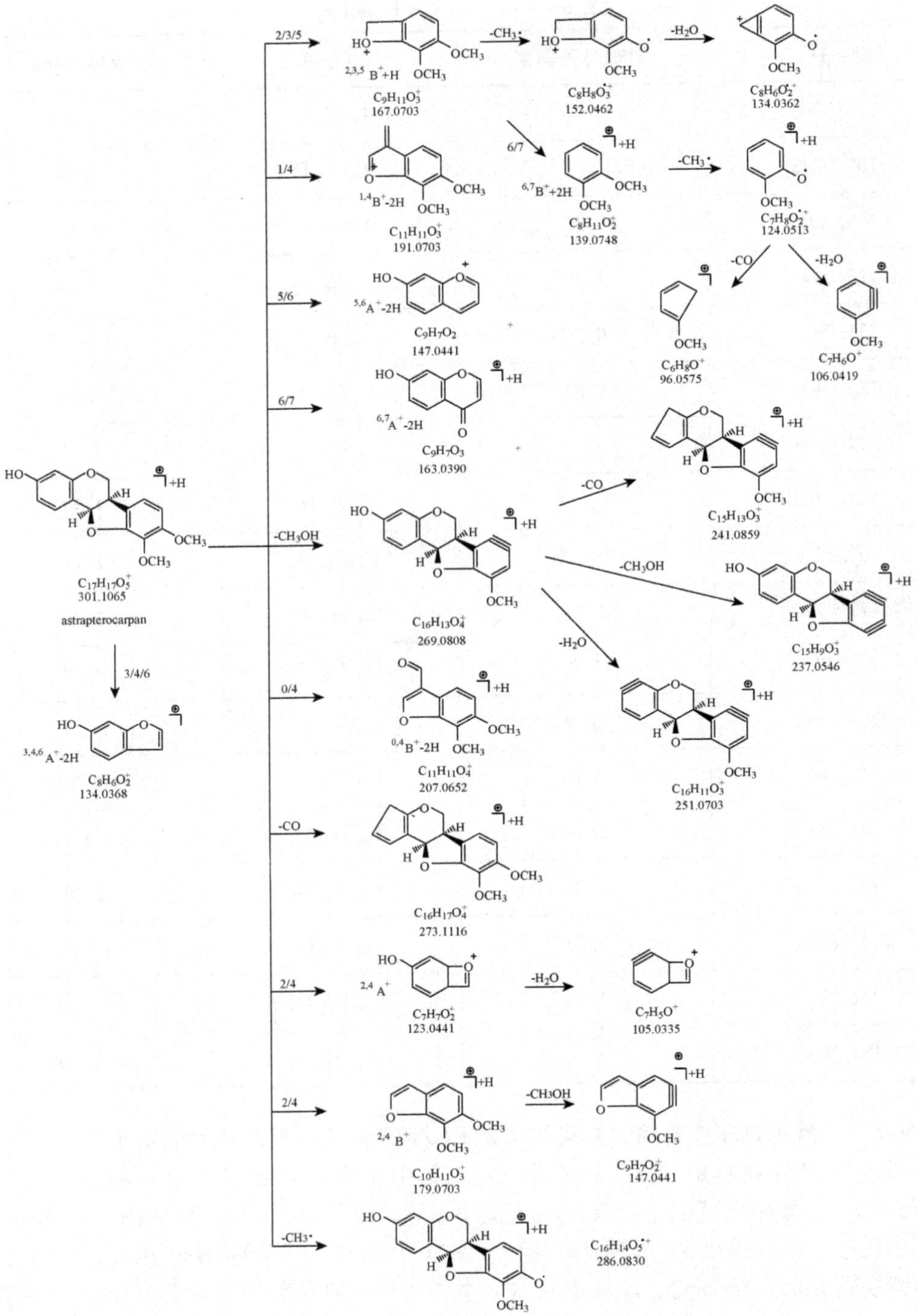

图 5 - 9 - 9　正离子模式下黄芪紫檀烷的可能裂解途径

表 5 - 9 - 3　黄芪紫檀烷苷整体动物尿样 LC/MS 鉴定代谢产物结果

代谢产物	t_R/ min	[M＋H]⁺/ m/z	[M－H]⁻/ m/z	分子式	误差/ ppm	代谢方式
M1	31. 483	465. 1779	463. 1629	$C_{23}H_{28}O_{10}$	5. 40	转化异黄烷脱甲基葡萄糖醛酸化
M2	31. 932	303. 0878	301. 0715	$C_{16}H_{14}O_6$	1. 00	脱甲基羟基化
M3	34. 147	477. 1413	—	$C_{23}H_{24}O_{11}$	3. 35	葡萄糖醛酸结合
M4	34. 345	399. 0731	397. 0594	$C_{17}H_{18}O_9S$	0. 25	转化异黄烷羟基化的硫酸酯
M5	36. 422	399. 0768	397. 0606	$C_{17}H_{18}O_9S$	3. 27	转化异黄烷羟基化的硫酸酯
M6	38. 300	317. 1021	—	$C_{17}H_{16}O_6$	－ 1. 26	羟基化
M7	39. 810	333. 1333	—	$C_{18}H_{20}O_6$	－ 1. 50	异黄烷甲基化与羟基化
M8	40. 925	333. 1326	—	$C_{18}H_{20}O_6$	－ 3. 60	异黄烷甲基化与羟基化
M9	41. 382	—	477. 1411	$C_{23}H_{26}O_{11}$	2. 93	异黄烷葡萄糖醛酸化
M10	42. 805	289. 1087	287. 0941	$C_{16}H_{16}O_5$	7. 66	异黄烷脱甲基
M11	43. 893	317. 1023	—	$C_{17}H_{16}O_6$	－ 0. 63	羟基化
M12	44. 970	317. 1031	—	$C_{17}H_{16}O_6$	1. 89	羟基化
M13	45. 625	289. 1069	287. 0935	$C_{16}H_{16}O_5$	5. 57	转化异黄烷脱甲基
M14	46. 220	317. 1024	—	$C_{17}H_{16}O_6$	－ 0. 32	羟基化
M15	46. 965	287. 0904	—	$C_{16}H_{14}O_5$	－ 5. 22	脱甲基
M16	52. 315	303. 1248	301. 1070	$C_{17}H_{18}O_5$	－ 1. 99	转化异黄烷
M17	53. 323	383. 0769	381. 0656	$C_{17}H_{18}O_8S$	3. 15	硫酸酯结合物
M18	93. 398	399. 0762	397. 0601	$C_{17}H_{18}O_9S$	2. 01	转化异黄烷羟基化的硫酸酯
M19	94. 200	399. 0735	397. 0614	$C_{17}H_{18}O_9S$	5. 29	转化异黄烷羟基化的硫酸酯
M20	93. 950	399. 0760	397. 0623	$C_{17}H_{18}O_9S$	3. 0	转化异黄烷羟基化的硫酸酯
M21	51. 307	301. 1107	299. 0931	$C_{17}H_{16}O_5$	4. 01	脱葡萄糖（苷元）

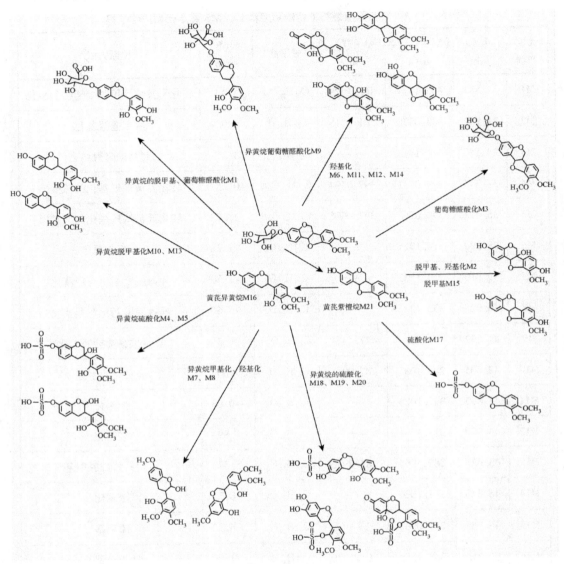

图 5 - 9 - 10　紫檀烷苷整体动物尿中可能的代谢途径

第 10 节　大鼠肝 S9 体外孵化黄芪紫檀烷研究

10.1　实验方法

　　肝 S9 组分的制备：选用雄性 SD 大鼠，体重 300 ~ 350g，临用前断头处死后，迅速取出肝脏，用生理盐水灌洗除出血液后，用剪刀剪碎，加入 4 倍量冷的 Tris - HCl 缓冲盐溶液（2 ~ 8℃），用匀浆机快速进行匀浆处理，分装于合适的离心管中，配平后，于 4℃低温离心机中进行离心处理，离心力为 9000g，离心 30min；离心后倾出上清液，即为肝的 S9 组分,测定蛋白含量(Lowry 法);未用前放入 -70℃ 冰箱中保存,临用前稀释至约 20mg·ml^{-1},进行实验。

体外孵化黄芪紫檀烷药物溶液的配制:黄芪紫檀烷 400mg;用 DMSO 溶液 2.4ml 溶解,备用。

取合适的试管,加入冷的 Tris – HCl 缓冲盐溶液(2~8℃)1ml 后,分别加入 1ml 的 5mmol/L MgCl$_2$(例如,127mg MgCl$_2$·6H$_2$O 于 25ml 冷的 Tris – HCl 缓冲盐中,混匀);5mmol/L 的 Glucose – 6 – phosphate 2Na$^+$(例如,190mg Glucose – 6 – phosphate 2Na$^+$ 于 25ml 冷的 Tris – HCl 缓冲盐中,混匀);0.5mmol/L 的 NADP(例如,47.5mg NADP 于 25ml 冷的 Tris – HCl 缓冲盐中,混匀);然后将制备好的肝 S9 组分,用冷的 Tris – HCl 缓冲盐稀释至约 20mg·ml^{-1},加入以上试管中,以不加 S9 组分作为空白管进行对照;最后将配制好的药物溶液分两组分别加入空白组与 S9 组分管中(各约 50μl),在 37℃ 恒温水浴中培养 2h,中止反应时加入乙腈 5ml,放入 -20℃ 冰箱保存,备用。

分析样品的准备:以上样品超声 10min 后,在 3000r·min^{-1} 条件下离心 15min,取上清液,0.45μm 微孔滤膜过滤,20μl 滤液注入高效液相色谱仪;记录色谱图。

10.2 代谢产物分离与鉴定

10.2.1 方法

样品经 S9 孵化后,用乙腈沉淀蛋白,离心除去蛋白;样品溶液浓缩后,浓缩液用 XAD – 2 大孔吸附树脂柱处理;收集 XAD – 2 大孔吸附树脂柱处理的乙醇洗脱部分,浓缩;HPLC 液相分析,样品进行制备。

10.2.2 黄芪紫檀烷大鼠肝 S9 组分培养样品的分析与分离制备

黄芪紫檀烷 S9 组分培养样品进行 HPLC 分析后,然后经过 XAD – 2 大孔吸附树脂处理后的样品进行 HPLC 分析;再对可能的代谢产物进行制备分离,得到代谢产物(见图 5 – 10 – 1 ~ 图 5 – 10 – 8)。

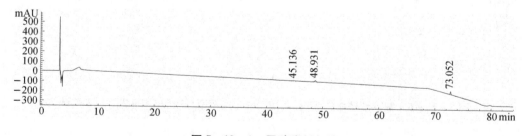

图 5 – 10 – 1 甲醇溶剂色谱

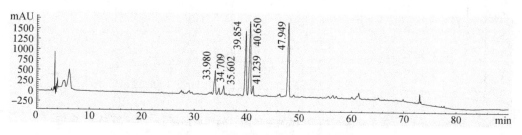

图 5 – 10 – 2 黄芪紫檀烷的 S9 样品色谱

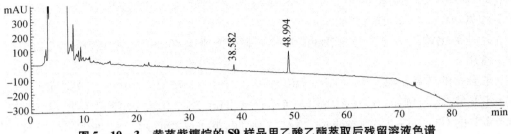

图 5 - 10 - 3　黄芪紫檀烷的 S9 样品用乙酸乙酯萃取后残留溶液色谱

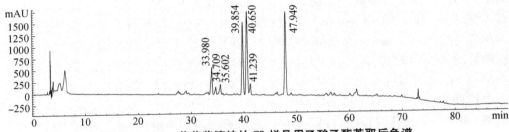

图 5 - 10 - 4　黄芪紫檀烷的 S9 样品用乙酸乙酯萃取后色谱

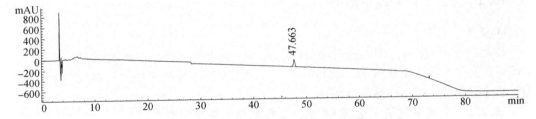

图 5 - 10 - 5　黄芪紫檀烷的 S9 样品用乙酸乙酯萃取后凝胶 LH - 20 柱 01 色谱

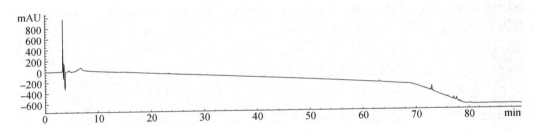

图 5 - 10 - 6　黄芪紫檀烷的 S9 样品用乙酸乙酯萃取后凝胶 LH - 20 柱 02 色谱

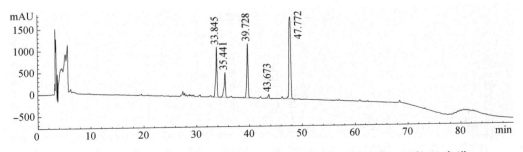

图 5 - 10 - 7　黄芪紫檀烷的 S9 样品用乙酸乙酯萃取后凝胶 LH - 20 柱 03 色谱

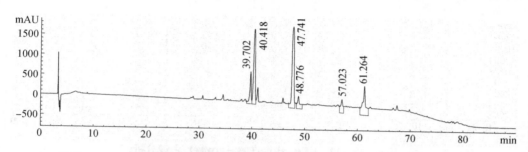

图 5 - 10 - 8　黄芪紫檀烷的 S9 样品用乙酸乙酯萃取后凝胶 LH - 20 柱 04 色谱

10.2.3　样品的制备色谱图

经过 XAD - 2 大孔吸附树脂柱处理后的样品，对可能的代谢产物流分进行制备分离；制备色谱如图 5 - 10 - 9 ~ 图 5 - 10 - 12 所示。

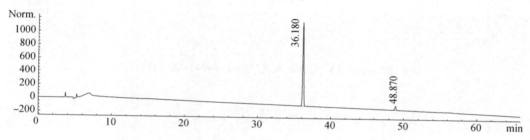

图 5 - 10 - 9　LH03 代谢产物（ztw01）色谱分析

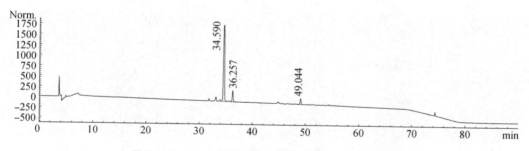

图 5 - 10 - 10　LH03 代谢产物（ztw02）色谱分析

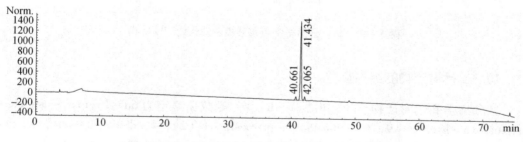

图 5 - 10 - 11　LH04 代谢产物（ztw03）色谱分析

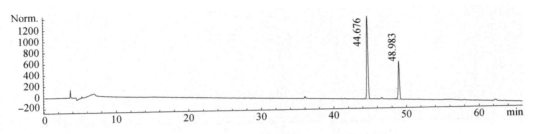

图 5 – 10 – 12　LH04 代谢产物（ztw04）色谱分析

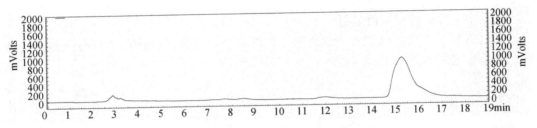

图 5 – 10 – 13　LH04 代谢产物（ztw04）色谱分析

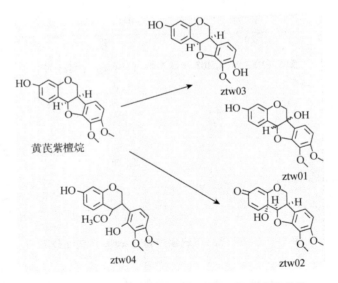

图 5 – 10 – 14　分离得到黄芪紫檀烷的代谢产物结构

10.3　代谢产物的结构鉴定

共分离得到代谢产物 4 个，根据 NMR、UV 等数据鉴定为 6a – hydroxy – astraptercarpan；1a – hydroxy – 9，10 – dimethoxy – pterocarp – 1（2），4 – diene – 3 – one；9 – demethoxyl – astraptercarpan；4，3′，4′ – trimethoxyl – isoflavan（见表 5 – 10 – 1）。

表 5-10-1 黄芪紫檀烷 S9 实验分离得到的代谢产物 NMR 数据

峰位	代谢物 LH01 ^{13}C-NMR (δ)	代谢物 LH01 ^{1}H-NMR (δ)	代谢物 LH02 ^{13}C-NMR (δ)	代谢物 LH02 ^{1}H-NMR (δ)	代谢物 LH03 ^{13}C-NMR (δ)	代谢物 LH03 ^{1}H-NMR (δ)	峰位	代谢物 LH04 ^{13}C-NMR (δ)	代谢物 LH04 ^{1}H-NMR (δ)
1	132.70	7.258 (1H, d, J=8.4Hz)	145.58	6.739 (1H, d, J=10Hz)	132.56	7.273 (1H, d, J=8.4Hz)	1	—	—
2	110.46	6.444 (1H, dd, J=8.4, 2.4Hz)	128.39	6.047 (1H, dd, J=1.6, 10Hz)	110.13	6.327 (1H, d, J=7.6Hz)	2	65.74	4.243 (2H, bs.)
3	156.04	—	186.92	—	156.75	—	3	35.45	3.438 (1H, d, J=3.6Hz)
4	103.11	6.204 (1H, d, J=2.4Hz)	106.21	5.343 (1H, d, J=1.6Hz)	103.24	6.257 (1H)	4	75.15	4.282 (1H, d, J=3.6Hz)
5	—	—	—	—	—	—	5	132.07	6.997 (1H, d, J=8.4Hz)
6	69.64	3.916 (2H, dd, J=11.6, 11.2Hz)	66.83	5.199 (1H, d, J=10Hz)	66.26	4.183 (1H, d, J=6.8Hz) 3.570 (1H, d, J=6.8Hz)	6	108.60	6.287 (1H, dd, J=2.4, 8.4Hz)
7	106.01	6.576 (1H, d, J=8.4Hz)	106.01	6.960 (1H, d, J=8.4Hz)	108.98	6.463 (1H, d, J=7.6Hz)	7	155.56	9.394 (1H, s, OH)
8	118.32	6.999 (1H, d, J=8Hz)	118.91	6.517 (1H, d, J=8.4Hz)	119.89	6.799 (1H, d, J=7.6Hz)	8	102.64	6.162 (1H, d, J=2.4Hz)

续表

	代谢物 LH01		代谢物 LH02		代谢物 LH03			代谢物 LH04	
峰位	^{13}C–NMR (δ)	^{1}H–NMR (δ)	^{13}C–NMR (δ)	^{1}H–NMR (δ)	^{13}C–NMR (δ)	^{1}H–NMR (δ)	峰位	^{13}C–NMR (δ)	^{1}H–NMR (δ)
9	151.59	—	151.91	—	132.88	—	a	158.74	—
10	133.77	—	132.82	—	150.70	—	b	112.75	—
4a	159.50	—	171.01	—	159.23	—	1′	119.89	—
1a	111.53	—	67.39	4.370 (1H, d, J=10.8Hz)	—	—	2′	152.07	8.990 (1H, s, OH)
11a	85.23	5.225 (1H, s)	83.37	4.949 (1H, dd, J=3.2, 10.8Hz)	78.91	5.502 (1H, d, J=6.4Hz)	3′	136.44	—
6a	75.57	—	40.0	4.049 (1H, d, J=10Hz)	40.0	3.546 (1H, bs.)	4′	148.42	—
7a	124.81	—	121.27	—	119.18	—	5′	122.29	6.641 (1H, d, J=8.8Hz)
10a	153.94	—	152.92	—	151.63	—	6′	103.50	6.309 (1H, d, J=8.4Hz)
9–OCH₃	56.66	3.733 (3H, s)	56.55	3.701 (3H, s)	—	—	4–OCH₃	55.45	3.286 (3H, s)
10–OCH₃	60.35	3.683 (3H, s)	59.95	3.499 (3H, s)	60.17	3.714 (3H, s)	3′–OCH₃	60.67	3.652 (3H, s)
	—	—	—	—	—	—	4′–OCH₃	55.97	3.679 (3H, s)

10.4　对黄芪紫檀烷 S9 孵化样品的 LC – MS 分析

分析条件：HPLC-DAD-ESI-IT-TOF-MS^n；LC 液相系统：CBM – 20A，二元泵：LC – 20AD，自动进样设备：SIL – 20AC，柱温箱：CTO – 20A，PDA 检测器：SPD – M20A.

接口：ESI；CDL（曲型脱溶剂管）温度 250℃；Nebulizing gas flow：1.5L/min；Heat block：250℃；总流速：1.0ml · min^{-1}；最大压力：30MPa；PDA：200～700nm；柱温：35℃；进样器温度：4℃；进样体积：20 μl。

工作站：LC/MS solution version 3.50，分子式预测，精确分子量计算；正离子模式：MS^1 质量范围（m/z）：220～1000Da；检测电压：1.70KV；重复采样次数：3；ion accumulation：20msec；MS^2、MS^3 质量范围（m/z）：50～1000Da；重复采样次数：2；ion accumulation：10，20msec；CID energy：50%。负离子模式：MS^1 质量范围（m/z）：220～1000 Da；检测电压：1.70 KV；重复采样次数：3；ion accumulation：10 msec；MS^2、MS^3 质量范围（m/z）：50～1000；重复采样次数：2；ion accumulation：10，20 msec；CID energy：50%。

分析方法：A：0.1% 甲酸水，B：乙腈；检测波长为 210nm 和 230nm；Phenomenex C18 柱（250×4.6mm，5 μm）；洗脱条件如表 5 – 10 – 2 所示。

表 5 – 10 – 2　梯度洗脱条件

T/min	0	8	15	35	65	80	90
乙腈/%	0	0	8	25	60	100	100

样品来源：黄芪紫檀烷大鼠肝 S9 组分孵化培养样品，用乙腈沉淀蛋白后，离心除去蛋白后，经减压浓缩，用甲醇溶解后，0.45μm 微孔滤膜过滤，取 20μl 注入 HPLC 仪。

黄芪紫檀烷大鼠肝 S9 组分培养代谢样品的 LC/MS 分析，如图 5 – 10 – 15 ～ 图 5 – 10 – 24 所示，包括正负离子（TIC）、紫外光谱和质谱。

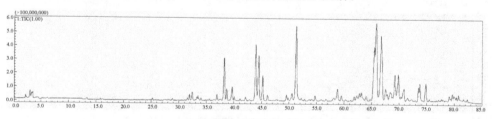

图 5 – 10 – 15　黄芪紫檀烷给药 S9 正离子 TIC

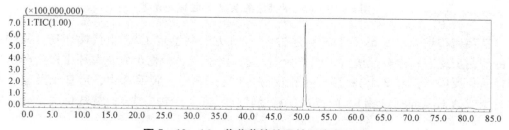

图 5 – 10 – 16　黄芪紫檀烷阴性正离子 TIC

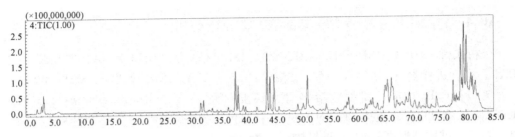

图 5－10－17 黄芪紫檀烷给药 S9 负离子 TIC

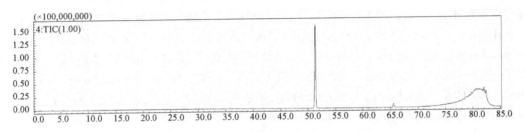

图 5－10－18 黄芪紫檀烷阴性负离子 TIC

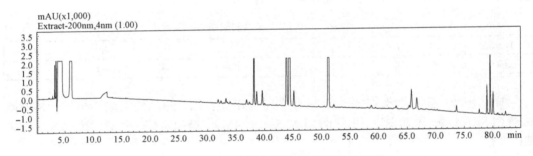

图 5－10－19 黄芪紫檀烷 S9 给药紫外光谱

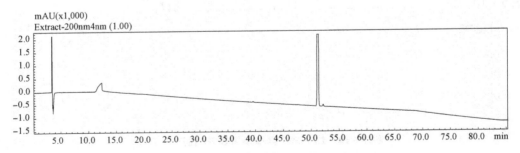

图 5－10－20 黄芪紫檀烷 S9 阴性紫外光谱

黄芪紫檀烷大鼠肝 S9 孵化样品通过 LC/MS 方法共鉴定了 23 个代谢产物，其中主要的代谢反应有：聚合反应（产物 4 个）；羟基化反应（产物 6 个或 A 环重排后产物）；双羟基化反应（产物 2 个）；脱甲基化反应（产物 2 个）；脱甲基化、羟基化反应（产物 5 个或 A 环重排后产物）；向黄芪异黄烷转化反应（产物 2 个）；糖基化反应（产物

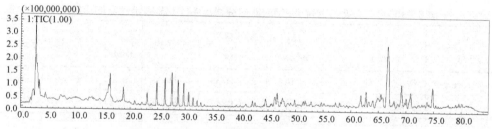

图 5 – 10 – 21　大鼠肝的 S9 空白正离子 TIC

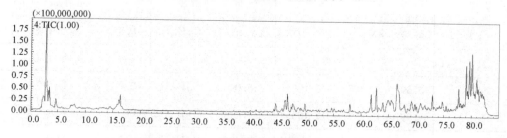

图 5 – 10 – 22　大鼠肝的 S9 空白负离子 TIC

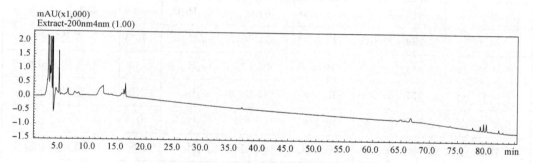

图 5 – 10 – 23　黄芪紫檀烷 S9 空白紫外光谱

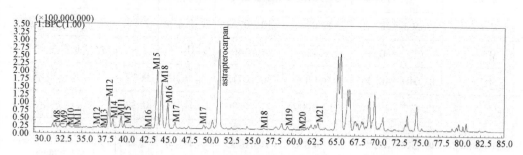

图 5 – 10 – 24　黄芪紫檀烷 S9 样品 LC/MS 分析

1 个）；1 个衍生化产物。共发现 23 个代谢产物，均为首次报道。

对黄芪紫檀烷进行的大鼠肝 S9 代谢研究中，首次发现黄芪紫檀烷代谢可发生 A 环重排反应；首次发现黄芪紫檀烷向黄芪异黄烷的转化；首次发现黄芪紫檀烷在大鼠肝 S9 体系中发生聚合反应（见表 5 – 10 – 3 和图 5 – 10 – 25）。

表 5 - 10 - 3　黄芪紫檀烷大鼠肝 S9 组分样品 LC/MS 鉴定代谢产物结果

代谢产物	t_R/min	$[M+H]^+$/ m/z	$[M-H]^-$/ m/z	分子式	误差/ppm	代谢方式
astrapterocarpan	50.935 - 51.565	301.1144	299.0938	$C_{17}H_{16}O_5$	-5.02	astrapterocarpan
M 1	39.423 - 39.915	317.1024	315.0865	$C_{17}H_{16}O_6$	-1.27	羟基化
M 2	37.938 - 38.500	317.1061	315.0867	$C_{17}H_{16}O_6$	-0.63	Rearrange in Cycle-A and Hydroxylation
M 3	44.298 - 44.842	287.0973	285.0792	$C_{16}H_{14}O_5$	-0.35	脱甲基
M 4	—	—	—	—	—	衍生物
M 5	43.592 - 44.195	317.1087	315.0924	$C_{17}H_{16}O_6$	-2.86	羟基化
M 6	44.997 - 45.497	317.1063	315.0888	$C_{17}H_{16}O_6$	6.03	羟基化
M 7	45.937 - 46.403	317.1014	315.0871	$C_{17}H_{16}O_6$	0.63	羟基化
M 8	31.813 - 32.133	303.0868	301.0715	$C_{16}H_{14}O_6$	1.00	羟基化脱甲基
M 9	32.280 - 32.625	333.0957	331.0812	$C_{17}H_{16}O_7$	-1.81	双羟基化
M 10	33.633 - 33.875	303.0853	301.0716	$C_{16}H_{14}O_6$	1.33	羟基化脱甲基
M 11	33.927 - 34.220	333.0968	331.0808	$C_{17}H_{16}O_7$	-3.02	双羟基化
M 12	36.817 - 37.145	319.1165	317.1025	$C_{17}H_{18}O_6$	0	水化
M 13	37.300 - 37.588	303.0855	301.0718	$C_{16}H_{14}O_6$	1.99	羟基化脱甲基
M 14	37.713	273.0755	271.0624	$C_{15}H_{12}O_5$	6.64	脱两分子甲基
M 15	38.603 - 38.948	303.0865	301.0719	$C_{16}H_{14}O_6$	2.33	羟基化脱甲基
M 16	39.380	479.1533	477.1409	$C_{23}H_{26}O_{11}$	2.51	羟基化的葡萄糖苷
M 17	40.010 - 40.347	303.0859	301.0713	$C_{16}H_{16}O_6$	0.33	羟基化脱甲基
M 18	42.677 - 43.013	317.1009	315.0870	$C_{17}H_{16}O_6$	0.32	羟基化
M 19	49.287 - 49.718	315.0850	313.0725	$C_{17}H_{14}O_6$	4.15	Hydroxylation and Dehydrogenation
M 20	56.552 - 56.957	571.1572	569.1451	$C_{32}H_{26}O_{10}$	0.53	脱甲基产物的二聚物
M 21	59.322 - 59.797	599.1892	597.1755	$C_{34}H_{30}O_{10}$	-1.00	二聚物
M 22	61.600 - 62.048	585.1743	583.1612	$C_{33}H_{28}O_{10}$	1.37	一分子脱甲基聚合另一分子
M 23	63.022 - 63.332	599.1898	597.1761	$C_{34}H_{30}O_{10}$	0	二聚物

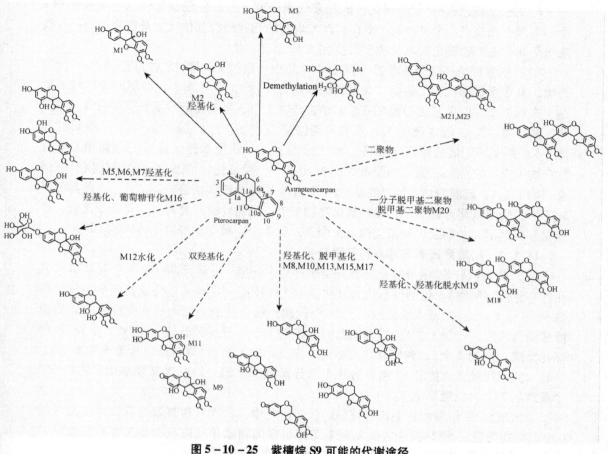

图 5 - 10 - 25　紫檀烷 S9 可能的代谢途径

第 11 节　异黄酮类成分的代谢研究总结

11.1　8 个异黄酮类化合物的代谢研究结果与讨论

比较系统地研究了黄芪中 8 个异黄酮类成分的代谢，阐明了它们的代谢途径。共分离鉴定代谢产物 21 个，8 个为新化合物；分析鉴定代谢产物 162 个，其中 146 个为新发现的代谢产物。

11.1.1　芒柄花素和芒柄花苷

（1）从大鼠肝 S9 组分孵化芒柄花素的样品中分离、鉴定了代谢产物 5 个（均为一相代谢产物）。其中主要为脱甲基反应产物与羟基化反应产物，说明羟基化和脱甲基化为其芒柄花素在大鼠肝 S9 体系中的主要代谢反应，且羟基化主要位置在 6、8 位上；通过 LC/MS 方法鉴定了代谢产物 14 个；其中主要的代谢反应有：羟基化反应（产物 3 个）；双羟基化反应（产物 2 个）；脱甲基、羟基化反应（产物 2 个）；脱甲基化反应（产物 1 个）；糖基化反应（产物 6 个）。

与文献比较，大鼠肝 S9 孵化芒柄花素代谢研究，新发现羟基化位点 1 个及产物 1 个，双羟基化位点 1 个及产物 1 个；首次发现芒柄花素的糖基化反应及产物 6 个；首次通过分离代谢产物确定羟基化主要发生在 A 环。

（2）从灌胃给药芒柄花苷的大鼠尿液样品中，通过 LC/MS 方法共鉴定 21 个代谢产物，其中主要的代谢反应有：葡萄糖醛酸结合产物 13 个（其中，原型的葡萄糖醛酸结合产物 1 个，脱甲基后的葡萄糖醛酸结合产物 2 个，羟基化后的葡萄糖醛酸结合产物 3 个，脱甲基、2，3 位双键还原后的葡萄糖醛结合产物 2 个，脱甲基、2，3 位双键还原、4 位羰基还原后的葡萄糖醛结合物产物 2 个，2，3 位双键还原后的葡萄糖醛结合物产物 1 个，脱羟基后葡萄糖醛酸结合产物 1 个，羟基化、甲基化后的葡萄糖醛酸结合产物 1 个）；硫酸脂结合物产物 2 个（为脱甲基后的硫酸结合产物 2 个）；羟基化产物 3 个；脱甲基化产物 1 个；双羟基化产物 1 个；脱葡萄糖产物 1 个。与文献比较，芒柄花苷代谢研究，新发现羟基化位点 1 个及产物 1 个，葡萄糖醛酸结合产物 10 个。

11.1.2 毛蕊异黄酮与毛蕊异黄酮苷

（1）从大鼠肝 S9 组分孵化毛蕊异黄酮样品中分离、鉴定代谢产物 2 个（均为羟基化的一相代谢产物）。说明羟基化为其主要的代谢反应，且羟基化位置易发生在异黄酮的 6、8 位上；通过 LC/MS 共鉴定了 21 个代谢产物，其中主要的代谢反应有：葡萄糖醛酸结合反应（产物 1 个）；糖基化反应（产物 7 个）；羟基化反应（产物 5 个）；脱羟基化反应（产物 1 个）；脱甲基、羟基化反应（产物 1 个）；聚合反应（聚合物 6 个）。

与文献比较，大鼠肝 S9 组分孵化毛蕊异黄酮的代谢，新发现其羟基化产物位点 2 个及产物 2 个，脱羟基化产物 1 个。

对大鼠肝 S9 组分孵化毛蕊异黄酮的代谢研究中，首次发现其聚合反应发生及产物 6 个，并在大鼠肝 S9 体系中首次发现毛蕊异黄酮的糖基化反应及产物 7 个；首次通过分离代谢产物确定羟基化主要发生在毛蕊异黄酮的 A 环。

（2）从灌胃给药毛蕊异黄酮苷的大鼠尿液样品中通过 LC/MS 共鉴定了 23 个代谢产物，其中主要的代谢反应有：羟基化反应（产物 5 个）；脱甲基、羟基化反应（产物 1 个）；脱甲基、脱羟基化反应（产物 1 个）；脱甲基反应（产物 1 个）；脱羟基化（产物 1 个）；脱甲基、甲基化（产物 1 个）；硫酸结合（产物 3 个）；葡萄糖醛酸结合（产物 9 个）。

与文献比较，毛蕊异黄酮苷的整体动物代谢中，新发现毛蕊异黄酮羟基化产物位点 2 个及产物 2 个，脱羟基化产物 2 个，葡萄糖醛酸结合产物 6 个，硫酸结合产物 2 个。

11.1.3 黄芪异黄烷和黄芪异黄烷苷

（1）从给药黄芪异黄烷苷的大鼠尿液样品中通过 LC/MS 方法共鉴定了 20 个代谢产物，其中主要的代谢反应有：异黄烷脱甲基化反应（产物 2 个）；向紫檀烷转化（产物 3 个：紫檀烷原型，紫檀烷脱甲基产物 2 个）；羟基化、A 环重排反应（产物 4 个）；脱甲基反应（产物 2 个）；葡萄糖醛酸结合（产物 6 个）；硫酸结合（产物 3 个）。共发现 20 个代谢产物，均为黄芪异黄烷苷的首次报道代谢产物。

对黄芪异黄烷苷进行的代谢研究中，黄芪异黄烷苷代谢可发生 A 环重排反应也为首次发现。

（2）从大鼠肝 S9 组分孵化黄芪异黄烷样品中，通过 LC/MS 方法共鉴定了 19 个代谢产物，其中主要的代谢反应有：异黄烷脱甲基（产物 2 个）；羟基化（产物 3 个：羟基化、A 环重排产物 3 个）；向紫檀烷转化（产物 1 个）；向紫檀烷转化后（脱甲基 2 个）；向紫檀烷转化后羟基化、A 环重排反应（产物 2 个）；向紫檀烷转化后脱甲基、羟基化、A 环重排反应（产物 2 个）；向紫檀烷转化后羟基化产物、A 环重排反应（产物 2 个）；聚合反应（产物 5 个）。共发现 19 个代谢产物，均为黄芪异黄烷的首次报道代谢产物。

对黄芪异黄烷进行的代谢研究中，发现 S9 体系中，黄芪异黄烷可发生聚合反应，A 环重排反应均为首次发现。

11.1.4　黄芪紫檀烷和黄芪紫檀烷苷

（1）从给药黄芪紫檀烷苷的大鼠尿液样品中，通过 LC/MS 方法共鉴定了 21 个代谢产物，其中主要的代谢反应有：硫酸结合反应（产物 6 个）；葡萄糖醛酸结合反应（产物 3 个）；脱甲基化反应（产物 1 个）；脱甲基、羟基化反应（产物 1 个）；羟基化反应（产物 1 个）；向黄芪异黄烷转化反应（产物 1 个）；向黄芪异黄烷转化后、羟基化、A 环重排（产物 3 个）；向黄芪异黄烷转化后、脱甲基化（产物 2 个）；向黄芪异黄烷转化后、羟基化、甲基化反应（产物 2 个）；黄芪紫檀烷 1 个。共发现 21 个代谢产物，均为黄芪紫檀烷苷的首次报道代谢产物。

对黄芪紫檀烷苷进行的代谢研究中，黄芪紫檀烷苷代谢可发生 A 环重排反应为首次发现；首次发现体内黄芪紫檀烷向黄芪异黄烷的转化。

（2）从大鼠肝 S9 组分孵化黄芪紫檀烷的样品中，通过 LC/MS 方法共鉴定了 23 个代谢产物，其中主要的代谢反应有：聚合产物 4 个；羟基化产物 6 个（或 A 环重排后产物）；双羟基化产物 2 个；脱甲基化产物 2 个；脱甲基化、羟基化产物 5 个（或 A 环重排后产物）；向黄芪异黄烷转化 2 个；糖基化产物 1 个；1 个衍生化产物。共发现 23 个代谢产物，均为黄芪紫檀烷的首次报道代谢产物。

对黄芪紫檀烷进行 S9 组分孵化的代谢研究中，发现黄芪紫檀烷代谢可发生 A 环重排反应也为首次发现；首次发现黄芪紫檀烷向黄芪异黄烷的转化；首次发现黄芪紫檀烷在 S9 体系中发生聚合反应。

11.2　体内、体外和 LC – MS 代谢研究总结与讨论

（1）大鼠肝 S9 体系代谢特点

S9 体系中的代谢反应主要有羟化、脱甲基反应及聚合物反应（首次发现异黄酮能在 S9 体系中发生聚合反应），与五碳糖、六碳糖的糖基化结合反应（首次发现异黄酮能在 S9 体系中发生糖基化反应），偶见Ⅱ相的葡萄糖醛酸的结合物产生。

（2）大鼠给药异黄酮苷的代谢的特点

Ⅰ相代谢反应主要有：羟化、脱甲基、2，3 位双键加氢还原、4 位羰基还原，少见甲基化、脱羟基化反应。

Ⅱ相代谢反应则主要为：与葡萄糖醛酸的结合反应、与硫酸的结合反应；与葡萄

糖醛酸结合反应具有广泛性，与硫酸的结合则主要是以某种优势结合物存在；偶见葡萄糖醛酸加硫酸的结合物产生。

（3）通过分离、鉴定代谢产物与 LC/MS 分析鉴定代谢产物结合的方法来阐明代谢方式和代谢途径

通过 NMR 方法可以确定代谢产物的结构，但由于实验条件或方法限制不能通过分离得到所有的代谢产物并鉴定结构，LC/MS 应用对于发现和鉴定其他的代谢产物，特别是含量较低的某些代谢产物，是一个较好的方法。

11.3 异黄酮的代谢特点

（1）异黄酮代谢

对整体动物的代谢，可以发生双键还原（2，3 位）、碳基的还原、羟基化（认为较易于发生在 6、8 位上）、甲基化、脱甲基反应和二相的葡萄糖醛酸结合物、硫酸结合物；对大鼠肝 S9 的代谢，羟基化（认为较易于发生在 6、8 位上）、甲基化、脱甲基反应和葡萄糖结合物、两分子的聚合物；不同结构的异黄酮对于发生以上某种反应的可能性不同（如芒柄花素的脱甲基反应比毛蕊异黄酮的脱甲基化反应容易发生）。

（2）黄芪异黄烷的代谢

对整体动物的代谢，黄芪异黄烷可以发生向紫檀烷的转化、羟基化（同时 A 环有发生重排现象）、甲基化、脱甲基反应和 Ⅱ 相的葡萄糖醛酸结合物、硫酸结合物；对大鼠肝 S9 的代谢，黄芪异黄烷可以发生向紫檀烷的转化、羟基化（同时 A 环有发生重排现象）、甲基化、脱甲基反应和葡萄糖结合物、两分子的聚合物。

（3）黄芪紫檀烷的代谢

对整体动物的代谢，黄芪紫檀烷可以发生向黄芪异黄烷的转化、羟基化（同时 A 环有发生重排现象）、甲基化、脱甲基反应和 Ⅱ 相的葡萄糖醛酸结合物、硫酸结合物；对大鼠肝 S9 的代谢，黄芪紫檀烷发生羟基化（同时 A 环有发生重排现象）、甲基化、脱甲基反应和葡萄糖结合物、两分子的聚合物。

11.4 已有研究结果对异黄酮化合物的代谢安全性评价结果与讨论

异黄酮广泛存在于食物和中药材中，与人的日常生活饮食密切相关，因为其特殊的药理作用，对其研究也越来越受到重视，尤其是对其体内的过程与代谢方式的研究，能为安全应用方面提供更多更好的支持。

异黄酮有抗氧化、抗菌、抗病毒、抗肿瘤等药理作用，黄芪中几种主要的异黄酮与黄芪中的异黄酮类成分具有相同或相似的作用，故可认为黄芪的药理作用是此类异黄酮类化合物共同药理作用的加合，在应用中应有一定的借鉴意义。

通过对异黄酮的体内、体外代谢情况研究表明：异黄酮的代谢方式在整体大鼠中主要是羟基化、脱甲基化，在体内结合葡萄糖醛酸或成硫酸酯后排出体外；异黄酮的代谢方式在体外大鼠肝 S9 体系中主要是羟基化、脱甲基化，然后发生糖基化及聚合产物。说明在一定程度上，S9 体系的代谢过程与整体代谢实验中的 Ⅰ 相代谢方式基本一致，可以较好地代表代谢的体内过程。

苷通过肠道后被水解为苷元吸收，苷元的排泄在实验给药剂量下，以原型苷元为主，Ⅱ相代谢产物中，葡萄糖醛酸结合物产生较多。

　　在鉴定的代谢产物中，有 20 个代谢产物已有相关的生物活性报道。这些成分很可能和原形成分一起，共同发挥药理作用。这加深了我们对黄芪体内直接药效物质基础的认识。主要有药理活性的代谢产物还是来源于整体研究中的黄芪中芒柄花苷的代谢产物芒柄花素、毛蕊异黄酮苷的代谢产物毛蕊异黄酮、黄芪异黄烷苷的代谢产物黄芪异黄烷、黄芪紫檀烷苷代谢产物黄芪紫檀烷；和大鼠肝 S9 研究中芒柄花素的代谢产物大豆苷元和芒柄花苷、大豆异黄酮苷、毛蕊异黄酮的代谢产物毛蕊异黄酮苷、黄芪紫檀烷的代谢产物黄芪紫檀烷苷。

　　通过对异黄酮的代谢研究表明，异黄酮在体内、体外的代谢产物，均在一定程度上保存了其母核结构的完整性，其代谢产物药理活性方面均保持了异黄酮的抗氧化、抗菌、植物雌激素等方面的作用。

参考文献

［1］ 张文江，周同惠. 药物代谢转化研究及其进展［J］. 分析测试学报，1997（6）：82－86.

［2］ 李文东，马辰. 药物体外肝代谢研究进展［J］. 中国药学杂志，2003（10）.

［3］ 王佳，代百东. 药物体外肝代谢研究方法［J］. 亚太传统医药，2008（3）：48－50.

［4］ 王满元. 药物代谢研究的意义与进展［N］. 中国中医药报，2003－08－06.

［5］ 柴士伟，潘桂湘. 药物代谢研究方法简述［J］. 天津中医药，2006（1）：83－85.

［6］ 柳晓泉，赵阳，李丹，等. 西尼地平在人肝微粒体内代谢及代谢抑制（英文）［J］. Acta Pharmacologica Sinica，2003（3）.

［7］ 董凤，刘高峰. 细胞色素 P450 药物代谢研究方法的分析与评价［Z］. 中国湖南长沙：2009.

［8］ 刘可，钟大放，袁涛，等. 多沙唑嗪人体内药动学和肝微粒体中代谢的立体选择性研究［Z］. 中国湖北武汉：2009.

［9］ 骆文香，张银娣. 药物代谢中的肝细胞色素 P－450［J］. 药学进展，1999（1）.

［10］ Salsali M，Holt A，Baker G B. Inhibitory Effects of the Monoamine Oxidase Inhibitor Tranylcypromine on the Cytochrome P450 Enzymes CYP2C19，CYP2C9，and CYP2D6［J］. Cellular and Molecular Neurobiology，2004（1）.

［11］ 吴伯铺. 细胞色素 P450 酶与用药选择［N］. 中国医药报，2004－12－21.

［12］ 崔颖，张永旺. P450 酶的研究进展［J］. 中国新技术新产品，2009（16）：7－8.

［13］ Wu W，Mckown L A，Melton J L，et al. In－vitro metabolism of the new anxiolytic agent，RWJ－50172，in rat hepatic S9 fraction and microbial transformation in fungi，Cunninghamella sp［J］. J. Pharm. Pharmacol.，2003，55（8）：1099－1105.

［14］ Wu W N，Mckown L A，Carson J R. In vitro biotransformation of the analgesic agent，RWJ－51784，in rat，dog and human［J］. Eur. J. Drug Metab. Pharmacokinet.，2003，28（2）：107－111.

［15］ Wu W，Mckown L A，Reitz A B. In vitro metabolism of the new anxiolytic agent，RWJ－52763 in human hepatic S9 fraction－API－MS/MS identification of metabolites［J］. J. Pharm. Biomed. Anal.，2003，31（1）：95－102.

［16］ Wu W，Mckown L A. In vitro drug metabolite profiling using hepatic S9 and human liver microsomes

［C］. 2004.

［17］ Wu W N, Mckown L A, Moyer M D, et al. In vitro biotransformation of the new antipsychotic agent, RWJ－46344 in rat hepatic S9 fraction：API－MS/MS/MS identification of metabolites ［J］. J. Pharm. Biomed. Anal. , 2000, 24 (2)：307－316.

［18］ Wu W N, Mckown L A, Moyer M D, et al. In vitro metabolism of mifepristone (RU－486) in rat, monkey and human hepatic S9 fractions：identification of three new mifepristone metabolites ［J］. Xenobiotica, 1999, 29 (11)：1089－1100.

［19］ Heinonen S, Hoikkala A, Wahala K, et al. Metabolism of the soy isoflavones daidzein, genistein and glycitein in human subjects. Identification of new metabolites having an intact isoflavonoid skeleton ［J］. J. Steroid Biochem. Mol. Biol. , 2004, 87 (4－5)：285－299.

［20］ Rafii F, Davis C, Park M, et al. Variations in metabolism of the soy isoflavonoid daidzein by human intestinal microfloras from different individuals ［J］. Arch. Microbiol. , 2003, 180 (1)：11－16.

［21］ Rafii F, Hotchkiss C, Heinze T M, et al. Metabolism of daidzein by intestinal bacteria from rhesus monkeys (Macaca mulatta) ［J］. Comp. Med. , 2004, 54 (2)：165－169.

［22］ Bezwada R S. Absorbable polymers from soybean isoflavonoids for biomedical applications ［J］. PMSE Prepr. , 2009, 101：1042－1043.

［23］ 殷文光. 从人尿中分离得到大豆异黄酮代谢物 ［J］. 国外医学 (中医中药分册), 2005 (6).

［24］ 苗慧, 赵海, 戚天胜. 大豆异黄酮的研究进展 ［J］. 国外医学 (中医中药分册), 2005 (2)：86－89.

［25］ Hur H G, Lay J J, Beger R D, et al. Isolation of human intestinal bacteria metabolizing the natural isoflavone glycosides daidzin and genistin ［J］. Arch Microbiol, 2000, 174 (6)：422－428.

［26］ Park E K, Shin J, Bae E A, et al. Intestinal bacteria activate estrogenic effect of main constituents puerarin and daidzin of Pueraria thunbergiana ［J］. Biol Pharm Bull, 2006, 29 (12)：2432－2435.

［27］ Yasuda T, Ohsawa K. Urinary metabolites of daidzin orally administered in rats ［J］. Biol Pharm Bull, 1998, 21 (9)：953－957.

［28］ Kim D H, Yu K U, Bae E A, et al. Metabolism of puerarin and daidzin by human intestinal bacteria and their relation to in vitro cytotoxicity ［J］. Biol Pharm Bull, 1998, 21 (6)：628－630.

［29］ Hosoda K, Furuta T, Yokokawa A, et al. Plasma profiling of intact isoflavone metabolites by high－performance liquid chromatography and mass spectrometric identification of flavone glycosides daidzin and genistin in human plasma after administration of kinako ［J］. Drug Metab Dispos, 2008, 36 (8)：1485－1495.

［30］ Yasuda T, Kano Y, Saito K, et al. Urinary and biliary metabolites of daidzin and daidzein in rats ［J］. Biol Pharm Bull, 1994, 17 (10)：1369－1374.

［31］ Tian F, Zhu Y, Long H, et al. Liquid chromatography coupled with multi－channel electrochemical detection for the determination of daidzin in rat blood sampled by an automated blood sampling system ［J］. J Chromatogr B Analyt Technol Biomed Life Sci, 2002, 772 (1)：173－177.

［32］ Wen X, Qi L, Li B, et al. Microsomal metabolism of calycosin, formononetin and drug－drug interactions by dynamic microdialysis sampling and HPLC－DAD－MS analysis. ［J］. J. Pharm. Biomed. Anal. , 2009, 50 (1)：100－105.

［33］ Yang Y, Xia G, Ye G. Determination of two metabolites of calycosin－7－O－beta－D－glucopyranoside in rat urine by HPLC ［J］. Biomed. Chromatogr. , 2009, 23 (1)：48－53.

［34］ Li Q, Xu L, Wang T, et al. Determination and pharmacokinetic study of calycosin－7－O－beta－

D – glucoside in rat plasma after intravenous administration of aidi lyophilizer [J]. Chromatographia, 2008, 67 (7/8): 627 – 631.

[35] Zhang J, Yang G, Lin R, et al. Determination of paeoniflorin, calycosin – 7 – O – beta – d – glucoside, ononin, calycosin and formononetin in rat plasma after oral administration of Buyang Huanwu decoction for their pharmacokinetic study by liquid chromatography – mass spectrometry [J]. Biomed Chromatogr, 2011, 25 (4): 450 – 457.

[36] Jia X, Chen J, Lin H, et al. Disposition of flavonoids via enteric recycling: enzyme – transporter coupling affects metabolism of biochanin A and formononetin and excretion of their phase II conjugates [J]. J Pharmacol Exp Ther, 2004, 310 (3): 1103 – 1113.

[37] Wen X D, Qi L W, Li B, et al. Microsomal metabolism of calycosin, formononetin and drug – drug interactions by dynamic microdialysis sampling and HPLC – DAD – MS analysis [J]. J Pharm Biomed Anal, 2009, 50 (1): 100 – 105.

[38] Heinonen S M, Wahala K, Adlercreutz H. Identification of urinary metabolites of the red clover isoflavones formononetin and biochanin A in human subjects [J]. J Agric Food Chem, 2004, 52 (22): 6802 – 6809.

[39] Singh S P, Wahajuddin, Yadav D K, et al. Quantitative determination of formononetin and its metabolite in rat plasma after intravenous bolus administration by HPLC coupled with tandem mass spectrometry [J]. J Chromatogr B Analyt Technol Biomed Life Sci, 2010, 878 (3 – 4): 391 – 397.

[40] Singh S P, Wahajuddin, Tewari D, et al. PAMPA permeability, plasma protein binding, blood partition, pharmacokinetics and metabolism of formononetin, a methoxylated isoflavone [J]. Food Chem Toxicol, 2011.

[41] Tekel J, Daeseleire E, Heeremans A, et al. Development of a simple method for the determination of genistein, daidzein, biochanin A, and formononetin (biochanin B) in human urine [J]. J Agric Food Chem, 1999, 47 (9): 3489 – 3494.

[42] Tolleson W H, Doerge D R, Churchwell M I, et al. Metabolism of biochanin A and formononetin by human liver microsomes in vitro [J]. J Agric Food Chem, 2002, 50 (17): 4783 – 4790.

[43] Xu F, Zhang Y, Xiao S, et al. Absorption and metabolism of Astragali Radix decoction: in silico, in vitro, and a case study in vivo [J]. Drug Metab. Dispos. , 2006, 34 (6): 913 – 924.

[44] Yang D, Cai S, Liu H, et al. On – line identification of the constituents of Buyang Huanwu decoction in pig serum using combined HPLC – DAD – MS techniques [J]. J Chromatogr B Analyt Technol Biomed Life Sci, 2006, 831 (1 – 2): 288 – 302.

第6章 民族药物研究

本章研究中用到的分析方法主要有高效液相－紫外（HPLC－UV）、显微鉴定、薄层分析（TLC）、灰分、浸出物等。

第1节 瑶药天钻的质量标准研究

瑶药天钻是中国特有植物马兜铃科马兜铃属植物广西马兜铃（*Aristolochia kwangsiensis* Chun et How ex C. F. Liang）的块根。天钻是壮族、瑶族等多民族使用的一种民间草药，别名金银袋、大总管、萝卜防己、大青木香，原植物主要分布于浙江、福建、湖南、广东、广西、四川、贵州、云南等地的山谷中。

目前的研究显示，从天钻中分离了尿囊素、马兜铃酸、β－谷甾醇、6－甲氧基去硝基马兜铃酸甲酯和6－甲氧基马兜铃酸A甲酯及木兰花碱。其药理研究发现：①总生物碱具有解痉、镇痛作用。②马兜铃酸具有抗肿瘤、致突变、肾脏毒性作用。③天钻提取物可缓解临床各种疾患所致平滑肌痉挛性腹痛，止痛效果较好。

天钻现在仍作为抗肿瘤药物和止痛药物使用，但是它的质量标准至今也未见报道。为了对其使用安全性提供借鉴，我们建立了天钻药材中可引起肾毒性的成分马兜铃酸A的薄层色谱检识方法和高效液相色谱含量测定方法并制定了其含量限度，和其他检查项目，以期科学有效地控制药材的质量，保证其临床疗效。

1.1 方法与结果

1.1.1 性状与显微、薄层鉴别

天钻药材：块根肥大，纺锤形，长30~60cm。表面棕褐色，有时有须根或须根痕。质坚而硬，断面类白色，木部宽广，淡黄或白色，气微香特异，味苦（详见图6－1－1）。

（1）块根横切面：木栓层由10余列长方形细胞组成，栓化并木化，皮层中有单个或数个成群散在的石细胞；韧皮部宽广，韧皮部薄壁细胞中含有大量的淀粉粒，形成层不明显；木质部宽广，射线宽1~3列细胞，导管大小不一，多单个呈径向排列。

（2）本品粉末呈棕色。淀粉粒众多，类圆形、类球形或不规则，单粒或复粒，复

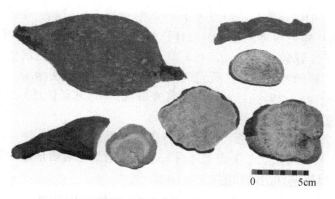

图6-1-1 天钻药材

粒由2~8个单粒组成，单粒直径为6~36μm，层纹明显。石细胞众多，类方形或多角形，黄色，单个散在或多个成群，孔沟明显，直径20~60μm。草酸钙簇晶常见，直径5~12μm。木栓细胞类方形，内含棕色物，直径8~15μm。具缘纹孔导管多破碎，直径20~40μm。纤维束偶见，长40~200μm。

显微鉴别要点：淀粉粒众多，黄色石细胞孔沟明显，单个或聚集成群，可见草酸钙簇晶，是其显微鉴别的主要特征，如图6-1-2和图6-1-3所示。

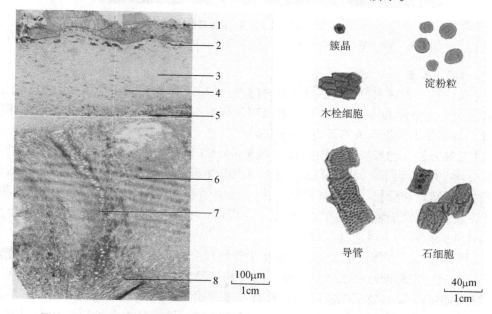

图6-1-2 天钻块根横切面显微全貌
1—木栓层 2—石细胞 3—韧皮部 4—淀粉粒
5—形成层 6—木质部 7—木射线 8—髓

图6-1-3 天钻粉末显微图

（3）取本品粉末0.5g，加石油醚（60-90馏分）50ml，超声30min，滤过，残渣加甲醇30ml，超声提取30min。滤过，滤液浓缩至干，用甲醇2ml溶解，作为供试品溶液。另取马兜铃酸A对照品，加甲醇制成每1ml含2mg的溶液，作为对照品溶液。参

171

照薄层色谱法（《中国药典》（2010 版）一部附录Ⅵ B）试验，吸取上述两种溶液各2ml，分别点于同一硅胶 G 薄层板上，以环己烷：乙酸乙酯：乙酸（4∶1∶2）为展开剂，展开，取出，晾干，置紫外光灯（254nm）下检视。在供试品色谱中，在与对照品色谱相应的位置上，显示相同的蓝色荧光斑点。11 批样品按该法检验，均符合规定（薄层图谱显示与马兜铃酸 A 对照品相对应的荧光斑点），且薄层色谱分离效果好，斑点圆整清晰，比移值适中，重现性好。

耐用性实验考察：对自制板、预制板的展开效果进行考察；对不同展开温度，如5℃、29℃进行考察；对点状、条带点样进行考察。结果均表明该法的耐用性良好。

11 批天钻的薄层鉴别图谱如图 6 – 1 – 4 所示。

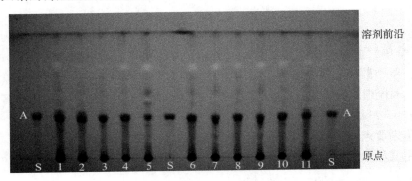

图 6 – 1 – 4　天钻样品薄层图谱

注：S：马兜铃酸；A：对照品；1 ~ 11；药材 TZ（1~11）。

1.1.2　检查

【水分】　参照水分测定法（《中国药典》（2010 版）附录Ⅸ H 第一法）测定，11批样品水分含量均在 16.0% 以下，考虑到该药材为南方所产，而南方气候较为湿润，因此，将该品水分拟定为不得超过 16.0%。

【总灰分】　参照灰分测定法（《中国药典》（2010 版）附录Ⅸ K）测定，11 批样品的总灰分均在 6.0% 以下，因此，根据上述 11 批测定数据，将该品总灰分拟定为不得过 6.0%。

【酸不溶性灰分】　参照灰分测定法（《中国药典》（2010 版）附录Ⅸ K）测定，11 批样品的酸不溶性灰分均在 2.0% 以下，因此，根据上述 11 批测定数据，将该品酸不溶性灰分拟定为不得超过 2.0%。

【浸出物】　查阅文献表明，天钻中的活性成分为乙酸乙酯部位，该成分为脂溶性成分，因此，用醇溶性浸出物来考察天钻中所含活性成分的多少，加热提取有利于化学成分的溶出，又节省了实验时间，经研究最终确定采用热浸法进行实验。实验之初对比了 3 种不同浓度的乙醇（50% 乙醇、95% 乙醇，另一种浓度乙醇）作为提取溶剂的提取效果，对比实验结果表明，50% 乙醇的提取效果较优（以 1 为供试品，前者浸出物含量为 11.40%，后者浸出物含量为 15.36%），最终确定以 50% 乙醇为提取溶剂，参照醇溶性浸出物测定法项下的热浸法（附录 X A）测定，该品 11 批浸出物，含量均在 8.0% 以上，因此，根据上述 11 批测定数据，将该品浸出物含量拟定为不少于 8.0%。

1.2　含量测定

天钻为马兜铃科植物，马兜铃酸 A 为本科植物专属性成分且有明确的肾毒性，为提高该品质量控制水平和有效监控药材安全性，参照有关文献，采用高效液相色谱法，对该品中马兜铃酸 A 进行含量测定，结果显示该方法灵敏，精密度高，重现性好，结果准确，可作为该品内在质量的控制方法。

1.2.1　方法与色谱条件

经文献检索发现，387nm、304nm、260nm 均可用来进行马兜铃酸 A 含量测定。通过对天钻药材的色谱比较，确定检测波长为 260nm。实验对比选用色谱柱 Phenomenex 柱（Gemini C_{18}，$5\mu m$，$250 \times 4.60mm$）；流动相选择乙腈：水（0.34% 三乙胺：0.94% 的乙酸），色谱分离较好。洗脱条件如表 6 - 1 - 1 所示，结果如图 6 - 1 - 5 所示。

表 6 - 1 - 1　梯度洗脱条件

时间/min	0	15	20	25	35	50	55	70
乙腈/%	35	45	45	50	90	90	35	35

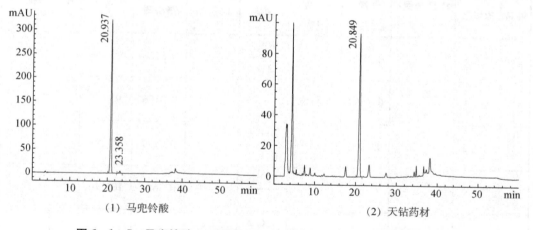

（1）马兜铃酸　　　　　　　　　　　（2）天钻药材

图 6 - 1 - 5　马兜铃酸 A 对照品（98.376%）和天钻药材样品色谱对比

1.2.2　线性的测定

精密称取马兜铃酸 A 对照品 21.8mg 至 100ml 容量瓶中，用甲醇超声溶解后，放至室温用甲醇稀释至刻度，得①。再取①中溶液 5ml 至 10ml 量瓶中，用甲醇稀释至刻度，摇匀使用，得②。再取①中溶液 25ml 至 100ml 量瓶中，用甲醇稀释至刻度，摇匀使用，得③。再取③中溶液 5ml 至 10ml 量瓶中，用甲醇稀释至刻度，摇匀使用，得④。再取④中溶液 5ml 至 10ml 量瓶中，用甲醇稀释至刻度，摇匀使用，得⑤。再取⑤中溶液 5ml 至 10ml 量瓶中用甲醇稀释至刻度，摇匀使用，得⑥。再取⑥中溶液 5ml 至 10ml 量瓶中，用甲醇稀释至刻度，摇匀使用，得⑦。以上②、③、④、⑤、⑥、⑦溶液各进样 $20\mu l$，记录色谱图，结果如表 6 - 1 - 2 所示。马兜铃酸 A 在浓度为 1.703 ~ 109μg·ml^{-1}，进样为 $20\mu l$ 时，呈现较好的线性关系，符合相关要求。

表 6 - 1 - 2 线性相关性考查

编号	②	③	④	⑤	⑥	⑦
对照峰	11101.4	5547.2	2783.8	1396.6	687.2	342.8
	11130.5	5545.8	2764.9	1391.3	685.7	340.4
平均值	11115.9	5546.5	2774.4	1393.9	686.5	341.6
浓度	109	54.5	27.25	13.625	6.8125	3.406
回归方程	$X = 0.0098\ A + 0.0507$					
相关系数	$r = 0.99999$					

1.2.3 回收率的测定

精密称取已知含量样品 0.23g，平行 9 份，分别加入已知样品中含有马兜铃酸 A 的 125%、100%、75%，高、中、低浓度各平行 3 份，按样品含量测定方法进行处理测定，记录色谱图，结果如表 6 - 1 - 3 所示。

表 6 - 1 - 3 天钻药材中马兜铃酸回收率测定结果

编号	称样量	样品含量/%	含量/mg	加入量/mg	样品	对照品	测得量	回收率/%	平均回收率/%
1	226.6		0.1845		632.1 638.3		0.3120	97.48	
2	228.1		0.1857	0.1308	639.8 636.6		0.3136	97.79	97.54
3	229.2		0.1866		647.3 631.7		0.3139	97.36	
4	227.9		0.1855		732.5 742.1		0.3619	101.16	
5	228.3	0.0814	0.1858	0.1744	736.2 735.2	5525.2 5577.2	0.3611	100.52	101.16
6	230.5		0.1876		740.5 747.3		0.3652	101.80	
7	232.9		0.1896		838.7 828.1		0.4091	100.70	
8	231.2		0.1882	0.2180	830.3 837.3		0.4093	101.42	101.15
9	230.7		0.1878		836.4 828.8		0.4087	101.34	

回收率考查符合相关含量测定要求。

1.2.4 药材样品的测定

样品测定处理方法同本章第 1.1 节，结果如表 6 – 1 – 4 所示。

表 6 – 1 – 4 天钻药材样品中马兜铃酸 A 含量测定结果

编号	称样量	平均	对照品/μg·ml⁻¹	对照品	水分/%	含量/%
TZ – 1	0.5076	1821.5		5525.2	13.9	0.2056
	0.4985	1811.2		5577.2		
TZ – 2	0.5032	1825.9		5525.2	13.3	0.2064
	0.5094	1870.5		5577.2		
TZ – 3	0.5019	543.5		5525.2	15.5	0.0639
	0.5091	562.0		5577.2		
TZ – 4	0.5068	1567.2		5525.2	13.6	0.1748
	0.5037	1541.7		5577.2		
TZ – 5	0.5070	1367.7		5525.2	15.4	0.1537
	0.5005	1306.9		5577.2		
TZ – 6	0.5026	711.5	54.5	5525.2	15.3	0.0814
	0.5092	719.4		5577.2		
TZ – 7	0.4976	1414.2		5525.2	14.5	0.1625
	0.5107	1436.7		5577.2		
TZ – 8	0.5085	534.5		5525.2	12.9	0.0597
	0.5060	537.6		5577.2		
TZ – 9	0.5024	686.5		5525.2	13.6	0.0810
	0.5030	738.6		5577.2		
TZ – 10	0.5078	251.1		5525.2	15.0	0.0271
	0.5039	233.2		5577.2		
TZ – 11	0.5057	156.5		5525.2	14.0	0.0174
	0.4988	148.0		5577.2		

1.3 讨论

通过调查云南、广西两省区天钻药材资源分布发现，其分布范围正在缩小且资源严重减少。在薄层色谱鉴定中，由于 365nm 条件下马兜铃酸 A 为暗斑不利于观察，所以选定 254nm 观察为宜。

天钻中化学成分研究较少，均完成于 20 世纪 90 年代以前，其有效成分至今未明确，含量测定选定天钻中含有肾毒性的马兜铃酸 A，是为了提示在使用中应引起人们的注意。同时，对天钻中马兜铃酸 A 的含量测定，发现购买的天钻药材中马兜铃酸 A 含量有减少的趋势，均小于千分之一，是否因购买的天钻药材放置时间过长或是地域因素的影响，仍然值得进一步探索。

第 2 节　　木姜叶柯叶中的根皮苷、三叶苷的含量测定研究

木姜叶柯为壳斗科柯属植物［*Lithocarpus litseifolius*（Hance）Chun.］，属常绿乔木，别名甜茶（通称）、甜叶子树（云南）、胖稠（广东）、甜味菜、大叶稠子、甘茶（贵州）、多穗石柯等，其以野生状态分布于我国长江以南各省区海拔 500～2500 m 的低山密林中，印度、泰国也有分布。现代研究表明，木姜叶柯中的黄酮类成分是其主要化学成分，主要有根皮苷与三叶苷，属于二氢查尔酮类。木姜叶柯甜茶具有广泛的使用记载，并于 2017 年 6 月通过了国家卫计委的新资源食品评审。它具有降血糖、降血压、降脂及抗过敏、抗炎等作用，尤其根皮苷在糖尿病及其并发症的防治中具有独特的效果。

该研究拟测定收集主要产区的木姜叶柯的各种市售甜茶成品及原植物中根皮苷、三叶苷的含量，以了解市场上产品及原植物中根皮苷、三叶苷含量情况，为木姜叶柯产品开发提供借鉴。

2.1　方法与结果

2.1.1　药材水分的测定

参照《中国药典》（2015 版）四部附录干燥失重测定法第二法。药材水分的测定结果如表 6－2－1 所示。

表 6－2－1　木姜叶柯药材的水分测定结果

编号	水分/%	编号	水分/%
1	9.67	9	6.13
2	7.14	10	5.17
3	9.44	11	10.04
4	7.08	12	10.22
5	6.80	13	8.98
6	8.86	14	9.37
7	8.31	15	8.02
8	7.75	—	—

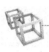

2.1.2 波长的选择

根皮苷紫外光谱显示其在 285nm 处有最大吸收，而三叶苷紫外光谱显示其在 275nm 处有最大吸收（见图 6-2-1 和图 6-2-2）；综合考虑对两者含量测定的影响，确定检测波长为 280nm。

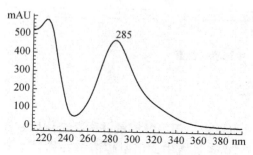

图 6-2-1 根皮苷紫外光谱

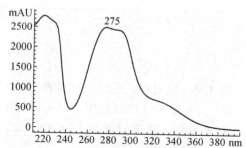

图 6-2-2 三叶苷紫外光谱

2.1.3 色谱条件与系统适用性试验

在流速 1.0ml · min^{-1} 下，以 A（0.1% 的磷酸水溶液）和 B（乙腈）进行梯度洗脱，检测波长为 280 nm，根皮苷浓度为 0.125mg · ml^{-1}；三叶苷浓度为 0.115mg · ml^{-1}，20μl 进样时，根皮苷、三叶苷分离成分理论塔板数大于 4000，分离度均大于 1.5，色谱条件符合相关要求（见图 6-2-3 ~ 图 6-2-5）。

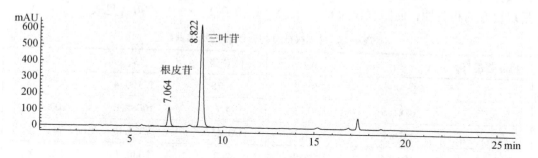

图 6-2-3 木姜叶柯叶药材色谱

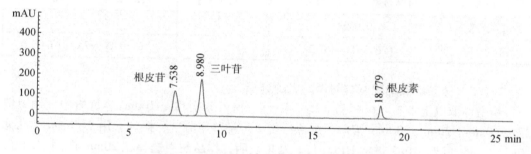

图 6-2-4 根皮苷、三叶苷及根皮素对照品色谱

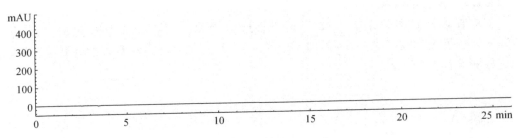

图 6 - 2 - 5　甲醇溶剂色谱

2.1.4　根皮苷、三叶苷标准曲线的制定

1. 根皮苷和三叶苷对照品溶液的制备

精密称取根皮苷对照品 25.0mg 于 20ml 量瓶中，用甲醇溶解并稀释至刻度，摇匀，即得 A；精密称取三叶苷对照品 23.0mg 于 20ml 量瓶中，用甲醇溶解并稀释至刻度，摇匀，即得 B。

2. 标准曲线的制定

分别精密吸取根皮苷对照品溶液 4ml A、5ml B，3ml A、4ml B，2ml A、3ml B，1ml A、2ml B，0.5ml A、1ml B，0.2ml A、0.5ml B，以及 0.1ml A、0.25ml B，于 10ml 容量瓶中，用甲醇释至刻度，摇匀得①、②、③、④、⑤、⑥、⑦，10μl 进样 HPLC 仪，记录色谱。结果根皮苷进样浓度在 $0.25 \sim 5.0 \mu g \cdot ml^{-1}$ 时呈现较好的相关性，回归方程为 $C = 0.000603A - 0.021$，$r = 0.9998$；三叶苷浓度在 $0.575 \sim 5.75 \mu g \cdot ml^{-1}$ 时呈现较好的相关性，回归方程为 $C = 0.00047A - 0.041$，$r = 0.9996$（见表 6 - 2 - 2）。

表 6 - 2 - 2　根皮苷与三叶苷的标准曲线

根皮苷量/μg	A_1	A_2	三叶苷量/μg	A_1	A_2
5	8334.4	8335.2	5.75	12190.4	12223.6
3.75	6181.9	6141.3	4.6	10082.6	10060.9
2.5	4236.8	4243.9	3.45	7325.9	7317.8
1.25	2197.4	2199.8	2.3	5088.7	5126.2
0.625	1079.8	1080.4	1.15	2536.7	2540.2
0.25	414.3	416.9	0.575	1251.2	1244.2
相关系数 r	0.9998			0.9996	
回归方程	$C = 0.000603A - 0.021$			$C = 0.00047A - 0.041$	

2.1.5　样品溶液的配制与超声时间的选择

精密称取以上木姜叶柯样品 0.2g，平行 3 份，分别移至 100ml 容量瓶中，用甲醇超声 10min、20min、30min 溶解，放冷后用甲醇稀释至刻度，摇匀。用 0.45μm 微孔滤膜过滤，得滤液，20μl 进样 HPLC 仪。结果表明，样品超声选择在 20min 内测定均好，具体数据如表 6 - 2 - 3 所示。

表 6 - 2 - 3 超声时间考查

时间/min	10	20	30
根皮苷	2973.6	2959.6	2982.1
	2947.7	2976.8	2946.8
平均	2960.7	2968.2	2964.5
百分比/%	100	100.25	100.13
三叶苷	10143.6	10332.9	10311.2
	10115.3	10311.7	10265.4
平均	10129.5	10322.3	10288.3
百分比/%	100	101.90	101.57

2.1.6 方法学考察

1. 精密度的测定

取 "2.5" 项下样品溶液摇匀后，20μl 进样，连续进样 6 次。结果表明，仪器精密度较好，根皮苷、三叶苷 RSD 分别为 0.47%、0.37%，$n = 6$（见表 6 - 2 - 4）。

表 6 - 2 - 4 精密度考查

编号	根皮苷	三叶苷
1	2978	10429.1
2	2943.6	10339.6
3	2975.3	10404.4
4	2969.9	10396.3
5	2962.3	10332.4
6	2982.1	10401.5
平均值	2968.5	10383.9
RSD/%	0.47	0.37

2. 稳定性的测定

取 "2.5" 项下样品溶液摇匀后，用微孔滤膜过滤，20μl 进样，分别于 0h、2h、4h、6h 进样考查。样品在 6h 内测定均较稳定，$n = 2$（见表 6 - 2 - 5）。

表6-2-5　样品稳定性考查

时间/h	0	2	4	6	时间/h	0	2	4	6
根皮苷	2939.6	2945.3	2931.9	2948.1	三叶苷	10432.9	10409.7	10422.9	10436.5
	2936.8	2941.7	2941.8	2942.2		10411.7	10401.3	10407.4	10429.8
平均	2938.2	2943.5	2936.9	2945.2	平均	10422.3	10405.5	10415.2	10433.2
百分比/%	100%	100.18	99.96	100.24	百分比/%	100%	99.84	99.93	100.10

3. 重复性测定

精密称取同一份样品0.2g，平行3份，分别用"2.5"项下样品配制方法配制后，20μl进样考查。结果表明，样品重复性较好，RSD为0.18%（$n=3$），符合相关要求（见表6-2-6）。

表6-2-6　样品重复性考查

编号	1	2	3
称样量/g	0.2003	0.2012	0.2002
根皮苷	2982.1	3012.8	2968.4
	2964.3	3003.6	2947.2
平均	2973.2	3008.2	2957.8
含量/g	14843.7	14951.3	14774.2
平均/g	14856.4		
RSD/%	0.68		
三叶苷	10260.8	10305.5	10225.0
	10274.2	10315.7	10233.6
平均	10267.5	10310.6	10229.3
含量/g	51260.6	51245.5	51095.4
平均g	51200.5		
RSD/%	0.18		

4. 回收率的测定

精密称取已知含量样品0.1g，平行9份，分别加入已知样品中含有根皮苷（1.996mg·ml^{-1}）、三叶苷（6.034mg·ml^{-1}）的125%、100%、75%，高、中、低浓度各平行3份，按样品含量测定方法进行处理测定，记录色谱图，结果表明根皮苷、三叶苷的平均回收率分别为101.38%，RSD为0.68%（$n=9$）；101.22%，RSD为0.27%（$n=9$），均符合规定（见表6-2-7和表6-2-8）。

表6-2-7　根皮苷回收率测定结果

编号	称样量/g	样品根皮苷/mg	加入量/mg	测得量/mg	回收率/%	平均回收率/%	RSD/%
1	0.1009	8.906		6.857	101.04		
2	0.1012	8.933	6.786	6.843	100.84		
3	0.1003	8.853		6.998	103.12		
4	0.1002	8.845		9.104	101.36		
5	0.1016	8.968	8.982	9.099	101.30	101.38	0.68
6	0.1008	8.898		9.054	100.81		
7	0.1021	9.012		11.331	101.37		
8	0.1010	8.915	11.178	11.310	101.18		
9	0.1002	8.845		11.338	101.43		

表6-2-8　三叶苷回收率实验结果

编号	称样量/g	样品中三叶苷/mg	加入量/mg	测得量/mg	回收率/%	平均回收率/%	RSD/%
1	0.1009	22.995		17.125	101.36		
2	0.1012	23.063	16.895	17.140	101.45		
3	0.1003	22.858		17.101	101.22		
4	0.1002	22.836		23.101	100.75		
5	0.1016	23.155	22.929	23.276	101.51	101.22	0.27
6	0.1008	22.972		23.242	101.36		
7	0.1021	23.269		29.183	100.76		
8	0.1010	23.018	28.963	29.343	101.31		
9	0.1002	22.836		29.327	101.26		

2.1.7　样品含量测定

方法同"2.5"项下样品测定中的处理方法，样品含量测定结果如表6-2-9所示。

表6-2-9 药材样品中根皮苷、三叶苷含量测定结果

编号	产地	备注	根皮苷/%	三叶苷/%	总和/%
1	广西南宁南阳乡	枝干	4.63	0.30	4.93
2	湖南省隆回县金石桥镇	茶	0.87	19.07	19.94
3	广西南宁南阳乡	老叶（2）	5.17	0.55	5.72
4	广东省中山市沙溪镇	茶	5.96	14.08	20.04
5	广西南宁南阳乡	红茶1	1.85	14.09	15.94
6	广西南宁南阳乡	老叶（1）	9.04	1.48	10.53
7	江西省萍江市安源区	茶	4.87	14.99	19.87
8	湖南省洞口县长塘乡	茶	0.62	24.35	24.97
9	湖南省芷江县大树坳乡	茶	0.66	22.49	23.15
10	重庆市梁平区龙胜乡	茶	0.98	18.62	19.60
11	广西南宁南阳乡	红茶2	3.19	23.39	26.58
12	广西南宁南阳乡	嫩叶1	8.83	22.79	31.62
13	广西南宁南阳乡	嫩叶2	1.62	7.56	9.18
14	广西南宁南阳乡	绿茶1	3.33	19.18	22.51
15	广西南宁南阳乡	红茶3	3.01	11.34	14.35

2.2 讨论

木姜叶柯在民间虽然作为茶叶来使用，其至今已明确的成分有根皮素、根皮苷和三叶苷等，报道其均有明确降血糖、降血压、降脂及抗过敏、抗炎等作用。

本研究曾探索将根皮素、根皮苷和三叶苷同时在一个色谱条件上进行分析检测，结果发现大部分的样品中根皮素的含量太低，导致无法同时与根皮苷和三叶苷进行测定。对部分市场上及自采的木姜叶柯样品进行了检测，发现收集到的不同产地的共15批样品根皮苷与三叶苷的含量存在一定的差异。老叶与枝条中成分以根皮苷为主，最高达到了9.04%，茶叶制品与鲜叶中成分以三叶苷为主，最高达到了24.35%；另外，关于根皮苷与三叶苷总量，茶叶制品与鲜叶远大于老叶和枝条，其中以标示产地为广西南宁南阳乡木姜叶柯种植地区的质量较优，根皮苷与三叶苷总的含量相对较高，达到了31.62%，分析原因在于茶叶制品均为鲜叶加工而成，其成分含量较高，并均以三叶苷为主。

收集的样品加工方法有所不同，包括绿茶及红茶两个品系，但从成分来讲，制茶加工过程并未改变鲜叶中三叶苷成分大于根皮苷含量的情况；故综合含量测定结果建议木姜叶柯茶制品应在4～9月用其鲜叶加工品次较高。

第3节 木姜叶柯老叶的提取工艺研究

壳斗科柯属植物木姜叶柯［*Lithocarpus litseifolius*（Hance）Chun.］属常绿乔木，别名甜茶（通称）、甜叶子树（云南）、胖稠（广东）、甜味菜、大叶稠子、甘茶（贵州）、多穗石柯等。木姜叶柯以野生状态分布于我国长江以南各省区海拔 500 ~ 2500 m 的低山密林中，印度、泰国也有分布，具有清热解毒、化痰、祛风、降压的作用，主治湿热泻痢、肺热咳嗽、痈疽疮疡、皮肤瘙痒、高血压等。现代研究表明，木姜叶柯中的黄酮类成分主要是根皮苷与三叶苷，属于二氢查尔酮类，它们具有降血糖、降血压、降脂及抗过敏、抗炎等作用，尤其根皮苷在糖尿病及其并发症的防治中具有独特的效果。木姜叶柯甜茶的使用一般为木姜叶柯的嫩叶经加工而成的代茶饮料和保健食品，但其老叶及枝条中也含有根皮苷、三叶苷等甜味成分，本研究拟通过对其老叶进行提取方法的研究，对其提取加水量、提取次数、提取时间进行正交试验，从而找出最优的提取条件，以期为木姜叶柯老叶的利用提供理论依据。

3.1 方法与结果

3.1.1 色谱条件

依据本章第 2 节中含量测定方法，进样量为 20μl。从色谱图可以看出，根皮苷、三叶苷能够较好地分离，色谱条件符合相关要求（见图 6 – 3 – 1）。

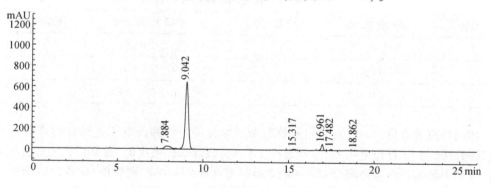

图 6 – 3 – 1 木姜叶柯老叶药材色谱图

3.1.2 线性关系考察

1. 根皮苷

精密称取根皮苷对照品 25.0mg 于 20ml 量瓶中，用甲醇溶解并稀释至刻度，摇匀，即得根皮苷对照品溶液。分别精密吸取根皮苷对照品溶液 4ml、3ml、2ml、1ml、0.5ml、0.2ml、0.1ml 于 10ml 量瓶中，用甲醇释至刻度，摇匀，分别取 10μl 进样 HPLC 仪，记录色谱图。以进样量为横坐标，色谱峰面积为纵坐标，进行线性回归，得回归方程为 $Y_1 = 0.000603X_1 - 0.021$，$r_1 = 0.9998$，表明根皮苷进样量在 0.25 ~ 5.0μg 范围内与峰面积呈良好的线性关系。

2. 三叶苷

精密称取三叶苷对照品 23.0mg 于 20ml 量瓶中，用甲醇溶解并稀释至刻度，摇匀，即得三叶苷对照品溶液。分别精密吸取三叶苷对照品溶液 5ml、4ml、3ml、2ml、1ml、0.5ml 于 10ml 量瓶中，用甲醇稀释至刻度，摇匀，10μl 进样 HPLC 仪，记录色谱图。以进样量为横坐标，色谱峰面积为纵坐标，进行线性回归，得回归方程为 $Y_2 = 0.00047X_2 - 0.041$，$r_2 = 0.9996$，表明三叶苷进样量在 $0.575 \sim 5.75 \mu g$ 范围内与峰面积呈良好的线性关系。

3.1.3　测定样品配制方法

精密移取以上木姜叶柯老叶提取后稀释至 1000 或 1500ml 后的水溶液，用 0.45μm 微孔滤膜过滤，得滤液，取滤液 5ml 至 10ml 量瓶中，加水稀释至刻度，摇匀，取 10μl 进样 HPLC 仪。

3.1.4　收膏率

精密移取以上稀释至 1000 或 1500ml 木姜叶柯提取水溶液的 1/20 至蒸发皿中，至沸水浴上浓缩后，于 105℃ 干燥 3h，移置干燥器中，冷却 30min，迅速精密称定重量。

3.1.5　木姜叶柯老叶提取正交工艺考察

取木姜叶柯老叶 30g，打粉后备用。影响提取的主要因素有溶剂倍数（A）、提取次数（B）、提取时间（C）及浸泡时间（D），上述 4 个因素各取 3 个水平进行 $L_9(3^4)$ 正交试验，提取溶液最后都稀释至 1000ml 或 1500ml 备用。因素与水平如表 6-3-1 所示。

表 6-3-1　正交工艺因素与水平

因素	溶剂倍数/倍	提取次数/次	提取时间/min	浸泡时间/h
1	12、9、9	1	20、10、10	0
2	14、11、11	2	30、20、20	0.5
3	16、13、13	3	40、30、30	1

选用根皮苷含量、三叶苷含量及收膏率的综合得分作为提取工艺的评价指标（采用加权评分法，根皮苷权重 0.4，三叶苷权重 0.4，收膏率权重 0.2，分别以根皮苷、三叶苷和收膏率中最高测量值为满分 40、40 和 20，每项评分 = 单项测量值/单项最高值×权重分值）。正交试验安排与结果如表 6-3-2 所示，方差分析如表 6-3-3 所示。

表 6-3-2　正交试验安排与结果

序号	溶剂倍数	提取次数	提取时间	浸泡时间	根皮苷/%	评分	三叶苷/%	评分	收膏率/%	评分	综合得分
1	1	1	1	1	1.80	9.24	0.52	17.33	17.32	10.96	37.53
2	1	2	2	2	6.03	30.96	0.61	20.33	26.57	16.81	68.10
3	1	3	3	3	6.89	34.93	0.76	25.33	30.07	19.03	79.29
4	2	1	2	3	4.45	22.85	0.28	9.33	17.02	10.77	42.95

续表

序号	溶剂倍数	提取次数	提取时间	浸泡时间	根皮苷/%	评分	三叶苷/%	评分	收膏率/%	评分	综合得分
5	2	2	3	1	6.60	33.89	0.77	25.67	27.80	17.59	77.15
6	2	3	1	2	7.19	36.92	0.90	30.00	30.14	19.07	85.99
7	3	1	1	2	5.51	28.29	0.70	23.33	23.38	14.79	66.41
8	3	2	1	3	6.79	34.87	0.86	28.67	28.16	17.82	81.36
9	3	3	2	1	7.79	40	1.20	40	31.61	20	100
K_1	184.92	146.89	204.88	214.68							
K_2	206.09	226.61	211.05	220.50							
K_3	247.77	265.28	222.85	203.60							
R	58.32	118.39	7.97	16.90							

表 6 – 3 – 3 方差分析

来源	离均差平方和	自由度	均方	F 值	P	显著性
A	2045.17	2	1022.58	13.87	>0.05	不显著
B	7288.95	2	3644.48	49.44	<0.05	显著
C	166.74	2	83.37	1.13	>0.05	不显著
误差 e	147.42	2	—	—	—	—
总变异	9648.28	8	—	—	—	—

注： $F_{0.05}$ (2, 2) =19, $F_{0.01}$ (2, 2) =99。

综合收膏率、三叶苷含量和根皮苷含量为评价指标，采用综合加权评分结果考虑，木姜叶柯老叶的正交提取实验中考察因素的影响为：提取次数的影响 > 加水量的影响 > 提取时间的影响，且提取次数的影响有显著意义。方差结果确定工艺应为 $A_3B_3C_3D_2$，结合直观分析最后提取工艺确定为 $A_3B_3C_1D_1$（既不用浸泡，加水量为 16 倍、13 倍、13 倍，提取 3 次，提取时间分别为 20min、10min、10min）。

3.1.6 木姜叶柯老叶水提取工艺的验证实验考察

不用浸泡，加水量为 16 倍、13 倍、13 倍，提取 3 次，提取时间分别为 20min、10min、10min，分别测定三叶苷、根皮苷、收膏率。通过验证实验表明，从收膏率、根皮苷含量、三叶苷含量指标考察，重复性均较好，根皮苷的提取转移率为 85.57%（RSD 为 2.33%，$n=3$）；三叶苷的提取转移率为 79.68%（RSD 为 1.43%，$n=3$）；收膏率达到了 29.98%（RSD 为 0.60%，$n=3$）。

3.2 结论与讨论

一般认为，木姜叶柯叶中主要成分为根皮苷、三叶苷和根皮素，而根皮素在老叶中含量较低，未能同时与根皮苷、三叶苷进行含量分析方法的建立。木姜叶柯叶主要用途为每年 4～9 月采集其嫩叶加工成茶叶使用，但它的嫩叶以外的其他叶片基本没有得到合理利用而自然凋萎了。现在通过提取工艺考查，采用一定的方法对老叶中可能的甜味物质根皮苷、三叶苷进行提取，采取了收膏率、三叶苷含量和根皮苷含量的测定结果，多指标进行综合加权评价，通过方差分析结果确定工艺应为 $A_3B_3C_3D_2$，结合直观分析发现：提取溶剂加水量 A_3（16 倍、13 倍、13 倍）与 A_2（14 倍、11 倍、11 倍）差异较明显，故选择加水量 A_3；提取次数 B_3（3 次）与 B_2（2 次）差异较明显，故选择提取次数为 B_3；提取时间 C_3、C_2 与 C_1 差异较小，考虑提取工时选择提取时间为 C_1；浸泡时间 D_1，D_2 与 D_3 差异也较小，考虑提取工时选择浸泡时间为 D_1；故最后提取工艺确定为 $A_3B_3C_1D_1$（即不用浸泡，加水量为 16 倍、13 倍、13 倍，提取 3 次，提取时间分别为 20min、10min、10min）。最后确定木姜叶柯老叶提取工艺确定为 $A_3B_3C_1D_1$，即不用浸泡，加水量为 16 倍、13 倍、13 倍，提取 3 次，提取时间分别为 20min、10min、10min。在通过对确定提取工艺的验证实验结果发现老叶中的根皮苷提取率可以达到 85.57%，而三叶苷的提取转移率为 79.68%，说明提取时三叶苷溶解效率不及根皮苷的溶解好，在提取中应注意对它进行相关考查。

本研究中选用的多指标综合加权评价对木姜叶柯老叶的提取工艺评价有较好代表性，对木姜叶柯老叶的提取有较好的参考价值。

参考文献

[1] 戴斌. 中国现代瑶药 [M]. 南宁：广西科学技术出版社，2009：79-81.

[2] 周法兴，梁培瑜，瞿赐荆，等. 广西马兜铃的化学成分 [J]. 药学通报. 1981. 16 (4)：56-57.

[3] 周法兴，梁培瑜，瞿赐荆，等. 广西马兜铃的化学成分研究 [J]. 药学学报，1981，16 (8)：638-640.

[4] 广西壮族自治区医药研究所化学室. 圆叶马兜铃等三种中草药的镇痛有效部位研究 [J]. 中草药通讯，1977，8 (17)：39.

[5] 广西壮族自治区医药研究所化学室. 圆叶马兜铃等三种中草药的镇痛实验和临床观察小结 [J]. 中草药通讯，1977，10：30-33.

[6] 洪庚辛，韦宝伟，贾文才，等. 圆叶马兜铃总生物碱镇痛作用机制的研究 [J]. 中药通报，1985，10 (1)：38-40.

[7] 苟蓉，周莉，刘芳. 马兜铃酸肾病发病机制的研究进展 [J]. 中国中西医结合杂志，2010，30 (2)：215-217.

[8] 熊静悦，谭正怀. 马兜铃酸的主要毒性作用及其相关机制 [J]. 四川中医，2011，29 (9)：39-42.

[9] Horacio A. Priestap, M. Cecilia Torres, Robert A. Rieger, et al. Aristolochic Acid I Metabolism in the Isolated Perfused Rat Kidney [J]. Chem. Res. Toxicol. 2012，25，130-139.

[10] Volker M. Arlt1, Jie Zuo1, Kristina Trenz1, et al. Gene expression changes induced by the human carcinogen aristolochic acid I in renal and hepatic tissue of mice [J]. Int. J. Cancer, 2011, 128：21-32.

[11] 孔卫东，张立新. 高效液相色谱法测定产复欣颗粒中阿魏酸含量 [J]. 中国药业，2013，22

（16）：47 - 48.

[12] 段吉平，冯丽，张立涛. 高效液相色谱法测定当药中龙胆苦苷含量 [J]. 中国药业，2013，22
（4）：39 - 40.

[13] 吴海霞，郭迎霞，曹宇峰. 高效液相色谱法测定肾石消胶囊中大黄素含量 [J]. 中国药业，
2013，22（5）：49 - 50.

[14] 中国科学院中国植物志编辑委员会. 中国植物志（第 22 卷）[M]. 北京：科学出版社，1977：
201 - 202.

[15] 李胜华，伍贤进，曾军英，等. 多穗柯中黄酮类成分研究 [J]. 中草药，2010，41（12）：
1967 - 1971.

[16] 杨大坚. 甜茶化学成分研究 I 甜味成分 [J]. 中草药，1991，22（3）：99 - 102.

[17] 廖晓峰，于荣，肖坤福. 天然野生植物多穗柯甜茶的化学成分分析 [J]. 林产化工通讯，2003，
37（6）：32 - 34.

[18] 李胜华，伍贤进，杨青丹，等. 多穗柯化学成分研究 [J]. 中药材，2010，33（4）：549 - 553.

[19] 韦宝伟，李茂，李伟芳. 多穗柯总黄酮的降糖作用 [J]. 内科，2008，3（4）：510 - 512.

[20] 韦宝伟，刘布鸣，曾宪彪，等. 木姜叶柯总黄酮对大小鼠血糖和糖耐量的影响 [J]. 现代药物
与临床，2012，27（1）：9 - 22.

[21] 潘慧敏，何春年，姜保平，等. 多穗柯乙醇提取物不同萃取部位及 5 个主要成分对 HepG2 细胞
胰岛素抵抗改善作用的研究 [J]. 中南药学，2015，13（6）：570 - 574.

[22] 何春年，彭勇，肖伟，等. RSLC 快速测定多穗柯甜茶中 5 种甜味成分 [J]. 中国中药杂志，
2012，37（7）：961 - 965.

[23] 邱宏聪，李茂，蒋珍藕，等. RP - HPLC 法测定多穗柯药材中根皮苷的含量 [J]. 药物分析杂
志，2010，30（5）：900 - 902.

[24] 雷沛霖，李烧烧，黄兰岚. 芫花药材质量标准研究 [J]. 药物分析杂，2008，28（5）：834 - 837.

[25] 张亚洲，王涛，宋强，等. 蜗牛酶促毛蕊异黄酮苷转化成毛蕊异黄酮的条件研究 [J]. 中国药
业，2015，24（19）：21 - 22.

[26] 沈洁，徐向辉，徐军. 贝芩新咳合剂的质量标准研究 [J]. 中国药房，2013，24（31）：
2939 - 2941.

[27] 张亚洲，王涛，邹树良，等. 芹菜素在大鼠体内代谢产物的鉴定与分析 [J]. 中国药房，2016，
27（4）：479 - 480.

[28] 王强，刘运权，王涛，等. 不同产地天山雪莲中绿原酸和芦丁含量测定及其煎煮提取工艺优化
[J]. 中国药房，2016，27（25）：3539 - 3541.

[29] 昌露阳，刘贺，张志锋，等. 十七种不同品种的酸甜石榴皮及叶中总酚的测定 [J]. 时珍国医
国药，2015，26：（2）：299 - 300.

[30] 胡君萍，杨建华，王新玲，等. 新疆沙枣果实不同部位总酚的含量测定 [J]. 食品科学，2010，
31（6）：220 - 222.

第7章 黄芪皂苷Ⅳ及苷元环黄芪醇的代谢研究

本章采用的分析方法主要有高效液相紫外法（HPLC – UV）、高效液相二极管阵列串联电喷雾离子阱飞行时间高分辨多级质谱法（HPLC-DAD-ESI-IT-TOF-MS^n）等。

本章进行了黄芪皂苷Ⅳ、Ⅱ及其苷元环黄芪醇的代谢研究，总结了其可能的代谢方式和代谢途径。

7.1 代谢方式分析

给予大鼠灌胃黄芪甲苷后，收集尿液和粪便样品，进行前处理后，进行质谱分析。实验结果如图7 – 1 – 1和图7 – 1 – 2所示。

选用雄性SD大鼠，体重250～350g，用饲料饲养于代谢笼中5d后，开始实验，先于0～48h内收集空白尿液及空白粪便（$n = 4$），然后分别灌胃给药（400mg·kg^{-1}），收集给药后0～48h的尿液。

样品来源：SD大鼠（雄性，250～350g，$n = 4$）给药黄芪甲苷400mg·kg^{-1}后，收集0～48h尿液作为给药尿液样品（40℃旋转蒸发至干），用甲醇溶解。在相同情况下，收集给药前48h尿液作为空白尿液样品，处理方法同给药尿液。

尿液样品处理：以上尿液样品，加入甲醇45ml，超声30min后，3000r·min^{-1}离心15min，取上清液，用0.45μm微孔滤膜过滤后，取10μl进样分析。

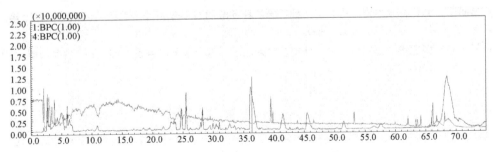

图7 – 1 – 1 大鼠给药黄芪甲苷后尿液样品质谱分析

通过比较说明，黄芪甲苷对SD大鼠口服给药后吸收进入体内，但是尿中、粪便中

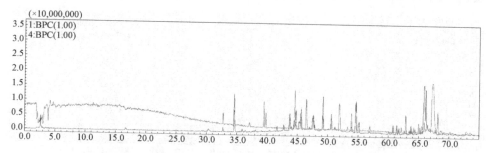

图 7 - 1 - 2　大鼠给药黄芪甲苷后粪便样品质谱分析

主要代谢产物是环黄芪醇（黄芪甲苷体内脱糖后的苷元结构）。

说明黄芪甲苷被大鼠吸收后体内有一定的稳定性，发生代谢的途径较少，或是产生其他的代谢产物含量较少。

给予大鼠灌胃环黄芪醇（黄芪甲苷的苷元）后收集尿液和粪便样品，样品进行前处理后，进行质谱分析，结果如图 7 - 1 - 3 ~ 图 7 - 1 - 6 所示。

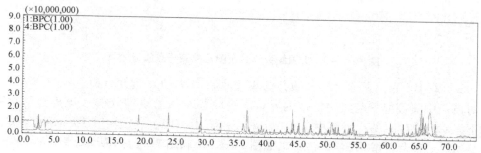

图 7 - 1 - 3　大鼠空白粪便样品质谱分析

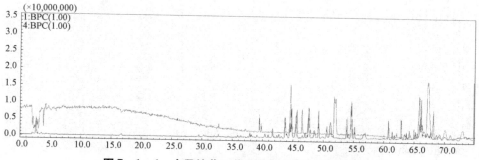

图 7 - 1 - 4　大鼠给药环黄芪醇后粪便样品质谱分析

选用雄性 SD 大鼠，体重 250 ~ 350g，用饲料饲养于代谢笼中 5d 后，开始实验，先于 0 ~ 48h 内收集空白尿液及空白粪便（$n = 4$），然后分别灌胃给药（400mg·kg^{-1}），收集给药后 0 ~ 48h 的尿液。

样品来源：SD 大鼠（雄性，250 ~ 350g，$n = 4$）给药黄芪甲苷 400mg·kg^{-1} 后，收集 0 ~ 48h 尿液作为给药尿液样品（40℃ 旋转蒸发至干后用甲醇溶解）。相同情况下，收集给药前 48h 尿液作为空白尿液样品，处理方法同给药尿液。

尿液样品处理：以上尿液样品，加入甲醇 45ml，超声 30min 后，3000 r·min^{-1} 离

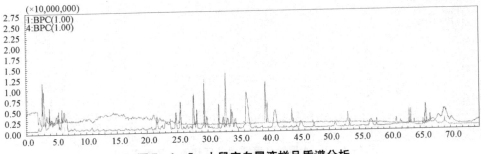

图 7 - 1 - 5　大鼠空白尿液样品质谱分析

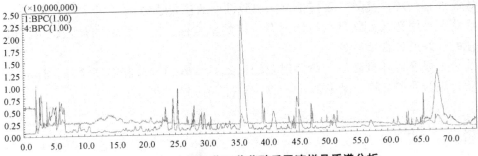

图 7 - 1 - 6　大鼠给药环黄芪醇后尿液样品质谱分析

心 15min，取上清液，用 0.45μm 微孔滤膜过滤后，取 10μl 进样分析。

对黄芪中黄芪皂苷与集中特殊的异黄酮等收集对照品质谱分析（正离子与负离子模式下）（相关对照品：黄芪甲苷 G1、黄芪甲苷 Ⅱ - GII、黄芪甲苷 Ⅲ - GIII、黄芪甲苷 Ⅳ - GIV、环黄芪醇 HHQC），结果如图 7 - 1 - 7 和图 7 - 1 - 8 所示。

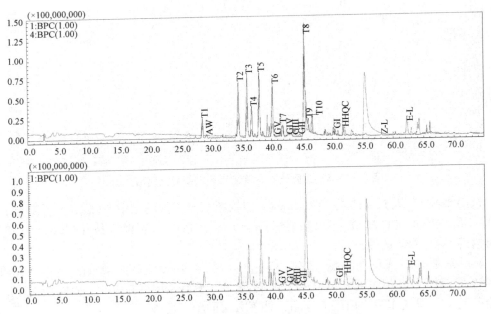

图 7 - 1 - 7　黄芪中部分收集对照品质谱分析

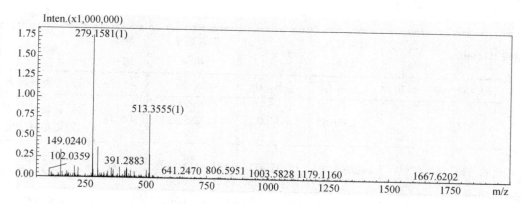

图 7 - 1 - 8　环黄芪醇的质谱碎片离子

通过质谱碎片观察环黄芪醇的质谱裂解特性，发现环黄芪醇在体内是黄芪甲苷的主要代谢形式；质谱特性分析说明环黄芪醇的质谱特性主要是 PI 模式下与 Na 形成的一价正离子（513.3555）；分子式为 $C_{30}H_{50}O_5$。

7.2　代谢途径分析

通过以上实验初步总结，黄芪甲苷及其苷元环黄芪醇的大鼠体内外代谢产物较单一，主要以环黄芪醇存在。黄芪甲苷主要在大鼠肠道细菌的作用下水解脱除糖基，而以环黄芪醇形式被吸收进入体内；环黄芪醇则直接被吸收进入大鼠体内。环黄芪醇在体内的 I 相代谢产物未被检查到，说明环黄芪醇体内代谢具有结构的稳定性。环黄芪醇在体内排出体外时的 II 相代谢反应产物也未被检测到，说明环黄芪醇主要以原型分子从大鼠尿液、粪便中排出体外。根据以上实验结果，对于黄芪甲苷及其苷元环黄芪醇的代谢研究不能继续进行更深入的研究工作；经过对实验路径的调整，在该实验研究的基础上，我们进行与之相关的一些有益探索。

黄芪作为一种常用的补气中药被广泛使用，它的主要化学成分为异黄酮、皂苷、多糖。但是，黄芪在体内吸收后的主要化学成分目前还不明确。所以，我们通过实验，在给人口服黄芪后，对人体内的代谢产物进行了观察（主要收集人尿液样品进行处理和分析）。实验结果如图 7 - 1 - 9 所示。

表 7 - 1 - 1　人口服黄芪后尿液中代谢产物分析结果

编号	t_R/min	$[M+H]^+$/ m/z	$[M-H]^-$/ m/z	分子式	碎片离子/ m/z	误差/ ppm	鉴定
1	8.360	—	317.1055	$C_{17}H_{18}O_6$	—	7.75	异黄烷羟基化
2	14.443	—	315.0846	$C_{17}H_{16}O_6$	315、269、 181、137	-8.89	紫檀烷羟基化
3	29.778	—	429.0825	$C_{21}H_{18}O_{10}$	429、253	-0.47	大豆异黄酮 葡萄醛酸化

续表

编号	t_R/min	$[M+H]^+/$ m/z	$[M-H]^-/$ m/z	分子式	碎片离子/ m/z	误差/ ppm	鉴定
4	30.452	461.1070	—	$C_{22}H_{20}O_{11}$	461、285	-1.73	毛蕊葡萄醛酸化
5	30.952	—	431.0966	$C_{21}H_{20}O_{10}$	431、255、175	-4.18	大豆异黄酮双键还原葡萄醛酸化
6	32.330	—	429.0827	$C_{21}H_{18}O_{10}$	429、253、175	0.00	大豆异黄酮葡萄醛酸化
7	32.942	—	493.1339	$C_{23}H_{26}O_{12}$	493、317、270、195	-2.64	异黄烷羟基化葡萄醛酸化
8	33.553	—	301.1060	$C_{17}H_{18}O_5$		-6.97	黄芪异黄烷
9	33.863	—	447.0921	$C_{21}H_{20}O_{11}$	447、271、175	-2.68	
10	34.018	—	445.0760	$C_{21}H_{18}O_{11}$	—	-3.59	芒柄花素双键还原葡萄醛酸化
11	34.475	—	459.0931	$C_{22}H_{20}O_{11}$	459、283	-0.44	毛蕊葡萄醛酸化
12	34.983	—	461.1105	$C_{22}H_{22}O_{11}$	461、286、270	3.47	毛蕊双键还原葡萄醛酸化
13	35.648	—	417.1170	$C_{21}H_{22}O_9$	417、241	-5.03	Equeol-葡萄醛酸化
14	36.087	—	445.0759	$C_{21}H_{18}O_{11}$	445、269	-3.82	芒柄花素双键还原葡萄醛酸化
15	39.270	445.1101	—	$C_{22}H_{20}O_{10}$	445、269、237	-6.29	芒柄花素葡萄醛酸化
16	39.528	—	477.1384	$C_{23}H_{26}O_{11}$	477、301	-3.77	异黄烷葡萄醛酸化
17	39.933	—	433.1123	$C_{21}H_{22}O_{10}$	433、257	-3.93	
18	40.677	477.1347	—	$C_{23}H_{24}O_{11}$	477、301、270、167	-9.22	黄芪紫檀烷葡萄醛酸化
19	41.630	—	477.1408	$C_{23}H_{26}O_{11}$	477、301	1.26	异黄烷葡萄醛酸化
20	49.683	—	367.0163	$C_{15}H_{12}O_9S$	367、287	9.26	大豆异黄酮双羟基化双键还原

续表

编号	t_R/min	$[M+H]^+$/m/z	$[M-H]^-$/m/z	分子式	碎片离子/m/z	误差/ppm	鉴定
21	50.720	—	337.0374	$C_{15}H_{14}O_7S$	337、257	-3.86	大豆异黄酮双还原硫酸酯
22	59.722		333.0044	$C_{15}H_{10}O_7S$	333、253、211	-9.01	大豆异黄酮硫酸酯
23	61.832	365.0306	—	$C_{16}H_{12}O_8S$	365、285	-5.48	毛蕊异黄酮硫酸酯
24	63.967	—	333.0046	$C_{15}H_{10}O_7S$	333、253	-8.41	大豆异黄酮硫酸酯
25	70.205	—	335.0226	$C_{15}H_{12}O_7S$	335、255	-1.49	大豆异黄酮双羟基化双键还原
26	84.175	—	351.0521	$C_{16}H_{16}O_7S$	351、271	-6.55	芒柄花素双还原硫酸酯

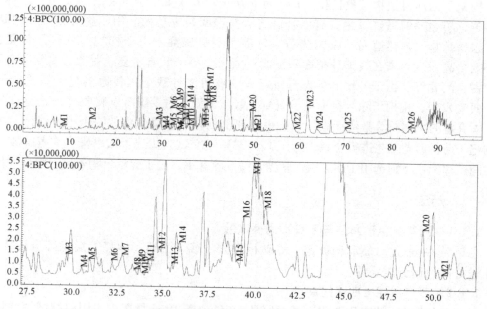

图 7-1-9 人口服黄芪后尿液中代谢产物质谱分析（NI 和 PI 模式）

从给药黄芪后的人尿液样品中共检测出了 26 个带血产物，其中以 II 相结合代谢产物为主；代谢产物母核结构均为异黄酮，说明黄芪口服后进入人体的活性成分主要以异黄酮为主，黄芪中与皂苷相关的代谢产物未被检测到，可能原因是黄芪皂苷含量较低、吸收较差致使尿液中浓度较低而不被检测到，也可能是质谱分析时电离效率较低使其不容易被检测到。

第8章　其他相关研究

本章采用的分析方法主要有高效液相紫外法（HPLC－UV）、高效液相蒸发光散射法（HPLC－ELSD）、紫外可见分光光度法（UV）、蛋白免疫印迹法（Western blot）等检测方法。

第1节　多指标评价枸杞子的煎煮工艺研究

枸杞子为茄科植物宁夏枸杞（*Lycium barbarum L.*）的干燥成熟果实。气微，味甜，味酸苦，嚼之唾液呈红黄色；有滋补肝肾、益精明目等功效。用于虚劳精亏、腰膝酸痛、眩晕耳鸣、内热消渴、血虚萎黄、目昏不明等病症。由于枸杞子的药用价值大、经济效益高，近年来在我国种植面积不断扩大，主要产区有宁夏、甘肃、青海、新疆、内蒙古、河北等。由于各地的生态环境不同，有可能导致全国各地枸杞子品质参差不齐。研究发现，枸杞子除含有多糖、胡萝卜素、黄酮、甜菜碱等有机物外，还富含多种对人体有益的矿物质等微量元素，它们也是评价枸杞子质量优劣的一个主要指标。本章对枸杞子药材煎煮工艺进行考察，选用 L_9（3^4）正交试验优选了加水量、煎煮次数和煎煮时间；评价指标则选用了甜菜碱、多糖含量及收膏率、正丁醇浸出物等进行综合评价。

1.1　方法

1.1.1　甜菜碱色谱条件与系统适用性试验

色谱条件：通过对流动相流速、流动相组分、载气流速、漂移管温度等进行优化，找出较好的色谱分离条件。

1.1.2　甜菜碱标准曲线的制定

对照品的制备：精密称取甜菜碱对照品 15.0mg 于 10ml 量瓶中，用甲醇溶解并稀释至刻度，摇匀，即得。

标准曲线的制定：精密吸取不同浓度的甜菜碱对照品，其中，20μl 中分别含甜菜碱量为 7.4μg、11.1μg、14.8μg、18.5μg、22.2μg、29.6μg，进样 HPLC 仪，记录色谱图。

1.1.3　枸杞子甜菜碱测定样品配制

精密移取 25ml 枸杞子煎煮后稀释至 1000ml 的水溶液，旋转蒸干后，用 100ml 甲醇水浴（75～80℃）回流提取 1h 后，滤过，用少量甲醇洗药渣及滤器，得甲醇提取后滤液；于 40℃ 旋转蒸发仪至干，最后用水转容到 25ml 量瓶中稀释至刻度，摇匀；0.45μm 微孔滤膜滤过，滤液，20μl 进样 HPLC 仪，记录色谱图。

1.1.4　枸杞子多糖测定方法

按照《中国药典》一部枸杞子药材项下多糖含量测定方法。

对照品溶液的制备：精密称取 105℃ 干燥至恒重的无水葡萄糖对照品 25.0mg，置 250ml 量瓶中，加适量水溶解，稀释至刻度，摇匀，即得（每 1ml 中含无水葡萄糖 0.1mg）。

1.1.5　多糖测定标准曲线的制备

精密量取对照品溶液 0.2ml、0.4ml、0.6ml、0.8ml、1.0ml，分别置具塞试管中，分别加水至 2.0ml，各精密加入 5% 苯酚溶液 1ml，摇匀，迅速精密加入 5ml 硫酸，摇匀，放置 10min，置 40℃ 水浴中保湿 15min，取出后迅速冷却至室温，以相应的试剂为空白。按照紫外 - 可见分光光度法，在 490nm 的波长处测定吸光度，以吸光度为纵坐标，浓度为横坐标，绘制标准曲线。

测定法：取本品粗粉约 0.5g，精密称定，加乙醚 100ml，加热回流 1h，静置，放冷，小心弃去乙醚液，残渣置水浴上挥尽乙醚。加入 80% 乙醇 100ml，加热回流 1h，趁热滤过，滤渣与滤器用热 80% 乙醇 30ml 分次洗涤，滤渣连同滤纸置烧瓶中，加水 150ml，加热回流 2h。趁热滤过，用少量热水洗涤滤器，合并滤液与洗液，放冷，移入 250ml 量瓶中，用水稀释至刻度，摇匀。精密量取 1ml，置具塞试管中，加水 1.0ml，按照标准曲线的制备项下的方法，自 "各精密加入 5% 苯酚溶液 1ml" 起，依法测定吸光度，从标准曲线上读出供试品溶液中含葡萄糖的重量（μg），计算，即得。

1.1.6　正丁醇浸出物测定方法

取以上煎液稀释至 1000ml，备用溶液 50ml。旋转蒸发至干后，分别用正丁醇 100ml，精密称定重量后，进行回流提取 1h，放冷后补足减少重量，过滤后，精密移取 25ml，在水浴上挥干后，放入烘箱中 105℃ 干燥 3h，移置干燥器中，冷却 30min，迅速精密称定重量。

1.1.7　收膏率

精密移取以上稀释至 1000ml 枸杞子煎煮水溶液 50ml 至蒸发皿中，至沸水浴上浓缩后，于 105℃ 干燥 3h，移置干燥器中，冷却 30min，迅速精密称定重量。

1.1.8　枸杞子水煎煮正交工艺考察

每次取枸杞子药材 100g，影响煎煮的主要因素有加水量、提取时间、提取次数及浸泡时间，上述 4 个因素各取 3 个水平进行 $L_9(3^4)$ 正交试验，如表 8 - 1 - 1 所示，煎煮溶液最后稀释至 1000ml 备用（选用甜菜碱、多糖含量及收膏率、正丁醇浸出物为煎煮工艺的评价指标）。

表 8 - 1 - 1　枸杞子水煎煮影响因素的正交试验

水平	加水量/倍	提取次数/次	提取时间/min	浸泡时间/h
1	6、3、3	1	20、10、10	0
2	8、5、5	2	40、30、30	0.5
3	10、7、7	3	60、50、50	1

1.2 结果

1.2.1 甜菜碱色谱条件

结果表明，在流速 1.0ml · min^{-1}，A（0.01mol/L 的乙酸铵水溶液）：B（乙腈）为 30%：70%，漂移管温度为 110℃，载气流速为 2.6 L · min^{-1}，甜菜碱浓度为 0.286mg · ml^{-1}，20μl 进样时，甜菜碱能够较好地分离，色谱条件符合相关要求（见图 8-1-1~图 8-1-3）。

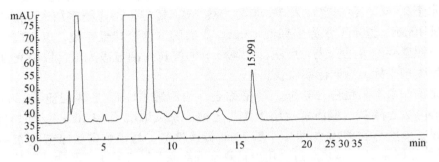

图 8-1-1　枸杞子药材 ELSD 色谱

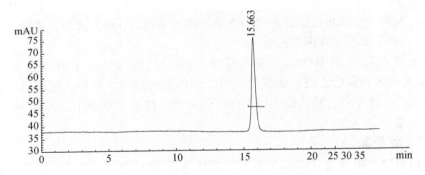

图 8-1-2　甜菜碱对照品 ELSD 色谱

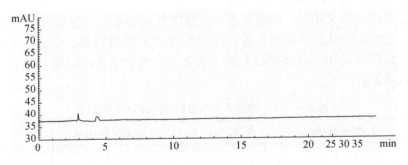

图 8-1-3　甲醇溶剂 ELSD 色谱

1.2.2 甜菜碱标准曲线的测定结果

甜菜碱进样浓度在 $7.4 \sim 29.6\mu g \cdot ml^{-1}$ 时呈现较好的相关性，回归方程为 $C = 0.01354A + 4.2969$，$r = 0.9987$（见表 8 - 1 - 2）。

表 8 - 1 - 2 甜菜碱标准曲线

甜菜碱量/μg	对照 A_1	对照 A_2	r	回归方程
7.4	262.2	279		
11.1	516.8	485.7		
14.8	751.1	722.2	$r = 0.9987$	$C = 0.01354A + 4.2969$
18.5	1030.8	1013.6		
22.2	1345.8	1309.7		
29.6	1885.3	1893.2		

1.2.3 枸杞子多糖测定标准曲线的测定

枸杞子多糖浓度在 $2.5 \sim 12.5\mu g \cdot ml^{-1}$ 时呈现较好的相关性，回归方程为 $C = 125.4738A - 0.2525$，r 为 0.9991（见表 8 - 1 - 3）。

表 8 - 1 - 3 枸杞子多糖测定标准曲线

项目	1	2	3	4	5
浓度/μg · ml^{-1}	2.5	5.0	7.5	10.0	12.5
吸收值	0.161	0.316	0.480	0.656	0.788
	0.162	0.316	0.479	0.657	0.787
	0.162	0.315	0.478	0.657	0.787
回归方程	$C = 125.4738A - 0.2525, r = 0.9991$				

1.2.4 枸杞子煎煮正交试验结果

选用甜菜碱、多糖含量及正丁醇浸出物、收膏作为枸杞的煎煮工艺的评价指标，正交试验结果如表 8 - 1 - 4 所示。

表 8 - 1 - 4 正交试验结果

序号	因 素				评价指标				
	A	B	C	D（空白）	甜菜碱	多糖	收膏	正丁醇浸出物	相似度
1	1	1	1	1	10.70	41.95	37.62	11.52	0.961
2	1	2	2	2	13.93	61.42	51.96	18.96	0.934
3	1	3	3	3	15.96	73.33	59.04	21.12	0.915
4	2	1	2	3	9.59	44.61	45.96	16.80	0.941
5	2	2	3	1	15.91	72.09	59.04	20.88	0.938

序号	A	B	C	D（空白）	甜菜碱	多糖	收膏	正丁醇浸出物	相似度
6	2	3	1	2	12.52	72.83	61.46	21.04	0.949
7	3	1	3	2	10.92	53.77	48.70	17.52	0.964
8	3	2	1	3	13.01	79.97	60.34	20.72	0.920
9	3	3	2	1	14.29	90.39	64.78	21.52	0.933
I_j	13.53	10.37	12.08	13.63					
II_j	12.67	14.28	12.60	12.42					
III_j	12.71	14.26	14.23	12.85					
R_j	0.86	3.91	2.15	1.21					
SS	1.41	30.42	7.56	2.26					
I_j	58.87	46.74	64.55	68.11					
II_j	63.17	70.82	65.47	62.67					
III_j	74.38	78.85	66.39	65.64					
R_j	15.51	32.11	1.84	5.43					
SS	384.62	1675.11	5.10	44.40					
I_j	49.54	44.09	53.14	53.81					
II_j	55.49	57.11	54.23	54.04					
III_j	57.94	61.76	55.59	55.11					
R_j	8.40	17.67	2.45	1.30					
SS	111.94	503.22	9.06	2.89					
I_j	17.13	15.21	17.69	17.91					
II_j	19.57	20.19	19.09	19.17					
III_j	19.92	21.23	19.84	19.55					
R_j	2.79	6.01	2.15	1.64					
SS	13.84	61.98	7.13	4.43					

以甜菜碱为指标对枸杞子煎煮正交试验方差数据分析结果如表 8 – 1 – 5 所示。

表 8 – 1 – 5　甜菜碱方差数据分析结果

来源	SS	自由度	MS	F 值	P	显著性
B	3.91	2	1.955	4.55	—	不显著
C	2.15	2	1.075	2.91	—	不显著
D	1.21	2	0.605	1.41	—	不显著
误差 e	0.86	2	—	—	—	—

以多糖为指标对枸杞子煎煮正交试验方差数据分析结果如表8-1-6所示。

表8-1-6 多糖方差数据分析结果

来源	SS	自由度	MS	F值	P	显著性
B	384.62	2	192.31	75.4	<0.05	显著
C	1675.11	2	837.56	328.45	<0.01	极显著
D	44.40	2	22.20	8.71	—	不显著
误差e	5.10	2	—	—	—	—

以收膏率为指标对枸杞子煎煮正交试验方差数据分析结果如表8-1-7所示。

表8-1-7 收膏率方差数据分析结果

来源	SS	自由度	MS	F值	P	显著性
B	111.94	2	55.97	38.73	<0.05	显著
C	503.22	2	251.6	174.12	<0.01	极显著
D	9.06	2	4.53	3.13	—	不显著
误差e	2.89	2	—	—	—	—

以正丁醇浸出物为指标对枸杞子煎煮正交试验方差数据分析结果如表8-1-8所示。

表8-1-8 正丁醇浸出物方差数据分析结果

来源	SS	自由度	MS	F值	P	显著性
B	13.84	2	6.92	3.12	—	不显著
C	61.98	2	30.99	13.99	—	不显著
D	7.13	2	3.57	1.61	—	不显著
误差e	4.43	2	—	—	—	—

对甜菜碱煎煮影响因素大小是：提取次数>煎煮时间>浸泡时间>加水量，方差分析结果显示均无显著性的影响；对多糖煎煮影响因素大小是：煎取次数>加水量>浸泡时间>煎煮时间，方差分析结果显示煎煮次数、加水量有显著性的影响；对收膏率煎煮影响因素大小是：煎取次数>加水量>煎煮时间>浸泡时间，方差分析结果显示煎取次数、加水量有显著性的影响；对正丁醇浸出物影响因素大小是：煎取次数>加水量>煎煮时间>浸泡时间，方差分析结果显示以上因素均无显著性的影响。

综合收膏率、正丁醇浸出物、多糖含量和甜菜碱含量结果考虑枸杞子最后煎煮工艺确定为 $A_3B_2C_2D_1$，即不用浸泡，加水量为10倍、7倍，煎煮2次，煎煮时间分别为40min、30min。

1.2.5 枸杞子水煎煮工艺的验证实验考察

不用浸泡，加水量为10倍、7倍，煎煮2次，煎煮时间分别为40min、30min。分别测定多糖、甜菜碱、收膏率和正丁醇浸出物（见表8-1-9）。

表8-1-9　不同成分的验证实验对比

比较	多糖/μg	甜菜碱/μg	收膏/g	正丁醇浸出物/g
验证1	86.62	15.88	60.07	23.27
验证2	82.36	15.54	60.66	23.45
验证3	82.61	15.34	61.48	23.31
平均	83.86	15.59	60.97	23.34
RSD%	2.33	1.43	0.60	0.33

通过验证实验表明，从收膏率、正丁醇浸出物、甜菜碱含量、多糖含量指标考察，结果均重复性较好，甜菜碱的提取转移率为89.3%；多糖的提取转移率为96.2%。

1.3　结论与讨论

通过对枸杞子煎煮工艺研究，采取了多指标进行综合评价，综合收膏率、正丁醇浸出物、多糖含量和甜菜碱含量的测定结果，最后确定枸杞子煎煮工艺确定为 $A_3B_2C_2D_1$，即不用浸泡，加水量为10倍、77倍，煎煮2次，煎煮时间分别为40min、30min。本研究中选用的多种评价指标对枸杞子的煎煮工艺评价有较好的一致性，对枸杞子的煎煮均可作为指标成分进行评价。

本研究中对枸杞子煎煮液的指纹图谱进行了探索研究，枸杞子煎煮液浸膏的正丁醇浸出物经实验比较，相比于乙醚、乙酸乙酯和水部分，其HPLC-DAD色谱能得到较多的特征峰。说明了枸杞子药材与水煎液用正丁醇提取后能较好地得到枸杞子样品的UV-DAD色谱。经与中药色谱指纹图谱相似度评价系统进行匹配，煎煮液与枸杞子药材的正丁醇提取液之间的相似度均大于0.9，说明枸杞子煎煮后主要成分一致性较高。

在煎煮工艺考查过程中，煎煮液放置后产生沉淀，此沉淀经离心后检测，发现沉淀中甜菜碱含量极少（小于收膏率的0.5%），远远低于固体收膏中甜菜碱的含量。所以笔者认为，枸杞子煎煮液中所得沉淀可舍弃，建议过滤除去。

薄层扫描法测定甜菜碱含量，其样品处理较复杂，该研究采用了甜菜碱测定的HPLC-ELSD方法，相比传统甜菜碱测定方法样品处理简单，便于操作。

第2节　天山雪莲中芦丁和绿原酸含量测定及正交煎煮实验

天山雪莲为菊科植物雪莲 [*Saussurea involucrata* (Kar. et Kir.) Sch. - Bip.] 的干燥地上部分，又名新疆雪莲或大苞雪莲，系新疆维吾尔医习用药材。由于特殊的生长环境使其天然稀有，造就独特神奇的药理作用，人们奉之为百草之王、药中极品。天山雪莲作为药用植物在民间习用已久，如清代赵学敏所著《本草纲目拾遗》就有记载：天山雪莲具有散寒除湿、活血通经、强筋助阳、抗炎、镇痛、收缩子宫等功效。民间主要用于治疗风湿性关节炎、妇女小腹冷痛、闭经、胎衣不下、麻疹不透、肺寒咳嗽、阳痿等症。

　　天山雪莲主要含蛋白质、氨基酸、芦丁等黄酮类，紫丁香苷等木脂素类，大苞雪莲内酯等内酯类、大苞雪莲碱等生物碱类，多糖类等化学成分。由于其具有重要的药用价值，一直是人们关注和研究的对象，该研究测定了收集的 10 份天山雪莲药材中的绿原酸和芦丁成分，并对天山雪莲在使用中的煎煮方法进行了探讨。

绿原酸（$C_{16}H_{18}O_9$）
354. 31

芦丁（$C_{27}H_{30}O_{16}$）
610. 52

2.1　方法与结果

2.1.1　色谱条件与系统适用性试验

　　经文献检索，并在不同波长下对天山雪莲药材的色谱比较后，发现在 254 nm 处同时检测绿原酸（S_1）、芦丁（S_2）的含量效果较好，确定检测波长为 254 nm。通过实验对比发现，流动相的选择为乙腈∶水（0.4% 磷酸）梯度洗脱时色谱分离条件较好。洗脱条件如表 8 - 2 - 1 所示。

表 8 - 2 - 1　梯度洗脱条件

时间/min	0. 4% 磷酸	乙腈/%	洗脱
0 ~ 6	85 → 85	15 → 15	等度
6 ~ 25	85 → 70	15 → 30	梯度
25 ~ 35	70 → 60	30 → 40	梯度
35 ~ 40	60 → 85	40 → 15	梯度

2.1.2　标准溶液的制备

　　精密称取对照品绿原酸 32.3mg 至 50ml 量瓶中用水溶解得 A，芦丁 21.4mg 至 50ml 量瓶中用甲醇溶解得 B，分别精密量取 1ml A 和 2ml B 至 10ml 的量瓶中，用 50% 甲醇稀释至刻度。溶液摇匀后，取 10μl 进样 HPLC 仪（见图 8 - 2 - 1）。

2.1.3　样品的处理

　　超声溶剂的选择：通过文献与实验发现，由于芦丁溶于甲醇，而绿原酸溶于水，称取样品 1.0g 至 100ml 的量瓶中，选用不同比例的甲醇与水混合溶剂超声 30min 进行考察，结果如表 8 - 2 - 2 所示。

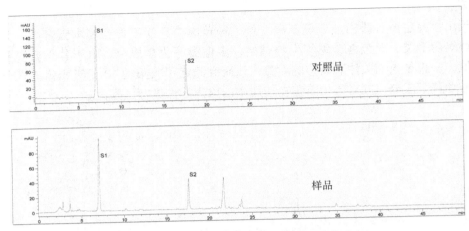

图 8 – 2 – 1　天山雪莲样品和对照样品色谱对比

表 8 – 2 – 2　天山雪莲药材的超声溶剂考察结果

超声溶剂	30% 甲醇	50% 甲醇	70% 甲醇
称样量/g	1.0083	1.0012	1.0047
绿原酸	880.7	910.8	921.6
	873.45	909.71	917.29
芦丁	505.5	602.2	605.9
	501.34	601.48	603.07

结果表明，使用 50% 甲醇水为溶剂时较适宜。

超声时间的选择：分别称取样品 2 份，用 50% 甲醇超声 30min、45min、60min 后，再用 50% 甲醇稀释到刻度，摇匀后用微孔滤膜过滤，取 10μl 进样 HPLC 仪，结果如表 8 – 2 – 3 所示。

表 8 – 2 – 3　天山雪莲药材的超声时间考察结果

超声时间/min	30	45	60
称样量/g	1.0076	1.0004	1.0042
绿原酸	906.8	898.5	914.9
	899.96	898.14	911.07
芦丁	603.3	603.9	609.7
	598.75	603.66	607.15

超声 30min 时，样品中绿原酸、芦丁的提取分别达到了超声 60min 时的 98.78%、98.62%，提取已较完全，从时间来考虑，样品用 30min 进行超声处理较理想。

2.1.4　稳定性试验

精密称取样品 1.0009g 至 100ml 的量瓶中，用 50% 甲醇超声 30min，放冷后用 50%

甲醇稀释至刻度。用微孔滤膜过滤，取 $10\mu l$ 进样 HPLC 仪，分别于 0h、2h、4h、6h、12h 进样考察，结果如表 8-2-4 所示。

表 8-2-4 绿原酸和芦丁的稳定性试验

试验	绿原酸 $t_R/\min$	峰面积	芦丁 $t_R/\min$	峰面积
1	7.066	1013.5	17.556	424.0
2	7.077	1013.6	17.566	425.4
3	7.085	1013.2	17.580	426.1
4	7.087	1014.5	17.584	425.4
5	7.094	1015.2	17.583	424.4
平均值	7.082	1014	17.574	425.06
SD	0.011	0.83	0.022	0.847

结果说明，在 12 小明内分析样品，绿原酸与芦丁均较稳定。

2.1.5 精密度试验

将配制对照品溶液摇匀后，取 $10\mu l$ 进样 HPLC 仪，连续进样 5 次，结果如表 8-2-5 所示。

表 8-2-5 绿原酸和芦丁的精密度试验

试验	绿原酸/$mg \cdot L^{-1}$	芦丁/$mg \cdot L^{-1}$
1	64.600	85.600
2	64.646	85.883
3	64.621	86.024
4	64.704	85.883
5	64.748	85.681
平均值/$mg \cdot L^{-1}$	64.672	85.814
SD/$mg \cdot L^{-1}$	0.053	0.171
RSD/%	0.082	0.199
标准浓度/$mg \cdot L^{-1}$	64.600	85.600

2.1.6 标准曲线的制备

精密量取 2ml A 对照品溶液芦丁、4ml 绿原酸 B 至 10ml 量瓶中用 50% 甲醇稀释至刻度得①；精密量取对照品溶液芦丁 A 1.5ml、绿原酸 B 3ml 至 10ml 量瓶中，用 50% 甲醇稀释至刻度得②；精密量取对照品溶液芦丁 A 1ml、绿原酸 B 2ml 至 10ml 量瓶中，用 50% 甲醇稀释至刻度得③；取②中溶液 5ml 至 10ml 量瓶中，用 50% 甲醇稀释至刻度得④；取③中溶液 5ml 至 10ml 量瓶中，用 50% 甲醇稀释至刻度得⑤；取⑤中溶液 5ml 至 10ml 量瓶中，用 50% 甲醇稀释至刻度得⑥；取⑤中溶液 2ml 至 10ml 量瓶中，用 50% 甲醇稀释至刻度得⑦；以上①、②、③、④、⑤、⑥、⑦溶液各进样 $10\mu l$，记录色谱图，结果如表 8 - 2 - 6 所示。

表 8 - 2 - 6　绿原酸与芦丁线性相关性考察

编号	①	②	③	④	⑤	⑥	⑦
绿原酸	3068.1	2306.8	1542.8	1158.6	772.4	387.2	155.0
	3072.1	2308.8	1546.4	1158.5	771.8	385.7	155.5
平均	3070.1	2307.8	1544.6	1158.6	772.1	386.5	155.3
浓度/$\mu g \cdot ml^{-1}$	129.2	96.9	64.6	48.45	32.3	16.15	6.46
回归方程	绿原酸：$C = 0.421A - 2.02$；$r = 0.9999$						
芦丁	2348.5	1754.3	1172.6	877.9	585.4	298.2	118.6
	2350.7	1754.0	1172.3	878.2	586.6	293.8	118.7
平均	2349.6	1754.2	1172.5	878.1	586.0	296.0	118.7
浓度/$\mu g \cdot ml^{-1}$	171.28	128.46	85.64	64.23	42.82	21.41	8.56
回归方程	芦丁：$C = 0.730A - 0.376$；$r = 0.9999$						

2.1.7　方法回收率

精密称取已知含量样品 0.5g，平行 9 份，分别加入已知样品（水分 6.52%）含有绿原酸（0.380%）、芦丁（0.529%）的 125%、100%、75%，高、中、低浓度各平行 3 份，按样品含量测定方法进行处理并测定。记录色谱图，结果如表 8 - 2 - 7 和表 8 - 2 - 8 所示。

表 8 - 2 - 7　绿原酸的回收率试验结果

编号	称样量	样品中绿原酸/mg	加入量/mg	样品	测得量	回收率/%	平均回收率/%	RSD/%
1	501.7	1.781		760.0	1.358	100.03		
				760.2				
2	503.2	1.786	1.357	765.5	1.375	101.32		
				765.6				
3	500.9	1.778		766.1	1.385	102.08	101.14	1.26
				766.1				
4	499.7	1.774		871.1	1.822	100.7		
				870.7				
5	504.5	1.791	1.809	871.4	1.806	99.86		
				871.2				
6	501.8	1.781		876.7	1.838	101.59		
				876.4				

续表

编号	称样量	样品中含绿原酸/mg	加入量/mg	样品	测得量	回收率/%	平均回收率/%	RSD/%
7	505.9	1.796		986.8	2.278	100.75		
				986.6				
8	501.4	1.780	2.261	986.5	2.293	101.43	101.14	1.26
				986.6				
9	502.6	1.784		993.2	2.317	102.48		
				993.4				

表 8 - 2 - 8 芦丁的回收率试验结果

编号	称样量	样品中含芦丁/mg	加入量/mg	样品	测得量	回收率/%	平均回收率/%	RSD/%
1	501.7	2.478		609.1	1.906	98.94		
				608.8				
2	503.2	2.486	1.926	616.3	1.951	101.3		
				616.6				
3	500.9	2.474		609.2	1.910	99.17		
				608.9				
4	499.7	2.469		695.3	2.536	102.19		
				695.4				
5	504.5	2.492	2.482	692.7	2.493	100.43	100.80	1.85
				692.3				
6	501.8	2.479		695.9	2.529	101.91		
				695.7				
7	505.9	2.499		758.3	2.960	101.72		
				758.5				
8	501.4	2.477	2.910	748.1	2.909	99.95		
				748.3				
9	502.6	2.483		755.9	2.957	101.63		
				755.7				

结果表明，绿原酸和芦丁的平均回收率分别为 101.14%、100.80%，均符合规定。

2.1.8 药材样品的测定

药材样品测定结果如表8－2－9所示。

表8－2－9 天山雪莲药材样品中绿原酸和芦丁含量测定结果

编号	收集地/日期	称样量/mg	水分/%	绿原酸	含量/%	芦丁	含量/%
TSXL－1	贵阳花果园 2014－10－12	1.0023 1.0007	7.87	854.2 849.6	0.382	792.1 790.3	0.617
TSXL－2	玉林药市1 2013－07－18	1.0029 1.0018	5.43	1044.8 1044.3	0.455	703.7 703.4	0.534
TSXL－3	玉林药市2 2014－01－23	1.0037 1.0007	8.29	1216.3 1215.2	0.546	743.3 741.7	0.582
TSXL－4	中医附二院药房 2014－04－05	1.0002 1.0009	6.52	860.1 860.4	0.380	685.1 686.5	0.529
TSXL－5	贵阳同仁堂 2013－09－22	1.0019 1.0021	9.37	1080.4 1081.0	0.491	685.8 682.2	0.542
TSXL－6	南宁新农万秀药房 2013－08－24	1.0034 1.0026	8.39	954.3 948.2	0.427	620.6 612.7	0.483
TSXL－7	长沙芝林药房 2014－03－21	1.0012 1.0002	7.50	977.1 977.3	0.436	683.0 682.1	0.531
TSXL－8	贵阳一品药店 2014－03－16	1.0009 1.0014	8.48	1014 1014.3	0.457	425.1 425.4	0.334
TSXL－9	广州老百姓药房 2013－06－08	1.0032 1.0009	8.13	934.6 933.1	0.419	607.7 605.4	0.474
TSXL－10	广州杏园春药店 2013－08－13	1.0036 1.0022	9.01	880.2 881.8	0.398	502.5 503.6	0.397

结果表明，10批天山雪莲中绿原酸含量在0.380%～0.546%，芦丁含量在0.334%～0.617%，均符合《中国药典》规定≥0.15%的要求，为合格中药材。

2.1.9 天山雪莲的煎煮正交试验

通过预试验选择样品确定煎煮天山雪莲的因素和水平。设置了煎煮加水量、煎煮次数、煎煮时间等因素，采用$L_9(3^4)$正交设计实验，芦丁和绿原酸权重系数各为50%。取100g天山雪莲按正交实验进行操作，对于药材煎前浸泡统一浸泡20min后处理。因素与水平如表8－2－10所示，试验设计及结果如表8－2－11所示，方差分析如表8－2－12所示。

表8-2-10 煎煮正交试验的因素与水平

水平	因素		
	加水量/倍	煎煮次数/次	煎煮时间/min
1	8、6、6	1	30、20、20
2	10、8、8	2	45、30、30
3	12、10、10	3	60、45、45

表8-2-11 煎煮工艺正交试验的设计及结果

水平	因素				指标		
	A	*B*	*C*	*D*	绿原酸/%	芦丁/%	综合加权
1	1	1	1	1	75.48	53.41	64.45
2	1	2	2	2	93.73	80.37	87.05
3	1	3	3	3	96.87	88.45	92.66
4	2	1	2	3	83.55	61.09	72.32
5	2	2	3	1	92.44	83.02	87.73
6	2	3	1	2	97.43	85.50	91.47
7	3	1	3	2	80.21	61.74	70.98
8	3	2	1	3	91.80	81.91	86.86
9	3	3	2	1	98.76	90.34	94.55
K_1	244.16	207.75	242.78	246.73	—	—	—
K_2	251.52	261.64	253.92	249.50	—	—	—
K_3	252.39	278.68	251.37	251.84	—	—	—
R	8.23	70.93	11.14	5.11	—	—	—

表8-2-12 煎煮工艺正交试验的方差分析结果

变异来源	离差平方和	自由度	*F*	*P*
A	40.89	2	3.12	—
B	2741.85	2	209.51	<0.01
C	68.13	2	5.21	—
误差	13.09	2	—	—

方差分析结果表明，提取次数对结果具有显著性影响，加水量和提取时间对结果则无显著性影响。结合直观分析，加水量越多、提取次数越多提取效率越高。考虑到药材煎煮过程中便利原则，优选提取工艺条件为 $A_2B_2C_2$，即天山雪莲药材 50g，浸泡 20min，加水 10 倍、8 倍，煎煮 2 次，煎煮时间 45min、30min。按以上优化工艺进行 3

次验证实验，结果表明，芦丁的总提取率为80.6%；绿原酸的提取率为91.7%，表明该工艺稳定可行。

2.2 讨论

研究发现，天山雪莲药材在含量测定处理打粉时，花的部分较容易粉碎，由于样品花柄的纤维性较强，需要多次、长时间处理，否则影响样品的均一性；由于雪莲带花柄单株重量最大可在100g以上，样品选取时应尽可能注意有代表性。

天山雪莲含量测定结果说明以绿原酸、芦丁为标准品进行样品质量控制，均可以达到限定标准；绿原酸在水中溶解，而芦丁在水中溶解性小，样品提取中选择一定比例的甲醇与水混合溶剂效果较好；由于化学性质的差异，绿原酸保留时间少，易出峰，而芦丁相对出峰时间较晚，对比甲醇：水、乙腈：水、乙腈：磷酸水、乙腈：冰醋酸水等不同的流动相条件，结果发现使用乙腈：磷酸水梯度洗脱时出峰较快、峰型较好且与杂质分离效果较好。

天山雪莲在煎煮过程中，由于使用水作为煎煮溶剂，对样品中芦丁的提取率有所下降，煎煮一次时一般提取率仅为55%左右，而绿原酸的提取率基本可以达到80%左右；通过提取次数的增加，使芦丁提取率可以不断增加，但为了临床用药人群的使用方便，一般建议煎煮两次为宜。

该研究对部分市场的天山雪莲样品进行了检测，发现收集到的10批样品均符合《中国药典》中规定的绿原酸、芦丁的含量要求，为合格样品；作为贵重中药材，天山雪莲在临床使用中单独煎煮时，推荐选取天山雪莲药材浸泡20min，煎煮2次，加水10倍、8倍，煎煮时间45min、30min为宜。

第3节 锦鸡儿总黄酮预处理对脑缺血再灌注损伤大鼠血脑屏障的保护作用

缺血性脑卒中是一种常见病、多发病，其发病率、致残率、致死率高。目前公认的唯一有效的治疗方法是急性期溶栓治疗，但溶栓后局部脑血流再通诱发再灌注损伤导致脑水肿是其常见的病理变化过程。然而，血脑屏障（blood brain barrier，BBB）的破坏可导致血管源性脑水肿，是脑缺血再灌注损伤后脑水肿发生的重要病理基础，保护血脑屏障是缺血性脑卒中治疗的研究热点。血脑屏障紧密连接相关蛋白（occluding 和 claudin-5），是 BBB 的重要结构成分，其水平的高低与 BBB 的开放、关闭密切相关。也有研究显示，脑缺血再灌注后 MMP-9、MMP-2 表达增多，二者被认为是血脑屏障损伤的标志物之一。近年来有研究报道，中药黄酮类成分对血脑屏障具有保护作用，挖掘中药黄酮类成分治疗脑梗死具有较好的开发前景。锦鸡儿根（又名金雀花根、板参、阳雀花根、土黄芪）是一种民间常用药，具有活血祛风、补气益肾之功，民间常用于治疗脑缺血疾病，其主要药效成分是锦鸡儿总黄酮（Total flavonoids in Caragana，TFC）。已有研究发现，TFC 对脑缺血损伤有保护作用，可提高脑缺血损伤模型大鼠脑组织超氧化物歧化酶（SOD）活性，降低丙二醛（MDA）

含量；可抑制血液黏度升高，降低血小板聚集性，改善红细胞变形能力。前期研究证实，锦鸡儿根提取物具有显著抗缺血缺氧、抗疲劳运动能力等作用，对脑微血管内皮细胞有保护作用。但 TFC 对脑缺血再灌注损伤后的血脑屏障的破坏是否具有保护作用，目前未见文献报道。为此，本书采用大鼠局灶性脑缺血再灌注损伤模型，探讨锦鸡儿总黄酮对大鼠脑缺血再灌注后 BBB 通透性的影响及其作用机制，为进一步开发和临床应用锦鸡儿总黄酮治疗脑梗死提供实验依据。

3.1 实验方法

3.1.1 干预方法

尼莫地平组灌胃给药 $12.6 mg \cdot kg^{-1}$ 和 TFC 高、中、低剂量组（分别灌胃给药 $60 mg \cdot kg^{-1}$、$30 mg \cdot kg^{-1}$、$15 mg \cdot kg^{-1}$），每天 1 次，连续 7d，末次给药 2h 后用线栓法制作脑缺血再灌注模型，假手术组及模型组大鼠每天给予灌胃等量生理盐水。

3.1.2 脑缺血再灌注损伤模型的制作和评价标准

1. 模型制作

将大鼠禁食 8h，用面罩吸入持续给予 2% 三氟氯溴乙烷、70% N_2 和 30% 氧气混合气体将大鼠麻醉，固定在手术台上，参照改良 Longa 线栓法制作脑缺血再灌注损伤模型，沿颈部中线切开皮肤及皮下组织，分离出右侧的颈总动脉及其颈内和颈外动脉分支，夹闭颈总动脉和颈外动脉，将线栓插入颈外动脉，经颈外动脉和颈内动脉分叉处进入颈内动脉至大脑中动脉，插入深度约 $18.5 \pm 0.5 mm$，用激光多普勒血流仪（Laser Doppler Flowmeter, LDF）监测脑血流急骤下降，以血流值下降至进线栓时也不再变化为止，并在整个阻塞过程中用动脉夹夹闭颈总动脉，使脑血流量保持在阻塞水平，造成局灶性脑缺血。缺血 90min 后间断式拔出线栓至颈外动脉切口处，直至线栓拔出之后激光多普勒监测脑血流显示缓慢恢复至接近基础值，再次缝合皮肤，消毒。假手术组除不栓线外均同模型组。各组大鼠整个手术过程中和术后均置于电热恒温板（37 ± 0.5℃）保温，密切观察生命体征，待动物麻醉清醒后入饲养笼中，20~25℃恒温条件下饲养，自由进食进水。

2. 模型评价标准与入组标准

模型评价标准：参照文献分法，0 分，无神经功能缺损症状；1 分，轻微神经功能缺损，不能完全伸展左侧前爪；2 分，中度局灶性神经功能缺损，向左侧转圈；3 分，重度局灶性神经功能缺损，向左侧倾倒；4 分，意识丧失，不能行走。观察大鼠缺血再灌注 24h 的行为表现，进行功能评分。

入组标准：神经功能得 1~3 分者入组试验，按随机原则补充被剔除大鼠，保证足够的实验动物数。

3.1.3 脑组织梗死面积测定

各组随机选取 6 只大鼠造模，缺血再灌注 24h 后麻醉，迅速断头取出完整脑组织放入脑槽中，-80℃速冻 3min，从额极至枕极连续切取厚度为 2mm 的冠状脑片，浸于 2% TTC 溶液中，避光，37℃恒温孵育 30min。梗死区域脑组织呈白色，而周围正常脑组织呈红色。然后用 4% 的中性甲醛固定，数码相机拍摄图像后，运用图像分析软件

（Image ProPlus，IPP 6.0）分别测出每片脑组织的梗死面积，最后计算出梗死面积百分比。

3.1.4　BBB 通透性检测

各组随机选取 6 只大鼠造模，缺血再灌注 24h，从尾静脉注射 2% 伊文思蓝（EB）溶液（4ml/kg），麻醉后打开胸腔暴露心脏，剪开右心耳，经左心室灌注生理盐水清除血管内血液和伊文思蓝至右心耳流出液体清亮为止，断头取脑，称取脑组织，放入甲酰胺溶液中充分破碎（每 100mg 脑组织加入 1ml 甲酰胺）后，置于 60℃恒温水浴中孵育 24h 后取出，5000r·min⁻¹ 离心 10min；取上清液 200μl，加入 96 孔酶标板中，在酶标仪上测定 630nm 处吸光值。脑组织中 EB 含量（$\mu g \cdot g^{-1}$）= 待测样品 EB 含量 × 甲酰胺量/脑组织湿重，根据标准曲线计算出待测样品中伊文思蓝含量。

3.1.5　蛋白免疫印迹法（Western blot）检测 MMP-9、MMP-2、claudin-5 和 occluding 的表达

各组随机选取 8 只大鼠造模，缺血再灌注 24h 后麻醉，取缺血区脑组织，称量 100mg，放于无菌的 EP 管中，用 Western blot 及 IP 细胞裂解液（含 1% 的 PMSF）浸泡，匀浆，4℃下 12 000r·min⁻¹ 离心 10min，取上清液，用 BCA 蛋白浓度测定试剂盒进行蛋白定量后调整样品浓度。取 50μg 蛋白样品上样，进行电泳（浓缩胶恒压 80V，约 40min；分离胶恒压 120V，电泳至溴酚蓝到凝胶底部）、转膜（恒流 300mA，冰浴转膜 2h）、封闭（TBST 溶解的 5% 脱脂奶粉，pH7.5），室温轻摇 90min，加入一抗 MMP-9（1:1000）、MMP-2（1:1000）、claudin-5（1:500）、occluding（1:1000）及内参一抗稀释（1:1000），然后 4℃孵育过夜。洗膜后用封闭液将 HRP 二抗稀释（1:5000），然后 37℃恒温孵育 90min，加显影和定影试剂，X 射线胶片显像，扫描。应用 Image J 分析软件分析目的条带和内参的灰度值，以目的条带和内参条带的灰度比值对 MMP-9、MMP-2、claudin-5 和 occluding 进行半定量分析。

3.1.6　统计学处理

采用 SPSS 22.0 统计软件分析数据，计量资料用 ±s 表示，组间比较采用单因素方差分析，两两比较采用 T 检验，以 $P < 0.05$ 为差异有统计学意义。

3.2　结果

3.2.1　对脑缺血大鼠神经功能缺损和脑梗死面积的影响

在脑缺血再灌注 24h 后对各组大鼠进行神经行为学评分，与假手术组相比，模型组出现明显的行为功能缺损，评分明显升高（$P < 0.01$）；与模型组相比，锦鸡儿总黄酮各剂量组均能不同程度改善脑缺血再灌注损伤大鼠的行为障碍，其中以锦鸡儿总黄酮中、高剂量组（30mg·kg⁻¹、60mg·kg⁻¹）改善较为明显（$P < 0.01$），且与尼莫地平组相比无显著差异（$P > 0.05$）（见表 8-3-1）。

模型组与假手术组相比，缺血侧出现明显白色脑梗死灶（$P < 0.01$）；与模型组相比，锦鸡儿总黄酮中、高剂量组脑梗死体积明显缩小（$P < 0.01$），且锦鸡儿总黄酮高剂量组与阳性对照尼莫地平组相比无显著差异（$P > 0.05$）（见表 8-3-1）。

表 8 - 3 - 1　对脑缺血大鼠神经功能缺损评分和脑梗死面积的影响

组别	剂量/ mg·kg⁻¹	神经功能评分 （$n=20$）	脑梗死面积百分比/% （$n=6$）
假手术组（A 组）	—	0.0 ± 0.0	0.0 ± 0.0
模型组（B 组）	—	3.7 ± 0.5	33.35 ± 3.75
尼莫地平（C 组）	12.6	1.5 ± 0.7^d	20.78 ± 3.55^d
锦鸡儿总黄酮（D 组）	60	1.7 ± 0.6^d	20.56 ± 2.73^d
锦鸡儿总黄酮（E 组）	30	2.5 ± 0.6^d	26.25 ± 2.50^d
锦鸡儿总黄酮（F 组）	15	2.9 ± 0.8^c	29.38 ± 2.32^c

注：c：$P<0.05$，d：$P<0.01$，与 B 组比较；—：此项无数据。

3.2.2　对 BBB 通透性的影响

与假手术组相比，模型组大鼠脑组织中伊文思蓝含量升高（$P<0.01$），而锦鸡儿总黄酮各剂量组可不同程度地降低大鼠脑组织中伊文思蓝的含量，锦鸡儿总黄酮低、中、高剂量组明显减少（$P<0.05$），与尼莫地平组相比无显著差异（$P>0.05$）（见表 8 - 3 - 2）。

表 8 - 3 - 2　对脑缺血大鼠脑组织伊文思蓝含量的影响

组别	剂量/mg·kg⁻¹	伊文思蓝含量/μg·g⁻¹
A 组	—	75.3 ± 3.5
B 组	—	84.6 ± 3.8^b
C 组	4	76.5 ± 4.8^{ac}
D 组	60	76.7 ± 5.5^{ac}
E 组	30	79.6 ± 3.7^b
F 组	15	80.5 ± 4.6^b

注：a：$P<0.05$，b：$P<0.01$，与 A 组比较；c：$P<0.05$，d：$P<0.01$，与 B 组比较；—：此项无数据。

3.2.3　缺血区 MMP - 9、MMP - 2、claudin - 5 和 occluding 蛋白表达

与假手术组相比，脑缺血 1.5h 再灌注 24h 模型组和锦鸡儿总黄酮各治疗组缺血区脑组织 MMP - 9/ - 2 的表达量显著升高，claudin - 5 和 occluding 蛋白的表达量显著下降，均有显著性差异（$P<0.01$ 或 $P<0.05$）；与模型组比较，锦鸡儿总黄酮各治疗组大鼠缺血区脑组织 MMP - 9、MMP - 2 的表达量明显减少，锦鸡儿总黄酮中、高剂量组 claudin - 5 和 occluding 蛋白的表达明显增多（$P<0.01$ 或 $P<0.05$）（见图 8 - 3 - 1 和表 8 - 3 - 3）。

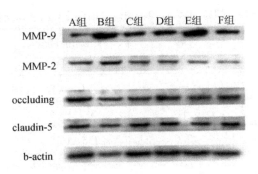

图 8 - 3 - 1　缺血区 MMP - 9、MMP - 2、claudin - 5 和 occluding 蛋白表达比较

表 8 - 3 - 3　蛋白表达比较

组别	MMP - 9 *	MMP - 2 *	claudin - 5 *	occluding *
A 组	0.101 ± 0.017	0.097 ± 0.021	0.154 ± 0.017	0.165 ± 0.026
B 组	0.281 ± 0.026^{b}	0.176 ± 0.015^{b}	0.087 ± 0.015^{b}	0.085 ± 0.022^{b}
C 组	0.165 ± 0.018^{bd}	0.158 ± 0.023^{bc}	0.106 ± 0.021^{ac}	0.123 ± 0.018^{ac}
D 组	0.172 ± 0.025^{bd}	0.165 ± 0.054^{bc}	0.115 ± 0.023^{ac}	0.117 ± 0.015^{ac}
E 组	0.203 ± 0.014^{bc}	0.122 ± 0.06^{ad}	0.118 ± 0.205^{ac}	0.134 ± 0.016^{ad}
F 组	0.146 ± 0.032^{ad}	0.105 ± 0.028^{ad}	0.126 ± 0.013^{ad}	0.138 ± 0.025^{ad}

注：a：$P < 0.05$，b：$P < 0.01$，与 A 组比较；c：$P < 0.05$，d：$P < 0.01$，与 B 组比较；＊：相对灰度值。

3.3　讨论

　　锦鸡儿根是一种药食两用的药材，民间常用于活血祛风、补气益肾。现代研究发现，锦鸡儿根的主要药效成分是总黄酮类化合物。已有研究发现，锦鸡儿总黄酮对脑缺血损伤有保护作用，可提高脑缺血损伤模型大鼠脑组织超氧化物歧化酶（SOD）活性，降低丙二醛（MDA）含量；可抑制血液黏度升高，降低血小板聚集性，改善红细胞变形能力。前期研究证实，锦鸡儿根提取物具有显著抗缺血缺氧、抗疲劳运动能力等作用，对脑微血管内皮细胞有保护作用。该研究结果显示，锦鸡儿总黄酮可改善大鼠脑缺血再灌注损伤神经功能缺损症状、减少脑梗死面积百分比（$P < 0.01$）、降低血脑屏障的通透性（$P < 0.05$）。但锦鸡儿总黄酮对血脑屏障保护的确切机制并不清楚，阐明其相关机制对深入研究其药理作用有重要意义。

　　血脑屏障（BBB）是脑毛细血管壁与神经胶质细胞形成的血浆与脑细胞之间的屏障和由脉络丛形成的血浆和脑脊液之间的屏障，这些屏障能够阻止大分子物质由血液进入脑组织，对脑组织内环境的稳定起重要作用。因此，BBB 完整性的破坏导致其通透性改变是脑缺血再灌注损伤的重要病理基础。脑缺血再灌注损伤导致 BBB 破坏的病理机制复杂，有 BBB 构成成分的变化，如 BBB 的重要构成成分紧密连接相关蛋白（claudin 和 occluding）的表达及其位置分布的异常均可破坏紧密连接的完整性，从而引起 BBB 通透性的改变。已有研究证实，当 claudin 和 occluding 蛋白表达发生变化时，BBB 的功能可能随之改变，其表达下降的程度可作为 BBB 损伤程度的标志。研究结果显示，脑缺血再灌注 24h 后，缺血区脑组织中 claudin 和 occluding 蛋白表达较假手术组明显减少（$P < 0.01$），与模型组比较，锦鸡儿总黄酮高、中、低剂量均能促进 claudin – 5 和 occluding 蛋白的表达（$P < 0.05$，$P < 0.01$）。此外，脑缺血再灌注损伤导致 BBB 破坏的病理机制还有脑毛细血管壁受损、氨基酸毒性、氧自由基释放增多、基质蛋白金属酶（MMPs）活性增加等。有研究发现，基质蛋白金属酶（MMP – 2、MMP – 9）在急性大脑中动脉闭塞患者中的表达与梗死面积的相关性显著。大鼠大脑中动脉闭塞 12h 后 MMP – 9 活性显著增高，脑梗死面积越大，神经功能缺损评分越高。有研究发现，脑出血 24h 后 MMP – 9、MMP – 2 含量升高，脑组织含水量增高，给予 MMP – 9 的抑制剂后，脑组织含水量显著减轻。因此，MMP – 2、MMP – 9 所致的血脑屏障破坏在缺血性脑卒中的病理变化中起着关键作用，与脑梗死面积大小、神经功能损伤程度关系密切。该研究发现，大鼠脑缺血 24h 后缺血脑组织内 MMP – 9、MMP – 2 蛋白表达较假手术组明显增高；与模型组比较，锦鸡儿总黄酮高、中、低剂量可不同程度抑制脑缺血再灌注后 MMP – 2、MMP – 9 的表达（$P < 0.05$，$P < 0.01$）。

综上所述，研究结果显示锦鸡儿总黄酮预处理可减少脑缺血再灌注损伤后神经功能缺损评分和脑梗死面积，说明其对脑缺血再灌注损伤有保护作用，其作用机制与其抑制 MMP – 2、MMP – 9 的表达，促进 claudin – 5 和 occluding 的表达，降低血脑屏障的通透性密切相关，为进一步开发和临床应用锦鸡儿总黄酮防治脑梗死提供了实验依据。

参考文献

[1] 张磊, 郑国崎, 滕迎凤, 等. 不同产地宁夏拘把果实品质比较研究 [J]. 西北药学杂志, 2012, 27 (3): 195 – 197.

[2] 燕宪涛, 路新国. 枸杞多糖生物活性的研究进展 [J]. 中国食物与营养, 2011, 17 (11): 73 – 75.

[3] 张敏, 赵太济, 张新华, 等. 枸杞子抗衰老保肝等实验研究综述 [J]. 时珍国医国药, 2000, 11 (4): 373 – 375.

[4] 滕俊, 袁佳, 叶莎莎. 枸杞子化学成分及药理作用相关性概述 [J]. 海峡药学, 2014, 26 (6): 36 – 37.

[5] 孙桂菊, 左平国. 枸杞多糖功效研究及应用状况 [J]. 东南大学学报 (医学版), 2010, 29 (2): 209 – 215.

[6] 谢忱, 徐丽珍, 李宪铭, 等. 枸杞子化学成分的研究 [J]. 中国中药杂志, 2001: 26 (5): 323 – 324.

[7] 逯海龙, 刘仕丽, 苏亚伦, 等. 宁夏枸杞子化学成分的研究 [J]. 解放军药学学报, 2012: 28 (6): 475 – 479.

[8] 热娜·卡斯木, 龚灿, 王晓梅, 等. 新疆枸杞子化学成分的研究 [J]. 新疆医科大学学报, 2011, 34 (6): 582 – 583.

[9] 梁景辉, 贾芙蓉, 时璐, 等. HPLC – ELSD 测定枸杞子中甜菜碱的含量 [J]. 中国处方药, 2016, 14 (2): 32 – 34.

[10] 徐静静，艾训儒，李琴，等. 正交试验优选延龄草多糖提取工艺研究 [J]. 中药材，2013，36 (2)：305－307.

[11] 苏来曼·哈力克，凯赛尔·阿不拉，波拉提·马卡比力，等. 天山雪莲花药材质量标准研究 [J]. 新疆中医药，2011，29 (5)：37－39.

[12] Chik W I, Zhu L, Fan L L, et al. Saussurea involucrata: A review of the botany, phytochemistry and ethnopharmacology of a rare traditional herbal medicine [J]. Journal of Ethnopharmacology, 2015, 172：44－51.

[13] 王晓玲，李启发，丁立生. 天山雪莲的化学成分研究 [J]. 中草药，2007，38 (12)：1795－1797.

[14] 欧元，袁晓凡，徐春明，等. 天山雪莲 HPLC 指纹图谱研究 [J]. 中草药，2008，39 (1)：105－106.

[15] 苏来曼·哈力克，凯赛尔·阿不拉，敏德. RP－HPLC 测定不同产地不同采集期天山雪莲中绿原酸和芦丁 [J]. 中草药，2007，38 (9)：1412－1414.

[16] 董建辉，华卡. 高效液相色谱法同时测定天山雪莲中绿原酸和芦丁的含量 [J]. 中南药学，2008，5 (4)：333－335.

[17] 贾丽华，凯赛尔·阿不拉. RP－HPLC 法测天山雪莲口服液中绿原酸及芦丁 [J]. 中成药，2011，23 (6)：1080－1082.

[18] 翟科峰，邢建国，何承辉. 正交试验法优选天山雪莲提取工艺的研究 [J]. 中成药，2008，30 (10)：1455－1457.

[19] 刘桂花，何承辉，帕依曼·亥米提，等. 多指标综合评分法优选复方双金感冒颗粒的提取工艺 [J]. 中国药房，2016，27 (4)：510－512.

[20] Guan L, Collet J P, Mazowita G, et al. Autonomic Nervous System and Stress to Predict Secondary Ischemic Events after Transient Ischemic Attack or Minor Stroke: Possible Implications of Heart Rate Variability [J]. Front Neurol, 2018, 5 (9)：90.

[21] Zheng Y P, Wang F X, Zhao D Q, et al. Predictive power of abnormal electroencephalogram for post－cerebral infarction depression [J]. Neural Regen Res, 2018, 13 (2)：304－308.

[22] Haley M J, Lawrence CB. The blood－brain barrier after stroke: Structural studies and the role of transcytotic vesicles [J]. J Cereb Blood Flow Metab, 2017, 37 (2)：456－470.

[23] Yang Y, Kimura-Ohba S, Thompson J F, et al. Vascular tight junction disruption and angiogenesis in spontaneously hypertensive rat with neuroinflammatory white matter injury [J]. Neurobiol Dis, 2018, 24, 114：95－110.

[24] Sun J, Yu L, Huang S, et al. Vascular expression of angiopoietin1, $\alpha 5\beta 1$ integrin and tight junction proteins is tightly regulated during vascular remodeling in the post－ischemic brain [J]. Neuroscience, 2017, 24; 362：248－256.

[25] Zhang S, An Q, Wang T, et al. Autophagy－and MMP－2/9－mediated Reduction and Redistribution of ZO－1 Contribute to Hyperglycemia-increased Blood-Brain Barrier Permeability During Early Reperfusion in Stroke [J]. Neuroscience, 2018, 377：126－137.

[26] 李媛媛，石任兵，岳永花，等. 小叶锦鸡儿总黄酮对脑缺血再灌注损伤大鼠的影响 [J]. 中国实验方剂学杂志，2012，18 (24)：273－277.

[27] 康亚男，李媛媛，岳永花. 小叶锦鸡儿总黄酮提取工艺研究及对脑缺血再灌注损伤大鼠的作用 [J]. 药物评价，2013，36 (1)：22－25.

[28] 何前松，何峰，蒲翔，等. 阳雀花根提取物对小鼠抗缺血缺氧能力的影响 [J]. 贵州农业科学，

2012, 40 (2): 115 - 116.

[29] 何前松, 何峰, 冯泳. 阳雀花根提取物对小鼠抗运动疲劳能力的影响 [J]. 中国实验方剂学杂志, 2012, 18 (2): 177 - 180.

[30] Qian-Song He, Li Zhang, Shi-Xiang Kuang, et al. Protective effects of total flavonoids in Caragana against hypoxia/reoxygenation-induced injury in human brain microvascular endothelial cells [J]. Biomedicine & Pharmacotherapy, 2017, 22 (89): 316 - 322.

[31] Feng S Q, Aa N, Geng J L, et al. Pharmacokinetic and metabolomic analyses of the neuroprotective effects of salvianolic acid A in a rat ischemic stroke model [J]. Acta Pharmacol Sin, 2017, 38 (11): 1435 - 1444.

[32] Behrouzifar S, Vakili A, Bandegi A R, et al. Neuroprotective nature of adipokine resistin in the early stages of focal cerebral ischemia in a stroke mouse model [J]. Neurochem Int, 2018, 114: 99 - 107.

[33] Zhang Y M, Xu H, Sun H, et al. Electroacupuncture treatment improves neurological function associated with regulation of tight junction proteins in rats with cerebral ischemia reperfusion injury [J]. Evid Based Complement Alternat Med, 2014.

[34] Yang F, Zhou L, Wang D, et al. Minocycline ameliorates hypoxia - induced blood - brain barrier damage by inhibition of HIF - 1α through SIRT - 3/PHD - 2 degradation pathway [J]. Neuroscience, 2015, 24 (304): 250 - 259.

[35] Yang Y, Rosenberg GA. Matrix metalloproteinases as therapeutic targets for stroke [J]. Brain Res, 2015, 14 (1623): 30 - 38.

[36] Zhang Y, Zhang P, Shen X, et al. Early exercise protects the blood - brain barrier from ischemic brain injury via the regulation of MMP - 9 and occludin in rats [J]. Int J Mol Sci, 2013, 24, 14 (6): 11096 - 11112.

[37] Reuter B, Rodemer C, Grudzenski S, et al. Effect of simvastatin on MMPs and TIMPs in human brain endothelial cells and experimental stroke [J]. Transl Stroke Res, 2015, 6 (2): 156 - 159.